主编 —— 王亮 马远征

骨内科创新模式

上海科学技术文献出版社
Shanghai Scientific and Technological Literature Press

图书在版编目（CIP）数据

骨内科创新模式 / 王亮，马远征主编．—上海：上海科学技术文献出版社，2017
ISBN 978-7-5439-7500-2

Ⅰ.①骨… Ⅱ.①王…②马… Ⅲ.①骨科学—内科学 Ⅳ.①R68

中国版本图书馆 CIP 数据核字（2017）第 178784 号

责任编辑：张　军　付婷婷
封面设计：樱　桃

骨内科创新模式

主　　编　王　亮　马远征
出版发行　上海科学技术文献出版社
地　　址　上海市长乐路 746 号
邮政编码　200040
经　　销　全国新华书店
印　　刷　当纳利（上海）信息技术有限公司
开　　本　720×1000　1/16
印　　张　19.25
字　　数　315 000
版　　次　2017 年 8 月第 1 版　2019 年 7 月第 2 次印刷
书　　号　ISBN 978-7-5439-7500-2
定　　价　88.00 元
http://www.sstlp.com

编委会名单

主　编　王　亮　马远征
副主编　李平生　张　妍　陈立英　宋晓艳　马伟凤
编　委（按姓氏笔画排序）：

于　龙	弓　滟	马远征	马伟凤	王　亮	王　俐	王　春
王　蕾	王天天	左小霞	白　颖	关长勇	刘　莹	吕　波
孙　杨	毕　娜	汤玉萌	邢　清	何　岩	宋晓艳	张　妍
张　岩	张丽侠	李　丹	李大伟	李平生	杨　帆	杨　雪
苏天娇	陈　琼	陈立英	罗小波	罗展鹏	郑光新	金　毅
侯艳红	柳　璐	赵东升	徐浩民	郭亦超	谢媛媛	翟武杰

序

《骨内科创新模式》一书,是我国第一部系统介绍综合骨科骨内科建立、发展、壮大的图书。本书共二十六章,详细介绍了骨内科建科理念、艰苦成长之路、创新模式、教学理念、科研方向以及骨内科相关疾病诊治,如相关内分泌疾病、风湿免疫疾病、骨科疾病等;同时介绍了内科医生在诊疗模式中的核心作用以及以骨质疏松为特色的综合诊疗模式,包括心理、营养、运动、理疗、中医、健康教育、社区、体检中心等一体化工作模式,重点介绍了独具特色和规模的骨质疏松俱乐部在科室健康教育中的作用,另外,介绍了骨内科文化建设、护理特色和互联网模式下骨内科的发展。可以说,本书内容丰富,可为计划组建骨内科的同行们起到抛砖引玉的作用。

解放军第309医院全军骨科中心马远征主任早在2006年就提出了"综合骨科"理念,是集骨外科、骨内科、康复科、中医骨伤科等为一体的新型骨科医疗管理模式,涵盖与骨科相关联的学科内容,达到为患者综合诊疗的目的。综合骨科打破传统的单纯外科医生手术治疗骨科患者的单一模式,强调骨内外一体、手术康复一体、医护患一体、中西医一体的"综合骨科诊疗模式"。骨外科和骨内科协调发展,二者互通有无,相辅相成。骨内科的发展使骨科领域中不能手术或不适宜手术的疾病得到妥善解决;骨内、外科相互协作,共同预防和治疗骨科疾病,可有助于实现"预防为主"和"防治结合"的长远规划。

解放军第309医院全军骨科中心骨内科成立于2009年3月,创新性打造全国首家综合骨科骨内科。2016年9月正式成立中国老年学和老年医学学会骨质疏松分会骨内科专业委员会。309骨内科首创骨内科综合诊疗模式,以内科医生为核心,整合多学科多专业,以骨病患者为中心,以骨质疏松及骨质疏松骨折全程防控为重点,对骨相关多系统、多器官疾病进行非手术综合诊断预防及治疗。骨内科设立病房单元,门诊单元,检查单元,中医治疗单元,康复治疗单元,健康管理单元,临床研究单元,基础研究单元。骨内科医疗团队包括:内科医生,骨科医生,中医医生,康复医生,营养师,心理师,药师,健康教育师,护师等。骨内科成立宗旨:以骨病患者为中心,整合多学科资源,中西合璧,开拓创新,德艺双馨。

骨内科自建立以来,建立了骨质疏松症规范诊疗体系,对骨质疏松患者坚持早期干预、早期筛查,进行全程个体化管理的综合诊疗模式。患者入院后根据性别、年龄、病情等多方面因素,将早期筛查、健康教育、营养处方、运动处方、药物、理疗、心理诊疗等融为一体,让每一个患者得到适合自己的诊疗方案。

本书引用了很多国内外在骨内科学领域中的理念,参考文献中都予以体现,在此提出感谢,也感谢本书参编人员在百忙中付出的努力。因时间仓促及作者阅读文献有限等原因,难免有不足之处,望同行们提出宝贵意见。

解放军第309医院全军骨科中心骨内科

王　亮

目 录
Contents

第一章　综合骨科思想内涵及理念 / 1

第二章　骨内科建科理念 / 10

第三章　骨内科艰苦成长之路 / 16

第四章　309 医院骨内科创新模式 / 25

第五章　内科医生的核心作用 / 32

第六章　骨内科教学理念 / 39

第七章　骨内科科研方向 / 43

第八章　骨质疏松症的诊治 / 57

第九章　骨质疏松骨折全程一体化诊疗 / 68

第十章　骨内科相关内分泌代谢性疾病 / 73

第十一章　骨内科相关风湿免疫性疾病 / 103

第十二章　骨内科相关骨科疾病诊治 / 116

第十三章　骨内科疾病检查及治疗手段 / 130

第十四章　骨内科常用检查及化验 / 135

第十五章　骨内科疾病理疗 / 160

第十六章　骨内科疾病中医诊治 / 173

第十七章　骨内科心理治疗 / 188

第十八章　骨内科营养治疗 / 204

第十九章　骨内科健康管理 / 220

第二十章　骨内科护理特色 / 234

第二十一章　骨内科骨质疏松俱乐部 / 239

第二十二章　骨内科与体检中心 / 248
第二十三章　骨内科与社区管理 / 250
第二十四章　互联网时代的骨内科 / 262
第二十五章　骨内科文化建设 / 277
第二十六章　骨内科媒体相关报道 / 283

第一章　综合骨科思想内涵及理念

一、传统骨科现状

骨科(Orthopaedics)一词是源于1741年法国医师Nicholas Andre出版的一本书名《Orthopaedics》，由两个希腊词汇组成，"Orthos"意为"垂直的"，"Peadia"意为"儿童喂养"，两个词合起来意思最形象的描述是"矫直成长的树"。在接下来的两个世纪，骨科医师主要的关注范围是各类肌肉骨骼系统的畸形，如侧弯、骨和关节的感染、骨折和先天性的缺陷等。直到20世纪，多数的骨科治疗仍采用的是外科操作和机械支持等。

骨科是一个非常强调功能恢复的学科。大部分骨科病人做手术的效果很好，但是术后一两个月复查时，时常有腰板僵硬、肌肉紧缩、关节不灵活的情况发生，这些都是因为病人的术后康复训练没有做到位。病人出现这些症状的时候，关节肌肉已经很僵硬了，这时再进行康复训练以恢复到正常是很困难的。从理论上来讲，预防医学、临床医学、康复医学本来就相互联系、密不可分，手术之后的康复占整个诊疗过程的三分之一，忽视术后的内科治疗，就不能达到真正的治疗目的。

二、综合骨科建立背景

随着人口老龄化，老年骨病患病率明显增高，颈椎病、腰椎病、骨关节病、骨质疏松等慢性退行性疾病几乎波及每一个人。但骨科手术只限于少数患者，大部分患者可以通过保守治疗获得改善。以颈椎病和腰椎病为例，80%的病例不需要手术治疗，在有手术适应证的病例中，病人不愿意做手术，或因年龄大、身体存在其他合并症等原因不适合或暂时不适合手术的病人又占很大一部分，总的来看，诊断为腰椎病和颈椎病的病例中90％左右不选择手术治疗。对于这些病人，骨外科医生不愿意收住院，内科医生又不看、不收、不治，大多数骨科医生就在门诊上给予止痛药或康复指导后让病人回家，或转至中医理疗科治疗。这种情况下，一方面病人没有得到系统、正规、个体化的治疗，另一方面，医生也没有对这些疾病进行系统、深入的研究。不论是对病人还是对医生、医学科学都是一大损失。

因此，解放军第309医院全军骨科中心马远征主任早在2006年率先提出了"综合骨科"理念，是集骨外科、骨内科、康复科、中医科等为一体的新型骨科医疗管理模式，涵盖与骨科相关联的学科内容，达到为患者综合诊疗的目的。综合骨科打破传统的单纯外科医生手术治疗骨科患者的单一模式，强调骨内外一体、手术康复一体、医护患一体、中西医一体的"综合骨科诊疗模式"。骨外科和骨内科协调发展，二者互通有无，相辅相成。骨内科的发展使骨科领域中不能手术或不适宜手术的疾病得到妥善解决；骨内、外科相互协作，共同预防和治疗骨科疾病，可有助于实现"预防为主"和"防治结合"的长远规划。解放军第309医院综合骨科诊疗理念是将骨外科与骨内科统一于骨科的领导下，骨科各亚专科之间协调、团结，患者在同一科室内就能得到不同专业专家的治疗。不仅大大简化了就诊的程序和流程，而且避免病人不知道挂什么号的难题，真正把患者的需求放在了首位。而对于手术的病人，综合骨科病人术后在不离开病房、不离开病床的情况下，就能得到骨内科、骨外科及康复科医生的全面专业治疗。患者入院后，骨内科、骨外科医师、护士便会组成医疗小组联合查房，共同为患者制定治疗、护理、康复计划。

三、综合骨科建立的必要性

骨科的病人分很多种，即使是同一种病在不同人身上也有不同的症状。有些人摔一下没事，有些人摔一下就骨折了，内因可能是骨的强度不一样。特别是老年人，骨质强度逐渐降低，脆性增加，更容易发生意外。如何提高骨质强度，降低骨折的风险，这些就涉及了预防医学。成立骨内科，可以鼓励病人早期诊断，在发生骨强度降低以前进行预防治疗，起到预防骨质疏松及骨折等骨科疾病的目的，或根据预防医学的原理，全面分析导致老年性骨折的非骨骼或骨外危险因素，避免或减少跌倒，或达到即使年老跌倒但可尽量减少骨折的目的。对于骨科病人来说,围手术期防治、骨内科系统治疗,术前术后康复指导,手术治疗一样不能少。由此可见,在以患者为中心这一理念的指导下,成立新型的综合骨科是非常必要的。

与其他医院设置综合科如:神经内科和神经外科的综合,心脏内科和心脏外科的综合以及多学科交叉在一起不同,前者仍然是以传统的诊疗为中心,而综合骨科则突破了这一理念,实现了以患者需求为中心,即以骨科患者综合诊治为导向,使得患者得到全方位的诊疗。病人进入综合骨科后,本科室内不同专业的医生定时到病床查房,根据不同病情采取不同的处理方案。在综合骨科,凡与骨科有关的疾病,无论是骨内科还是骨外科,患者无需转科就能得到全方位的诊治,真正践行了以患者为中心的医疗理念。

四、综合诊疗模式优势突出

解放军第309医院综合骨科把骨外科与骨内科统一于骨科的领导下,这些科室并非各自独立,而是综合骨科整体的组成部分。与传统的会诊相比,病人能得到不同专业的医生的诊治,而会诊以诊疗为中心,科室之间是地位平等的每个科室都是一个独立的个体,协调性较差。并且在当前竞争较为激烈的医疗环境中,会诊还牵涉到病人归哪个科室主治的问题,容易引发纠纷。而综合骨科则是在同一个科室为病人诊治,完全做到以人为本,以患者为中心。同时,大夫之间可以互相沟通,在病人的治疗上协作一致,减少了纠纷,更利于患者的综合诊疗。

综合骨科内外科科室之间的协调性、团结性非常强,科室之间交流、协作的氛围很好。在临床医学中,骨科病人分为两种:绝大部分骨科疾病不需要手术,对于这部分病人,如果以骨内科的方式诊疗,再加上人体很强的自我代偿能力,病人就能很快恢复;骨内科医生也会介入到外科患者的手术期治疗中,为患者提供个性化、整体化和连续性的内科诊疗服务。这种诊疗服务,弥补了单纯骨科手术的不足,把内科、康复科诊疗放在同等重要的地位。无论是常见病、多发病,还是较为复杂的疑难杂症,都有相应的大夫为病人悉心诊治。

例如骨内科收治了一位老年糖尿病合并骨质疏松病人,病人的腰椎可能存在问题,而且还可能患有骨关节炎等常见病。根据综合骨科的要求,脊柱外科及关节外科的医生要定时定点到科室查房,如果查看之后认定脊柱的问题较为严重,需要做手术,那病人就可以转到脊柱外科,其间的流程较为快捷。

如果病人在手术前血糖未达到要求的水平,骨内科的医生还会为病人调理血糖,直至达到手术允许的范围。如果病人的骨关节也很糟糕,那么还会有专业的骨关节的专家来为其诊治。在这样的科室管理中,患者得到骨科内科医生、外科医生的全方位诊疗。

此外,综合骨科的另一亮点,是"医、护、患"三位一体的理念,即综合骨科提倡把医生、护士、患者当成一个整体。医生查房的时候护士跟着,让护士也了解病人的情况,这样在医生少时,医生在忙于一个病人而无法及时去察看另一个病人时,护士也能及时对症处理一下另一个病人,为医生争取了时间,同时也为病人减轻了一些痛苦,避免了医疗纠纷。医、护、患的一体化,对和谐的医、护、患关系非常重要。骨内科最大的亮点是健康教育,内科医生较外科医生更加重视健康教育,将教育渗透到患者的日常诊疗中对促进医患和谐,预防疾病起到重要作用。

五、综合骨科发展现状

(一) 学科设置

解放军第 309 医院综合骨科于 2011 年获批全军骨科中心。设置关节外科、脊柱外科、创伤骨科、脊柱微创外科、骨内科五个病区,设置床位 207 张,现有医护技人员 147 人。其中医疗系列 41 人,高级专业技术职称(含资格)28 人,博士生导师 2 人,硕士生导师 7 人,博士 19 人,硕士 13 人。护理人员 104 人,床护比为 1:0.5。

脊柱外科

脊柱外科综合实力强,技术全面,擅长脊柱结核、颈椎、腰椎间盘突出、腰椎管狭窄、脊柱滑脱等脊柱疾病的诊治,特别是在脊柱结核病的研究和治疗、脊柱非融合技术应用领域、脊柱微创手术治疗,在国内具有优势。

关节外科

在国内较早开展关节镜和人工关节置换技术。目前已经形成以治疗关节病、骨与关节损伤为诊疗特色,以运动医学、军事训练伤、关节生物力学为研究重点,以关节镜及人工关节置换为技术优势。

创伤骨科

在国内较早就开展了显微外科、手外科手术,为全国显微外科技术培训基地。技术特色为显微再植技术,拇指手指再造、创伤显微骨科、四肢创伤的修复与重建、手外科及足踝外科等。

脊柱微创科

在国内外较早开展了内镜技术治疗腰椎结核及感染性疾病,达到国际领先水平,开展的椎间孔镜治疗胸腰椎退变性疾病技术也在国内居于领先水平。脊柱微创科在国内外均享有一定知名度。

骨内科

骨科综合诊疗模式的重要组成部分,协办国内骨质疏松专业唯一核心期刊《中国骨质疏松杂志》,成立了国内首个大规模骨质疏松健康教育平台——骨质疏松俱乐部。科室以骨质疏松症早期干预及全程一体化管理为重点,同时对非手术骨科疾病进行保守治疗,骨科手术患者围手术期治疗等。

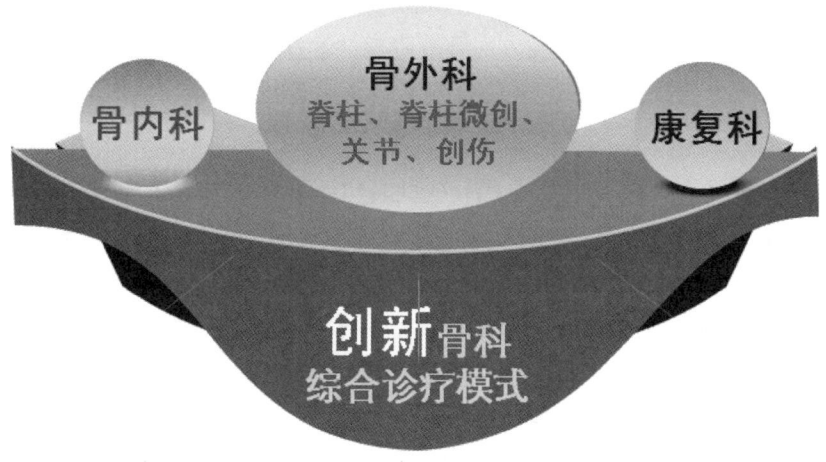

(二)学术水平

综合骨科现为中国老年学和老年医学学会骨质疏松专业委员会主任委员单位,中华医学会显微外科技术培训基地,北美医学教育基金会脊柱微创外科技术培训中心,中国老年学学会骨质疏松诊疗与研究北京基地,北京地区骨科专科护士临床教学基地。近些年承担并完成国家自然科学基金、国家民政部课题、军队十二五、北京市科研基金等国家、军队、省部级基金课题16项,获得省部级一等奖1项、二等奖2项,发表SCI论著30余篇,国内统计源期刊论著211篇。举办国际会议3次,国家级学术会议5次,主办由卫计委主管《医学参考报骨质疏松频道》。多人在国家、军队各级医学专业委员会任职。骨科中心是解放军医学院、南方医科大学、山西医科大学等博士、硕士研究生培养单位,博士后流动站,有博士后指导老师2名,博导2名,硕导7名,与中科院化学所、军事医学科学院、清华大学、中国航空航天研究院、上海中医药大学脊柱病研究所等单位合作开展基础研究。近年来,博士后研究生进站5人,招收博士研究生7人,硕士研究生27人,军地进修生、实习生300余人,多次多人被评为先进教学单位和个人,出色地完成了各类教学工作。

（三）学科特色

综合骨科秉承"骨内外一体、手术康复一体、医护患一体、中西医一体"综合骨科创新诊疗服务模式,该模式打破了传统外科医生治疗疾病单一模式,引入内科、康复、心理共同诊疗模式,在管理理念、专科技术、基础科研和临床教学等方面独具特色。

脊柱结核个体化综合诊疗模式国际领先,创新开展内镜下脊柱结核的诊断与治疗,在脊柱退行性疾病方面开展阶梯性诊疗、椎间测压辅助个体化治疗及非融合技术,并开展椎间孔镜、射频消融及通道技术治疗脊柱疾病,病例数居国内前列。

常规开展髋、膝、肩、肘、踝、腕及趾间、指间等部位人工关节置换及翻修,国内较早开展单髁置换、髌股关节置换,病例数居军内国内前列,并创新开展活动性关节结核一期关节置换,处于国际领先水平,国内较早开展关节镜技术,大量进行各大小关节及关节外疾病的关节镜诊疗,病例数居国内前列,交叉韧带解剖重建、异体韧带重建、关节内INLAY技术及髌外侧成形治疗髌股关节疾病等理念及技术国内先进。

创伤外科技术雄厚,能熟练开展各种皮瓣技术,在耳、阴茎等特殊类型组织器官损伤的再植与修复方面有丰富经验,对复杂肢体毁损伤的保肢治疗、骨折微创治疗方面经验丰富。

在骨科内科治疗方面以骨质疏松综合性诊疗和围手术期疾病处理为重点,并创新开展骨质疏松健康管理模式及军地系列慢病综合防控。

在基础研究方面,紧紧围绕临床基本问题和军队保障需求,开展了骨结核的局部载药缓释系统研究、关节结核的一期置换研究、人工髓核研究、脊髓损伤修复材料研究、股骨头坏死的发生机理和临床治疗研究、组织工程骨软骨研究、关节火器伤研究、军队中老年干部骨质疏松筛查及防治研究、军队骨质疏松症健康管理模式及效果评价研究等,较好地完成了国家及省部、军队数十项课题。

(四) 人才队伍建设

综合骨科始终把人才队伍建设作为发展重点。近年来，人才队伍结构、数量和层次明显改善。

1. 人才建设取得新成效　　近年来引进博士、硕士和业务技术骨干12人。主系列人员硕士以上学历由64%提升到75%。遴选创新能力强的年轻优秀人才，采取专家帮带、课题牵引、任务锻炼等方式，进行重点培养。不断提升人才培养层次，作为解放军医学院、南方医科大学、山西医科大学等院校的博士、硕士研究生培养单位，每年培养硕士、博士研究生10余名。2010年成功申请博士后科研工作站，招收博士后研究人员5人。

2. 科研创新取得新进展　　近年来共获军队(省部级)以上科技成果一等奖1项、二等奖2项、三等奖4项；获国家发明专利2项、实用新型专利6项。在中国统计源期刊发表论文211篇，发表SCI论文30余篇。承担国家军队(省部级)科研课题16项。在全军科技创新人才工作站的基础上，成立战时骨科救治学科群，在四肢严重战创伤伤情评估及分级救治关键技术、脊柱结核的标准化诊疗方案及术前评估系统、严重肢体毁损创伤救治技术体系、脊柱与四肢骨关节感染抗生素/可降解支架材料等方面开展基础与临床研究，目前已经在脊柱结核快速诊断和手术患者抗结核药物治疗的规范化研究、严重创伤肢体的早期伤情评估和保肢治疗、晚期活动性髋、膝关节结核一期功能重建、分层脱钙松质骨复合支架构建组织工程骨软骨、中老年人群骨质疏松筛查及防治等项目上取得了突破。

3. 人才发展搭建新平台　　近年来，综合骨科调整学科布局、整合人才队伍。组建脊柱微创外科病区，增设床位40张，为有技术专长的人员提供发展舞台。骨科中心基本实现了"住院医师全科培训，主治医师专科培养，高职人员专项发展"，充分调动各层次人员主动性和创新性。五年内，10余名医护人员晋升专业技术职务等级；担任国家、军队(省部级)学术专业委员会委员17名。

六、综合骨科未来展望

在今后的工作中，综合骨科将完善骨科疾病综合治疗内涵建设，全面提高各亚学科技术的诊治水平；脊柱外科重点发展脊柱结核的基础和临床研究、脊柱非限制融合技术；脊柱微创重点发展方向为脊柱微创技术；关节外科继续突出老年髋部骨折的治疗特色,深入发展关节软骨修复的基础和临床研究,发展膝关节单间室置换技术、股骨头坏死保头治疗技术,争取组建骨科组织再生医学中心;强化军事训练伤和运动医学技术;深入研究显微外科技术在战创伤治疗中的应用;发掘骨内科在骨科综合诊疗中的作用;研究制定骨科患者功能康复的专业标准。

(一) 深化骨科疾病综合治疗的理念,完善医—护—患一体化服务模式

1. 骨内外一体、手术康复一体、中西医一体,以患者为中心骨科综合诊疗模式。

2. 骨科诊疗模式使多学科在诊治过程中交叉互补,更利于治疗和康复。

3. 实行医—护—患一体化新型医疗服务模式,满足患者多层次需求。

4. 先进的理念、创新的模式、优质的服务将成为核心竞争力之一。

(二) 强化优势,突出特色,全面提升各亚学科技术水平

1. 研究和建立脊柱与关节结核快速诊断和治疗的新方法、新技术。

2. 深入研究脊柱非融合技术的基础与临床。

3. 引进美国SSG脊柱稳定性测量系统,建立标准数据库。

4. 组建骨科组织再生医学中心。

5. 发挥全国显微外科培训基地的优势,加强肢体严重战创伤的保肢救治基础与临床研究。

6. 进行骨质疏松的分子、细胞学研究及基因诊断技术。

7. 发挥骨内科学科优势,推进骨质疏松及非手术治疗慢性退行性骨科疾病综合诊疗体系。

8. 建设与国际接轨的骨科专科试验室,推进骨科的基础研究水平。

(三) 重视人才培养,完善教学体系,科研工作有历史性突破

1. 建设一支优秀的技术骨干队伍。采取请进来、送出去的方式,以自主培养为主,建立访问学者制度、合作与交流的机制,与2～3所国际知名的专科医院建立固定的交流,特聘国内外知名专家作为科室的客座教授,重点专业将引进高端人才。

2. 打造完善的骨科教学培训平台。力争增加硕士生导师5人,扩大招生数量,细化教学培训体系,提高"三生"带教水平,设置骨科精品课程。

3. 实现科研水平的整体提升。以精准医学、整合医学为方向,深化骨科学科建设,提升科研综合实力,加强与科研机构的精诚合作,争取在重大课题、国家级奖项方面有历史性突破。

　　历经风雨,不断前行,综合骨科敢为天下先,脚踏实地,一步一个脚印地走到今天,科室专业设置齐全,专科设备完善,人才队伍健全,技术力量强大,在国内外骨科领域均享有较高知名度和影响力。相信,在马远征主任为学科带头人的引领下,综合骨科将再创佳绩,勇攀高峰,用饱满的热情建设学科,用全新的理念服务患者,造福百姓,回馈社会!

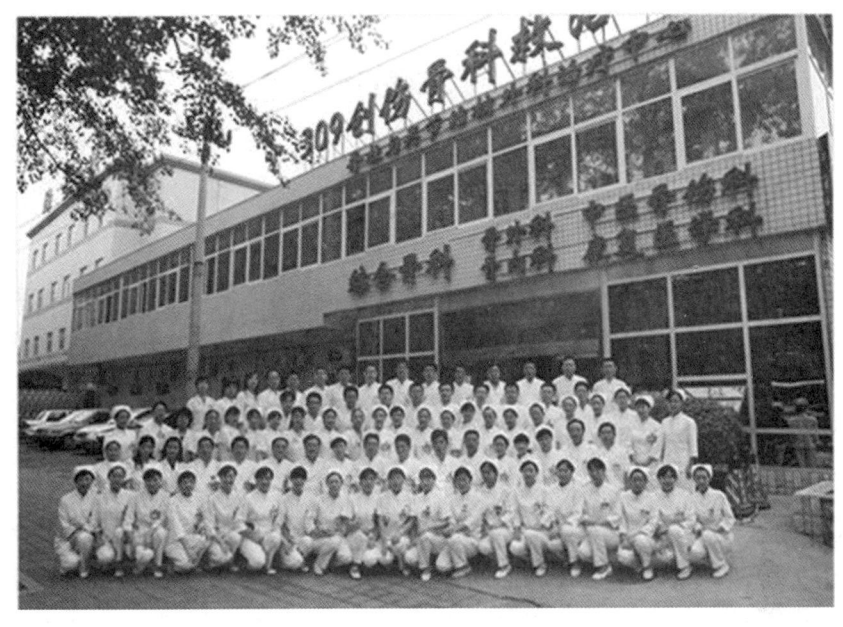

（解放军第309医院全军骨科中心骨内科　王　亮　杨　帆）

第二章 骨内科建科理念

一、骨内科的发展史

骨内科的概念最早可追溯到 20 世纪 20 年代的欧洲，在当时历史和社会环境下英国骨科医师 James Cyriax 提出了骨内科的概念，用于推广非手术骨科疾患诊疗方案，当时主要涉及软组织损伤的非手术处理方法。在 1929 年 James Cyriax 首次提出了骨内科的概念之后，他力行实践，创立了一整套的骨内科的诊断检查和治疗手段。并且由此全球范围内广为流传"James Cyriax"课程。其主要内容的内涵有全面的病史、详细和特异的体格检查、放射影像学评价和局部的麻醉阻断等诊断方法。治疗方案包括手法推拿、透视诱导下或直接肾上腺皮质激素或增生剂注射、治疗性锻炼、药物治疗、营养药物、草药和顺势疗法为基础的治疗。1978 年欧洲和英国的学者创立了学术组织——国际骨内科学院（International Academy of Orthopaedic Medicine, IAOM）该组织主要的任务是通过团队工作以解决骨科中非外科手术问题，开办学习班、工作坊和学术讲座，普及各类骨内科疾病的临床检查手段和有效的非手术治疗。1979 年骨内科学会创立，主要目的是发展 James Cyriax 的工作，推动骨内科的理论和实践。同时创办了相关的专业杂志季刊《International Musculoskeletal Medicine》。1982 年美国骨内科学会（American Association of Orthopaedic Medicine）成立。此外，其他骨矿盐相关的学术组织，也与骨内科密切联系并存在许多学术融合。

我国的祖国医学对骨骼疾病也早有论述。《帝王世纪》曰："伏羲尝百草，制九针，以矫夭柱"。我国古代对骨内科疾病早有认识，在《易经》《礼制》和《左传》中就有佝偻病、侏儒和胸肋畸形等记载。在东汉时期的张仲景有关于"痹痛"和"腰痛"的论述。对于骨科疾病的治疗我国古代医学亦有记载，《黄帝内经》中即有导引(呼吸和运动联系)和按蹻(按摩与运动)的记载。对针灸已有相关描述。长沙马王堆出土的西汉帛画《导引图》和汉末华佗所创制的五禽戏均是通过运动防治疾病和健身的方法。孙思邈所编著的临床百科全书《千金药方》对骨骼创伤和骨病的诊疗提出了较为系统的论述。各类内服中药方剂采用"行气活血""舒筋活络""祛风止痛"等方法治疗骨内科疾病，而外治法"敷贴法""搽擦法""熏洗法""热熨法"在骨内科中的应用也很广泛。

二、骨内科发展背景

骨内科顾名思义是以内科学的方法和手段为主治疗骨科疾病的学科。近年来在全球社会老龄化进程中一些医院与时俱进，悄然兴起跨科室的骨内科的建设。随着社会进步和科学技术的发展，人类平均寿命不断提高，人口老龄化已经成为世界性趋势，我国亦已经进入老年化国家行列。目前我国60岁以上老年人口达到1.73亿，预计到2040年我国老年人达到3.5~4.5亿。随之而来的是老年运动系统疾病的增多，这类疾病单纯靠外科手术是解决不了全部问题的，需要依靠内科手段进行防治，全球社会老龄化对骨科及相关社会医疗保障体系造成了史无前例的冲击。在政府和医疗卫生机构的大力支持下，以及骨科同仁们的不懈努力下，社会宣传方面取得了长足进步，民众的骨科疾病尤其是对因社会老龄化带来的骨代谢和骨退行性疾病如骨质疏松、骨关节炎等疾病的早期诊断，防治和康复要求显著增高，他们已经不能满足于晚期通过介入的手段进行治疗，而希望通过早期非手术干预措施将疾病消除在萌芽状态。这无疑对骨科的建设和发展提出了新的要求，需要进行开拓性的深入系列研究并积极推广新疗法和技术转化，急需在有条件的医疗机构建立和发展基于现代临床和健康需求的骨内科学，通过加强与其他相关学科的合作实现该目标。这是产生骨内科学的大背景。

自1992年由中国医药科技出版社编辑部和《老年骨骼疾病治疗学》编委会共同发起，全国28个省市的部分专家和教授在北京对骨内科的命名和研究进行了专题讨论，1994年出版了《老年骨内科与骨疾病》一书。1995年5月，中国人才研究会骨伤人才分会及中国老年保健医学研究会组织国内专家对骨内科这一新的学术领域进行了认真研讨。同年10月，全国第一届骨内科学术研讨会暨中国平衡医学研究会骨内科学术委员会在北京成立,在这次会议上确定了骨内科这一新的医学分支。

近年来,由于科学技术的发展及提高人民生活水平的要求,医药卫生工作由原来仅能服务于个人或小群体的分散格局转化为全方位医疗服务体系。同时,也要求临床医疗工作的分工更加精细和专业化。一个完善的医学学科,常常需要"内外并举,内外结合"。在其他的临床领域里,内、外科的学科分化已经较为完善,如神经科分为了神经内科、神经外科;心血管科也有心血管内科、心血管外科;泌尿科也可分为泌尿内科、泌尿外科。骨科从外科中分化出来已经近百年,但是长期以来,骨科则始终保持单纯骨外科建制,而未能根据骨科临床医疗工作和可持续发展的实际需要,完善体制方面的改革。骨科学也应当有与"骨外科"相对应的"骨内科"。

1. 现代综合医学发展的需要

骨内科学领域的发展和希望,无疑都来自于学科之间的交叉融合和综合运用。在当今社会,单线发展模式已经不能适应现代医学发展的要求,从学科交叉融合中寻找新的增长点是未来骨科学发展的必由之路。

骨科虽为外科体系中的重要专科,许多骨科疾病并非一开始就要靠手术处理,但当发展到某一阶段也需要骨外科介入,如原发性骨质疏松症伴发腰椎压缩性骨折时,则常需要手术治疗。骨内科不是普通内科的单纯延伸,也不是骨科的简单分化。作为一跨科室但相对独立的学科,骨内科要求重视解剖(尤其是运动系统的解剖),要求重视影像学检查,要求重视手术相关问题(主要是手术指征、围手术问题等)。例如,最常见的原发性骨质疏松症,患者往往是老年人,患者常伴有腰肌劳损、脊柱、膝骨关节炎,胸腰椎管狭窄等病理改变;椎体变扁呈楔形的病因,涉及外伤、肿瘤、骨质疏松;同时患者往往也存在心、肺、肾、内分泌等系统的慢性疾病。当患者出现腰、背、臀、腿疼痛的症状时,究竟是哪些病理改变为主?如何治疗?是否具有手术指征?手术的耐受能力又如何?这些问题,应由骨内科医师综合判断处理。

骨内科的建设和发展,不但可以提高骨科疾病的内科治疗水平,也能促进其外科治疗水平的提高。骨科领域广泛,需要防治的伤病种类繁多,包括人体运动系统各相关组织器官的创伤、感染、畸形、肿瘤、代谢性疾患等。随着现代医学和我国传统医学的发展和演进,特别是医学模式由单纯生物型向社会—心理—生物型的转变,免疫、遗传、生物及其他临床专科如内科、儿科、传染科、皮肤科、妇产科以及精神卫生和心理医学等与骨科的关系日臻密切，许多原来归属于内科范畴的疾病等已转变成为跨越专业学科的边缘型疾患，如骨质疏松症、退行性骨关节病、类风湿关节炎、畸形性骨炎、神经性关节炎、原发性骨硬化症、缺血性骨坏死、成骨不全、骨关节先天性和后天性畸形等。因此，一个完善成熟的医学学科需要"内外兼修"，只有通过外科技术与相关学科的协调发展才有助于对疾病的全面认识和防治，从而相互支撑、共同提高。在骨科临床中重"外"轻"内"的现状催生着骨内科学的快速建立和发展。

我们经常看到患者不知道他们应当到哪个科室就诊，常常看看这科，瞧瞧那科，终究还是不知道该听哪一科医师的意见，耽误了许多宝贵的时间，甚至对治疗造成了延误。在骨科，尤其是在门诊，医师所面对的大部分患者（尤其是老年人）是不需要外科技术处理的，如果对非外科知识和技术不予重视，可能在客观上会形成应付患者的局面。骨科内科医师，了解骨内科的知识较多，有利于消除内、外科对运动系统疾病认识和处理上的矛盾和盲区，在有条件的医院在以处理骨内科和相关疾病为主的科室（如骨科、内科、老年科、妇科、放射科等）综合成立或独立建立骨内科，将使众多的患者受益。

2. 骨科领域重视手术，轻视内科基础

骨科医师对骨外科给予了极大的关注，往往认为外科治疗是根治骨科疾病的唯一治疗手段，从而单纯依赖手术治疗，而对大多数不能或不适宜手术的骨科病人不够重视也缺乏了解，这是对骨内科治疗手段的认识和尤其是涉及骨科代谢疾病中肌骨系统与全身其他系统调节的关联重视不够所导致的。毕竟，骨骼疾病需要手术治疗的患者是少数，大多数患者需要依靠非手术手段来治疗。作为一名合格的对骨内科关注的骨科医师，除了手术，我们还应该了解更多的知识和掌握更多的技术或能与相关科室医务和科研人员合作，即使是手术治疗，在围手术期也需要非手术方法的协调配合和术后康复人员的合作，才能取得满意的效果。随着科学的发展，运动系统疾病的非手术治疗方法层出不穷，疗效不断提高，避免不必要和不急需的手术，在非手术治疗领域，有迫切的社会和医疗需求以及广阔的前景。

骨科从外科中分化出来已经近百年。一直以来，骨科以手术为主要治疗方法，因此，骨科隶属于外科，而内科治疗处于从属地位，并未被重视。随着科学的发展，运动系统疾病的非手术治疗方法越来越多，疗效也不断提高，即使进行手术治疗，术前、术中、术后也要有内科医生的协助和参与提高手术的疗效和预后。骨内科的建设和发展,不但可以提高骨科疾病的内科治疗水平,也能促进其外科治疗水平的提高。

对骨科疾病的处理,不仅需要手术治疗,更重要的是非手术的内科治疗和预防措施。以骨科常见的先天性髋关节脱位为例,从其治疗的预后考虑,早期诊断和非手术治疗较晚期手术治疗更为重要和有效。因此,骨内科的系统发展将可分担骨外科医生的手术负担,是一个大有可为的领域。

三、骨内科的意义

骨内科是一门新兴边缘学科,它的存在不仅对骨科自身是一重大改革,对整个医学界来说也是重大创新,它的发展对综合医疗体系的发展意义重大。

骨内科和骨外科的协调发展,二者互通有无,相辅相成。骨内科的发展使骨科领域中不能手术或不适宜手术的疾病得到妥善解决,从而改善骨科单纯手术而忽视内科治疗的局限格局;骨内科的发展也可使骨外科的临床工作和实验研究得到更好发展,并为开展微创外科创造条件;骨内科与内科学范畴的风湿免疫病、老年病及康复医学等密切相关,骨内外科相互协作,共同预防和治疗骨科领域中常见的骨代谢疾病。骨内科的发展有助于实现"预防为主"和"防治结合"的长远规划,有利于骨科单纯生物模式向社会—心理—生物模式转变,促进有中国特色而又符合我国国情的骨科综合医学体系的建立。

四、骨内科的特征

骨内科学的思维诊断理念强调医师要从病史采集、全面查体和综合分析病情资料入手,从人体运动解剖学、组织生理与病理学的层面和治疗学的角度,探究骨关节病的病因与演变过程,分析每个患者所患疾病的表现特征和分类、分期与分型及其预后结局,然后做出疾患的准确诊断并制定恰当的治疗方案,进而获得满意的疗效。骨内科学的思维模式源自临床的循证医学,即经过科学实践和研究的提升进一步服务于临床。纵观现代骨内科学的发展,它应是一典型的从临床到实验室到临床和社区(B—B—B/C)的模式。为了充分体现科学技术和成果为临床服务的宗旨,骨内科学中所涉及的技术方法和防病治病均不同程度体现了 B—B—B/C 的特征,即除阐述骨内科疾病的常规外,通过临床实际病例了解和掌握鉴别诊断和治疗,以及相关领域的进展进而因地制宜地开展好多学科的科研和临床合作,为患者服务。诚然,骨内科学在今后的实践和发展中仍将与时俱进,在跨学科基础和临床工作者的积极参与下不断完善。

五、骨内科发展特色

以疾病为导向的转化医学研究是骨内科学的发展特色。通过以这些骨科重大疾病的诊疗研发为切入点,可提高此类疾病的早期诊断效率从而进行有效预防,同时也可深入发掘疾病发展本身的机制,有利于深化临床医师对于该类疾病的认识,同时可寻找到最有效的治疗靶点进行临床干预,进而缩短疗程,降低医疗成本。该目标也是我国"十二五"期间的重大需求,同时也符合"上医治未病,中医治病初,下医治病重"和实现现代 3P 医学的疾病诊疗理念。"内外结合"式的骨科体系的构建无疑是广大骨科病友的福音,精准的治疗方案,低廉的临床治疗费用更有利于构建和谐的医患关系,减少患者的医疗投入,减轻家庭、社会和国家的经济负担,有利于缓解"因病致贫"的现状。

(解放军第 309 医院全军骨科中心骨内科　马伟凤)

第三章　骨内科艰苦成长之路

骨内科是骨科中心亮点科室，以骨科疾病非手术诊疗、骨质疏松基础与临床、预防研究为工作重点。七年来，不断探索、开拓创新，打造了"骨内科"学科品牌。

"骨内科"的概念最早可追溯到20世纪20年代的欧洲，在当时历史和社会环境下，英国骨科医师James Cyriax提出了"骨内科"的概念，用于推广非手术骨科疾患诊疗方案，当时主要涉及软组织损伤的非手术处理方法。近一个世纪以来，医疗诊断技术取得了革命性的进步，尤其是伴随着医学影像和生物技术的迅猛发展，随着老龄化趋势，骨科亟待解决的疾病种类亦相应地发生了变化，如何处理目前骨科领域里不能或暂不适于手术治疗的慢性退行性疾病、骨质疏松症、骨关节病、类风湿关节病、骨坏死以及骨肿瘤等问题成为临床工作者的巨大挑战，解放军第309医院骨内科的设立正是在这一背景下应运而生。

一、刻苦钻研，兢兢业业

解放军第309医院全军骨科中心"骨内科"学科带头人王亮，1971年1月出生于山西太原的一个医学世家。1997年7月，刚刚从中山医科大学硕士研究生毕业的王亮主任被分配到解放军军事医学科学院从事分子生物学研究，几年时间里，她恪尽职守，刻苦钻研，在自己的岗位上工作的有声有色。但王亮主任发现，自己并不适合实验室，她更喜欢做一名白衣天使！也许是受家族世代行医的影响，2001年王亮主任调到解放军第309医院内分泌科，成为一名内分泌科医生。记得当时的蔡忠军院长对她说："做科研容易出成果，将来可以出国深造,而做医生很辛苦、琐碎,临床工作会遇到许多意想不到的事情,作为一个科研工作者,脱离临床已经有一段时间,你要从头开始,未来会遇到许多困难,你有思想准备吗?"她坚定地点点头,因为她知道对工作的热爱及激情是成功的基础,渴望成为一名真正的医生,愿意为患者解除病痛,相信任何困难都能克服。在对未来无限美好的憧憬和献身国防医学事业的坚定信心走上了军医的工作岗位。

王亮主任待人真挚热情,对工作认真负责,深受广大患者的爱戴和领导、同事的好评,很多老病人成了王主任的朋友。记得一位来自山西贫困地区的患者来内分泌科就诊,出院时因交不起300元的住院费用而愁云满布,她悄悄地将钱塞给患者,患者及家属感动得热泪盈眶。通过这件事,王亮感触万分:"从小家庭生活条件优越,很难想象贫困地区的人民生活如此艰苦,看病会如此艰难,而作为一名医务工作者,应该对病人一视同仁,而且,更应该关注那些社会底层的人群,来自贫困地区的人们,给他们更多的关心和爱护,为他们提供更良好的医疗保障"。

对于一名医生来说,看病治病,救死扶伤,要靠诊断的正确,要靠治疗的及时,要靠医术的高明,更要靠对人的尊重,靠职业道德所包含的高度责任感。人命关天哪!对医生职业负责,对病人负责,就是对病人生命负责,我们只能也必须作出这样的回答和选择。这是王亮的内心独白,也是她作为一名医生的道德准则。

一次王主任在出门诊时,一位十八岁的女孩挂号看病,她是一名甲亢患者,外院确诊为甲亢后给予甲巯咪唑(他巴唑)治疗,因发热一周来就诊,经过详细的询问病史并进行体格检查,明确女孩是由于服用抗甲状腺治疗药物他巴唑而导致粒细胞缺乏并严重感染,王主任立刻将女孩收入病房,并亲自管理,女孩病情一天天加重,白细胞明显下降,粒细胞缺乏,血液中还培养出细菌,诊断为他巴唑致严重粒细胞缺乏合并败血症、甲亢危象。王主任明白,他巴唑是最主要的硫脲类抗甲亢药物,药源性粒细胞缺乏症合并败血症及甲亢危象是病死率极高且极为罕见的内科急症,稍有疏忽都可能导致花季少女的凋零。为了挽救她的生命,王亮主任几乎每日守在病房,查阅各种资料,咨询专家,终于在大家的共同积极努力下,成功地将花季少女从死亡线上挽救了回来。王主任后来说"在我的工作中,最神圣而快乐的时刻是为病人解除痛苦,挽救了生命。"

王亮主任本着"救死扶伤"的精神,怀着满腔热情,全心全意投入到工作当中,年年受到医院嘉奖。王主任不仅在临床工作中成绩斐然,她还充分利用休息时间学习,不断提高自己,并于2004年考上了我国著名内分泌代谢专家潘长玉教授的博士研究生,王亮主任曾说:"社会在发展、进步,个人无所作为就意味着退步!"她的勤奋、热情、认真,深深感染了身边的每一个人!

二、敢于拼搏,勇挑重担

早在2006年,解放军第309医院骨科马远征主任就在国内首次提出了"综合骨科"理念,所谓"综合骨科",是集骨外科、骨内科、康复科、中医骨伤科等为一体的新型骨科医疗管理模式,涵盖与骨科相关联的学科内容,达到为患者综合诊疗的目的。综合骨科打破传统的单纯外科医生手术治疗骨科患者的单一模式,强调骨内外一体、手术康复一体、医护患一体、中西医一体的"综合骨科诊疗模式",其中"骨内科"是"综合骨科"中的重要一环。

虽然建立"综合骨科"的设想在2006年就已萌发,但却直到2009年2月才正式搭建运行,最主要的原因就是"骨内科"学科带头人的选择。一个新兴学科的建立和发展必然充满荆棘和挑战,可能会面对种种困难,重重压力,那么,选择一个敢于拼搏、锐意进取的学科带头人就显得至关重要。起初,马远征主任考察了多位经验丰富的业内专家,但结果都不能令人满意,"骨内科"的建立似乎陷入困境。

功夫不负有心人,解放军第309医院内分泌科的王亮副主任医师走入了马远征主任的视野。在一次偶然的机会,王亮主任在骨科为患者会诊,她的朝气蓬勃、认真负责和丰富的专业知识让马远征主任眼前一亮,这不正是自己要找的"骨内科"学科带头人么?很快,马远征主任就同王亮主任谈了话,提出希望由她来承担建立"骨内科"的重任。一边是稳定安逸、轻车熟路的内分泌科

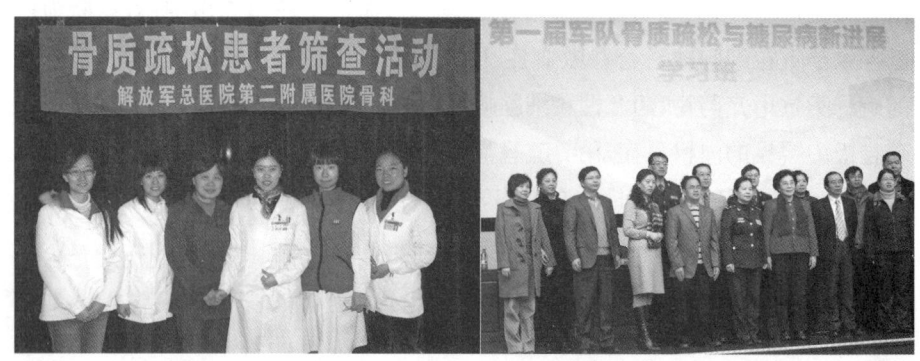

日常工作,一边是前路漫漫、困难重重的骨内科创业之旅,王亮主任陷入了思考。仅仅做一名好医生,或许并不难,如果做一个领导科室的带头人呢?不当家不知柴米贵,很多人为王主任捏了一把汗!但巾帼不让须眉,敢于拼搏的王亮主任毅然接过了创业的重担,带领刚刚组建的科室医护人员埋头苦干起来。

三、永不服输,艰苦创业

2009年3月,国内首家综合骨科骨内科——解放军第309医院全军骨科中心骨内科正式成立。创业的艰辛是那些没有经历过的人所无法想象的,由于建科初期床位紧张,病区便设立在与309医院距离一站地之隔的国防大学门诊部,出入院手续、各项检验检查、科间会诊都要往返于309医院与国防大学之间,给医生、患者和家属带来诸多不便,很多病人意见很大,加上建科伊始,大部分人不知何谓"骨内科",这都给病人的收治和科室的发展带来重重阻碍!怎么办?是得过且过,还是自力更生?

王亮主任带领骨内科团队用自己行动表明了决心:她要求每一位医生、护士都要做到微笑服务,对病人热情、耐心、认真负责,做到对病人知暖知热,体贴入微,王主任狠抓医疗质量,每一个病人她都要亲自过问,在她带领下,骨内科建立了骨质疏松症规范诊疗体系,对骨质疏松患者坚持早期干预、早期筛查,进行全程个体化管理的综合诊疗模式。患者入院后根据性别、年龄、病情等多方面因素,将早期筛查、健康教育、营养处方、运动处方、药物、理疗、心理诊疗等融为一体,让每一个患者得到适合自己的诊疗方案,真正做到以患者为中心,全心全意为患者服务!凡是在我科住院的病人,无不对全科医护人员交口称赞,以往"就医不便"等一些负面情绪全都烟消云散。骨内科成立至今,做到了患者零投诉。另外,王亮主任一边带领大家不辞辛苦的下社区,走乡镇,普及骨质疏松、糖尿病、关节炎等疾病的健康教育,一边组织义诊活动,免费为

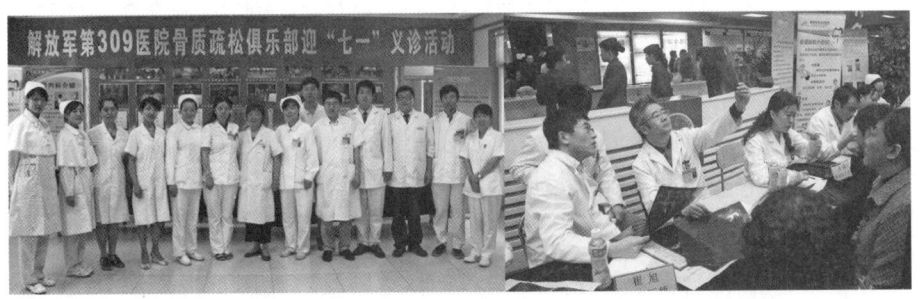

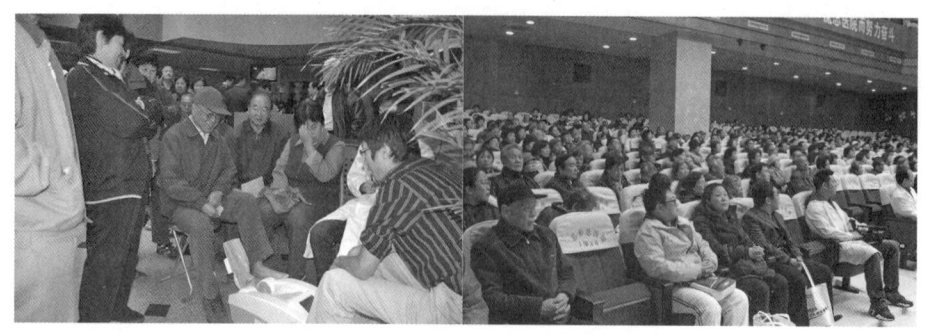

社区中老年人群测量骨密度、血糖、血压,提供优质诊疗服务。短短一年时间里,骨内科走入周边社区和干休所进行义诊10余次,经过不懈努力,骨内科渐渐小有名气,门诊量、出入院量都有了明显增加,科室发展步入正轨,有条不紊地向前行进!

四、开拓进取,再攀高峰

随着骨内科的稳步发展,各项工作较建科之初有了较大提高,但科室知名度不高,患者了解较少仍然困扰着这个新兴学科,如何打破这一瓶颈,让科室发展更上一层楼,成了骨内科人必须要面对的问题。早在2009年10月份,王亮主任就意识到,我科在主打诊疗项目骨质疏松症方面还有很大提升空间,全国至今没有一个系统正规的健康教育平台,王主任敏锐地察觉到了发展的契机,将健康教育作为科室发展的突破口。

2010年3月25日,经过半年的精心筹备,国内首家规模化、系统化的骨质疏松健康教育公益平台——骨质疏松俱乐部正式成立,院领导、业内知名专家以及500余名会员出席了开幕式,多家媒体跟踪报道。俱乐部秉承"一切为了患者"原则,完全为会员免费服务,每月举行活动一次,邀请业内知名专家授课,讲述百姓最关心的涉及骨质疏松的知识,内容包括原发及继发性骨质疏松、糖尿病合并骨质疏松症、痛风、颈椎及腰椎病、膝骨关节病、风湿免疫病、甲状腺及甲状旁腺疾病、老年人心理、营养、运动康复等,王主任还邀请自己的患者、原国家八一女篮队长赵玉玲阿姨担任骨健康操教练,为会员量身定做了一套颈肩操,全心全意为广大会员服务。迄今为止,解放军第309医院骨内科骨质疏松健康俱乐部已连续运行8年,累计举办活动70次,在广大中老年人群中好评如潮,在社会上引起强烈反响,受到《健康报》《人民日报》(海外版)《健康时报》《生命时报》、中央国际广播电台、中国网络电视台、北京电视台等国家及地方媒体的报道和关注。

除了健康教育讲座外,俱乐部还定期组织会员进行有意义的户外活动,如登山、接触阳光活动等,并在年终举办"骨质疏松俱乐部新春联谊会",广大会员朋友热情参与,不仅增进了彼此之间的感情,也让大家学到很多健康知识,人们逐渐认识骨质疏松症、关注骨质疏松症的同时,"骨质疏松俱乐部"也已深入人心,得到了每一个人的认可和拥护!

2010年5月底,309医院新楼启用,骨内科迁回院本部,各项条件均得到较大改善,科室发展呈现一片欣欣向荣的景象,王亮主任依旧不敢懈怠,对医护人员的要求丝毫没有放松,工作忙碌,经常带领大家加班加点工作,骨内科的发展再次进入快车道。在王亮主任引领下,骨内科大力推行骨质疏松健康管理新模式,即以骨内科为中心,涵盖骨外科、康复医学科、营养科、内分泌、妇产科、心内科、高干科、放射科、核医学科等医院多个临床科室及体检中心、周边社区及部队门诊部等。共同进行骨质疏松的临床病历讨论、健康教育讲座、临床及基础科研实施,达到从健康教育、临床诊疗、临床及基础科研为一体的骨质疏松健康管理体系。各层面指定专人负责,专人联络,达到和谐统一管理。

2013年1月,鉴于309骨内科在骨质疏松领域取得的丰硕成绩,骨内科由此获得了由卫生部主管的《医学参考报——骨质疏松频道》的主办权,《医学参考报》(Medical Reference,MedRef)是2007年1月经中华人民共和国新闻出版总署批准、由国家卫生和计划生育委员会主管的医学专业报纸,快速、及时、准确传播有价值、实用的最新信息,为广大医务工作者搭建与全球医学信息同步交流的平台。按不同专业,不同学科设置不同的频道。自创刊以来,截止到2015年底共开设了36个专业频道,年发行量约200万份。《医学参考报——骨质疏松频道》由309医院全军骨科中心马远征主任担任主编,骨内科王亮主任担任编辑部主任、常务编委,主要搜集最近3个月在国际权威骨质疏松杂志上发表的骨质疏松最新研究成果,站在第三方的立场上客观、公正、准确地解读、编译、报道、评价医学专业新闻信息,为国内骨质疏松领域的广大医务人员服务,目前已出版21期。

在取得的成绩面前,309骨内科并没有因沾沾自喜而停止脚步,2014年10月,骨内科在王亮主任带领下,进一步建立解放军第309医院全军骨科中心骨内科微信公众平台,将健康宣教和网络电子平台相结合,定期发布骨质疏松、糖尿病及其神经血管病变、痛风、颈椎腰椎病、骨关节病、甲状腺及甲状旁腺疾病、风湿免疫病等疾病的防治信息,以方便人们更快更好地接收健康知识,取得良好反响。

经过七年余的不懈发展,我院骨内科得到业内专家认可和关注,由协和医院邱贵兴院士牵头的中国工程院重大咨询研究项目,经过沈阳会议(2012年8月31日)和苏州会议(2012年9月20日)两次磋商,最终全体委员决定"慢性退变性疾病防控"的四个子项目之一"骨质疏松与转化医学战略项目",由我院骨科和协和医院骨科共同负责。中国工程院重大咨询研究项目,负责提出我国慢性退变性疾病防控转化医学的发展战略、模式和线路图,并提出实现战略目标与路线图所需的对策与建议,为国家制定转化医学发展战略提供决策参考,具有非常重大的社会意义。

在由中华医学会主办的第一届全国骨质疏松与骨折治疗高峰论坛上,王亮主任做了题为"让骨科插上翅膀"的骨内科学科建设经验报告,得到与会专家学者的广泛关注,309骨内科在业内的影响力进一步彰显和提高;在由301医院举办的"第二届军队骨质疏松与糖尿病新进展学习班"上作题为"309医院骨质疏松的一体化管理模式"汇报,在北京、上海、山东、山西、吉林、福建等全国多个省市地区的骨内科论坛上,309骨内科带头人王亮主任频频受邀出席并分享学科建设心得。由中华人民共和国卫生部主管的《健康报》在第2版"综合新闻"里详细报道了我院综合骨科"为骨科患者提供'四位一体'服务",《中华创伤骨科杂志》刊登了"综合骨科理念的探索与实践——解放军总参谋部总医院骨科创新发展纪实"的文章。香港中文大学秦岭教授特邀骨内科参与编写由骨科戴尅戎院士任名誉主编的《骨内科学:从临床到实验室到临床和社区》。

309骨内科也得到中国老年学学会和中国老年学学会骨质疏松委员会的高度认可。2010年,我科荣获中国老年学学会骨质疏松委员会先进集体奖;2011年,我科"军队中老年干部低骨量筛查及骨质疏松健康教育新模式建立研究"荣获中国老年学学会骨质疏松委员会科学技术成果创新奖;2011年,"骨质疏松健康管理新模式"荣获中国老年学学会课题研究创新奖;2012年—2015年,连续四年荣获"中国老年学学会骨质疏松委员会杰出贡献奖"。2015年荣获"中国老年学学会先进集体奖",王亮主任荣获"中国药学发展奖康辰骨质疏松医药研究奖杰出青年学者奖"和"2015年度中国经济人物十大杰出女性奖",2016年,骨内科王亮主任荣获"优秀工作者奖"等。

骨内科王亮主任先后被山西医科大学和徐州医学院聘为硕士研究生导师,几年来,共培养研究生10余名。骨内科先后协办三次国际骨质疏松会议,四次全军继续医学教育Ⅰ类项目——骨质疏松基础与临床学习班,举办两次北京市继续教育Ⅰ类项目——转化医学与骨质疏松症学习班,一次国家级继续医学教育项目——糖尿病和骨质疏松症健康教育,举办各类骨质疏松学术沙龙10余次。

骨内科成立至今,高度重视科研工作,以骨质疏松临床与基础为研究方向,与上海龙华医学脊柱病研究所、中科院材料所、北方交大生命科学研究院、军事医学科学院、航天研究院等科研院所建立了互助的科研协作关系,共同进行骨质疏松及相关疾病的基础研究,主要方向为骨衰老机制及新药的研发。进行骨质疏松流行病学方面的研究,建立骨质疏松数据库,研究北京市海淀区人群峰值骨量、骨峰值年龄,为本地区骨质疏松诊断和预防干预提供了重要依据。

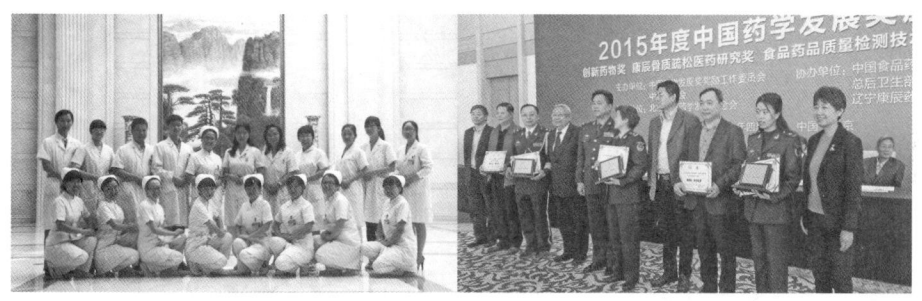

五、回首过去,展望未来

从2009年至今,七年来,309骨内科一步一个脚印的走来,从默默无闻到如今骨内科学科内的佼佼者,在王亮主任的引领下,309骨内科正茁壮成长、振翅高飞。最近几年来,309骨内科不断接受来自全国各地的进修医生和参访人员,309医院骨内科正慢慢成为该学科领域建设的标杆,慕名而来的学习人员络绎不绝。

在2016年9月份举办的第十六届国际骨质疏松研讨会暨第十四届国际骨矿研究学术会议上,309医院全军骨科中心马远征主任将正式接任刘忠厚主委,成为中国老年学和老年医学学会骨质疏松分会的主任委员,309全军骨科中心骨内科王亮主任也将出任中国老年学和老年医学学会骨质疏松分会总干事、副主任委员。

309骨内科一直坚守着"认认真真做人、踏踏实实做事"的信条,历经艰苦成长之路,风风雨雨、披荆斩棘,脚踏实地地走到今天。回首过去,展望未来,解放军第309医院全军骨科中心骨内科一定会在王亮主任的带领下,在以后的发展道路上越走越宽,越走越远……

(解放军第309医院全军骨科中心骨内科 王 亮 杨 帆)

第四章 309医院骨内科创新模式

解放军第309医院全军骨科中心,是由脊柱外科、关节外科、创伤骨科、脊柱微创、骨内科组成,集临床、科研、教学为一体的大型综合性学科。全军骨科中心在国内率先倡导并开展骨内外一体、手术康复一体、医护患一体、中西医一体的"骨科综合诊疗模式",打破了传统外科医生诊治患者的单一模式,引入内科医师、康复医师共同对患者进行诊治,使骨科患者得到全方位综合诊疗。

全军骨科中心骨内科创建于2009年3月,是我院全军骨科中心亮点科室,骨内科率先倡导以患者为中心的"创新综合"诊疗模式,专注于军队中老年患者骨质疏松、骨关节病、颈椎腰椎病等慢性退变性疾病的内科综合诊疗。

2016年,解放军第309医院全军骨科中心骨内科成为中国老年学和老年医学学会骨质疏松分会主任委员单位,全军骨科中心马远征主任出任中国老年学和老年医学学会骨质疏松分会主任委员,全军骨科中心骨内科王亮主任接任学会总干事。与此同时,骨内科王亮主任将牵头全国的骨内科专业委员会,骨内科主办由卫生部主管的《医学参考报——骨质疏松频道》。

骨内科现有主任医师3名,副主任医师1名,副主任护师1名,医疗系列硕士以上学历占80%以上,医技护人员30余名,床位38张,集临床、教学、科研于一体,包括医疗单元(病房、门诊)、实验室、理疗室、健康管理研究室、《医学参考报——骨质疏松频道》编辑部。骨内科主要诊疗特色为军地中老年干部骨质疏松及骨折全程管理、痛风诊疗、颈椎腰椎病等骨科常见病保守治疗、骨科围手术期慢性病的管理、疼痛管理。科室多次获得中国老年学学会创新奖、先进集体奖、杰出贡献奖,承担并参与国家自然科学基金、全军十一五、十二五、总参军事医学和老年病重点项目、民政部课题子课题等多项省部级课题,获多项省部级、军队医疗成果奖。

骨内科学科带头人王亮,内分泌代谢医学博士,硕士生导师。师从于内分泌界学术领军人物——解放军总医院内分泌科潘长玉教授,现任中国老年学和老年医学学会骨质疏松分会副主任委员,中国老年保健医学研究会老年骨质疏松分会常务委员,北京医学会骨质疏松和骨矿盐疾病分会常务委员,中华医学会老年医学会骨代谢疾病学组委员,中国老年学学会老年医学委员会委员,北京医学会骨科学分会骨质疏松基础学组委员,中国医疗保健国际交流促进会保健养生专业委员会委员,中国中西医结合骨伤科分会骨质疏松工作委员会委员,北京市、河北省自然科学基金项目评审专家,《中国骨质疏松杂志》常务编委,《医学参考报——骨质疏松频道》编辑部主任、常务编委。多次获院优秀党务工作者、医德医风先进个人、优秀共产党员等奖项,荣获华夏医学科技一等奖1项,华夏医学科技二等奖1项,军队医疗成果三等奖3项,中国老年学学会课题研究创新奖1项,中国老年学学会骨质疏松委员会科学技术成果创新奖1项;2012年—2015年,连续四年荣获"中国老年学学会骨质疏松委员会杰出贡献奖";2015年荣获"中国老年学学会先进集体奖"和"中国药学发展奖康辰骨质疏松医药研究奖杰出青年学者奖";2016年年初,骨内科王亮主任荣获中国老年学和老年医学学会"优秀工作者奖"。

一、309医院骨内科成立背景

随着我国经济快速发展,国民生活水平的不断提高,人们的预期寿命也有了显著增加,男性平均75岁,女性达到79岁,据有关统计,目前我国60岁以上人口已达1.6亿。老年人口年均增加1 800万,到2014年预计老龄人口将超过2亿。同样,军队中老年干部人群也逐渐呈上升趋势。随着年龄的增长,人体各器官都在发生或多或少、或快或慢的变化,并产生相应的临床表现,通常称之为"慢性退变性疾病"。这些疾病大多起病隐匿,致病因素复杂,大家对其危害认识不足,与人们熟知的肿瘤、心脑血管疾病相比,不仅人群中知晓率低,而且在科研方面长期以来得不到重视。然而,这些慢性退变性疾病,如骨质疏松、骨关节炎、脊柱退变性疾病、慢性肾病等都是目前影响人民健康和生活质量的普遍性疾病,发病率高,医疗费用昂贵,致残率高,并发症严重,造成了巨大的社会及经济负担。慢性退变性疾病防控刻不容缓。

中国是世界人口大国,人口老龄化趋势明显。当前全球范围内都存在不同程度的人口老龄化,该趋势在亚洲地区最为明显。预计到2025年亚洲人口将增加1.43倍,届时将占世界人口的60%,65岁以上人口预计增加1.8倍,比例将从5.3%增加至9.3%。至2050年,亚洲主要国家都将进入超老龄化社会,各国老龄人口的比例预计为:日本30.2%,新加坡23.7%,韩国21.1%,中国18.2%。我国于1953、1964、1982、1990、2000和2010年分别进行了六次全国人口普查,根据2010年第六次全国人口普查数据,60岁及以上人口为177 648 705人,占13.26%;其中65岁及以上人口为118 831 709人,占8.87%。同2000年第五次全国人口普查相比,60岁及以上人口的比重上升2.93%,65岁及以上人口的比重上升1.91%。

慢性退变性疾病发病随年龄增大而增加,涉及范围广,几乎遍及全身各个系统,而且各系统退变性疾病又各具特点,对骨质疏松、骨关节炎、脊柱退变性疾病等疾病的流行病学调查显示发病率均呈上升趋势。军队中老年干部承担着我军作战指挥、教学培训、国防科研等重大任务,是军队卫生保健工作的重要保障对象,做好该人群健康保健对保证我军的战斗力具有重大意义。目前,军队中老年干部慢性病研究主要集中在糖尿病、高血压、冠心病、代谢综合征等方面,而对军队中老年干部慢性退行变性疾病的诊治情况并不理想,对其危害认识也不足,且长期得不到重视,为我军中老年干部的医疗保健带来隐患。

二、骨内科建立意义

随着人口老龄化,老年骨病患病率明显增高,颈椎病、腰椎病、骨关节病、骨质疏松等慢性退行性疾病几乎波及每一个人。这些慢性退变性疾病起病隐匿,干预不及时将导致骨折,并且造成心、肺、代谢等系统并发症,影响患者运动功能,降低生活质量,医疗费用支出大大加重了社会和家庭负担,随着老龄化日趋加剧,慢性退变性疾病还将消耗国家大量医疗资源和经济资源。老年人骨折30%以上与骨质疏松相关,脆性骨折的高病死率及高昂的治疗费用给家庭及社会带来沉重的经济负担。据报道,仅2003年,美国骨关节炎治疗支出的医疗费用高达1 280亿美元,约占美国GDP的1%。在美国,颈肩痛和腰腿痛是骨科门诊老年人群最常见的表现,是到医院就诊的五大原因之一,发病率高达60%~90%。每年医疗费用高达500亿美元。

根据卫生部资料,髋部骨折患者平均住院天数为22~24天,不论是住院时间还是住院治疗费用都远高于其他老年常见病,如乳腺癌、卵巢癌、前列腺癌等。可见骨质疏松症也是一个消耗国家大量医疗资源和经济资源的慢性病，按发病率逐年增加估算，2020年用于髋部骨折治疗的费用预计会增至850亿元，到2050年则将达18 000亿元。因此积极开展骨质疏松症的防控有重大的社会意义和经济意义。

三、骨内科的发展历程

1. 骨质疏松症规范诊疗体系建立

骨内科自建立以来，建立了骨质疏松症规范诊疗体系，对骨质疏松患者坚持早期干预、早期筛查，进行全程个体化管理的综合诊疗模式。患者入院后根据性别、年龄、病情等多方面因素，将早期筛查、健康教育、营养处方、运动处方、药物、理疗、心理诊疗等融为一体，让每一个患者得到适合自己的诊疗方案。

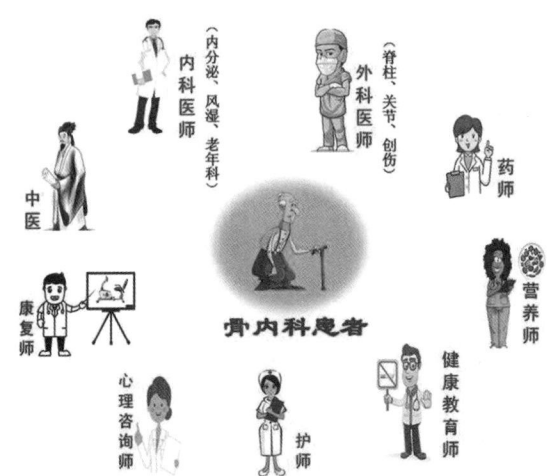

骨内科开展了骨质疏松筛查（超声骨密度筛查、TUG跌倒评估、Frax十年骨折风险评估）、骨质疏松健康教育（病房健康教育小课堂、骨质疏松健康教育公益大讲堂）、骨质疏松诊疗（病房、门诊、药物、理疗、中医治疗）、骨质疏松数据库建立、参与骨质疏松报纸与杂志（医学参考报骨质疏松频道、中国骨质疏松杂志）、并与国家级与国际骨质疏松学会合作（中国老年学学会、中华医学

会、国际骨质疏松联盟 IOF 等)。

2. 积极推进骨质疏松科研工作

骨内科成立以来,高度重视科研工作,以骨质疏松临床与基础为研究方向,与中科院材料所、上海中医药大学附属龙华医院、上海理工大学、北方交大生命科学研究院、军事医学科学院、航天研究院等科研院所建立了互助的科研协作关系,共同进行骨质疏松及相关疾病的基础研究,主要方向为骨衰老机制及新药的研发。进行骨质疏松流行病学方面的研究,建立骨质疏松数据库,研究北京市海淀区人群峰值骨量、骨峰值年龄,为本地区骨质疏松诊断和预防干预提供了重要依据。

3. 推行骨质疏松全程化综合健康管理模式

以骨内科为中心,涵盖骨外科、康复医学科、营养科、内分泌、妇产科、心内科、高干科、放射科、核医学科等医院多个临床科室及体检中心、周边社区及部队门诊部等,纳入中医、康复医生共同管理骨质疏松患者。骨内科建立骨质疏松健康管理数字化信息系统,对骨质疏松患者进行全程健康管理,提出门诊、病房、相关科室(包括脊柱骨科、营养科、康复科、心理医学科、妇产科、放射科等辅诊科室)、体检中心、社区及门诊部等医疗护理人员进行系统化骨质疏松患者管理模式。

4. 普及军地中老年慢性退变性疾病健康教育

2010 年 3 月,由解放军第 309 医院全军骨科中心骨内科牵头创办了国内第一个规模化、系统化骨质疏松健康教育平台——骨质疏松健康俱乐部,俱乐部的宗旨是普及骨质疏松的预防、保健及治疗知识,提高全民对骨质疏松的认识,搭建一个分享新资源、新科技、新信息的平台。俱乐部致力于为广大中老年人群及军队老干部提供骨质疏松防治知识、健康指导、经验交流、免费骨密度检查、快捷诊疗、健康活动等多项内容,从而达到医务人员与骨质疏松患者携手共同抵御并最终战胜骨质疏松、防治骨折、保障骨健康的目标。

俱乐部每个月定期在医院大礼堂为骨质疏松患者开展健康教育讲座,每期活动大约 300 人参加,目前骨质疏松俱乐部注册会员 1 万余人,迄今已连续举办 7 年,共举办 67 期活动。俱乐部邀请国内骨质疏松领域知名专家授课。俱乐部每年都会定期走入周边社区和军队干休所进行义诊活动,为人民大学、北京体育大学、国际关系学院、人民日报社、总参香山干休所、总参三部干休所、军事科学院第一干休所、国防大学干休所、总参北极寺干休所等 10 余个社区和军队干休所进行义诊数十次,累计为 20 000 余名地方和军队中老年人进行骨密度筛查,并对社区和干休所医务人员进行骨质疏松诊疗培训。2014 年,俱乐部创新性建立骨质疏松健康管理微信平台(微信公众号:jfj309gnk),通过微信这种大众化媒介传播骨质疏松防治知识。

5. 开展以"精准医学"为核心的骨质疏松诊疗工作

精准医学是生物技术和信息技术在医学临床实践的交汇融合应用,是医学科技发展的前沿方向。系统加强精准医学研究布局,对于加快重大疾病防控技术突破、占据未来医学及相关产业发展主导权、打造我国生命健康产业发展的新驱动力至关重要。

在国内实施精准医学计划的战略意义包括:提高疾病诊治水平,惠及民生与国民健康;推动医学科技前沿发展,增强国际竞争力;发展医药生物技术,促进医疗体制改革;形成经济新增长点,带动大健康产业发展。其指导思想是:贯彻创新驱动发展战略,面向我国重大疾病防治和人口健康保障需求,与深化医疗卫生体系改革紧密结合,与发展生物医药和健康服务等。

全军骨科中心骨内科积极推广以"精准医学"为核心的骨质疏松诊疗工作,将"骨质疏松症"和"精准医学"紧密结合,发挥体制优势和市场配置资源决定性作用,提升了骨内科骨质疏松工作的自主创新能力,为医疗、教学、科研等方面提供了强有力的支持和助益。

6. 拓展视野,加强国内外学术交流

多次主办、协办并参加国际国内骨质疏松会议。协办国际骨质疏松研讨会,参与协和医院邱贵兴院士牵头的中国工程院重大咨询研究项目"骨质疏松与转化医学战略项目"。举办国家、全军、北京市继续医学 1 类教育等。主编《医学参考报——骨质疏松频道》目前已出版 21 期。

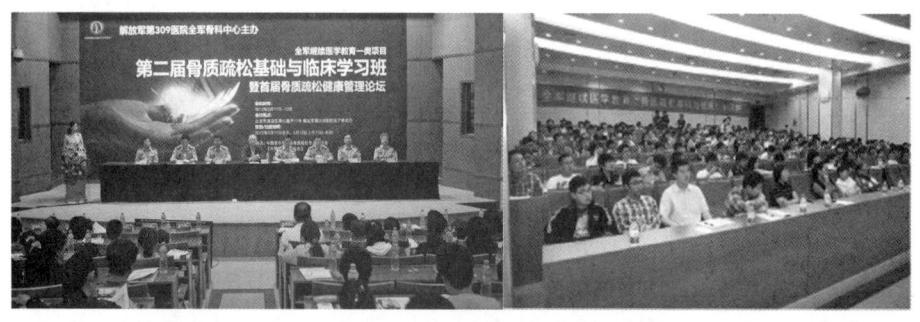

7. 媒体关注,业内认可

经过七年余的发展,我院骨内科得到业内专家认可和关注,由协和医院邱贵兴院士牵头的中国工程院重大咨询研究项目,经过沈阳会议(2012年8月31日)和苏州会议(2012年9月20日)两次磋商,最终全体委员决定"慢性退变性疾病防控"的四个子项目之一"骨质疏松与转化医学战略项目",由我院骨科和协和医院骨科共同负责。中国工程院重大咨询研究项目,负责提出我国慢性退变性疾病防控转化医学的发展战略、模式和线路图,并提出实现战略目标与路线图所需的对策与建议,为国家制定转化医学发展战略提供决策参考,具有非常重大的社会意义。《国医》《中国科技成果》《大众健康报》《健康时报》等期刊报纸也对骨内科和王亮主任进行了深入报道。

309骨内科也得到中国老年学学会和中国老年学学会骨质疏松委员会的高度认可。2010年,我科荣获中国老年学学会骨质疏松委员会先进集体奖。309骨内科,一个朝气蓬勃的团队,将在未来的道路上披荆斩棘、一往无前,在学科建设的道路上越走越宽、越走越远!

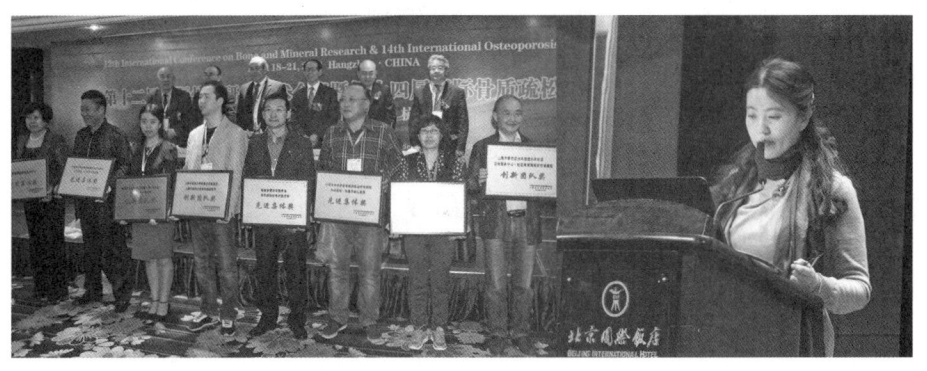

(解放军第309医院全军骨科中心骨内科　杨　帆　何　岩)

第五章　内科医生的核心作用

作为骨内科医生,他(她)应是一个极具热情,富于同情心,愿意尽己之所能为病人解除疾患的这样一群人。

内科医生应是知识面较广的医生,他(她)们常应具有临床各科医生的知识,尤其对一些疑难疾病提供诊疗意见,更常要为患者释疑解惑。但是如果给出一个确切的定义较难,不妨先从一个病例谈起……

曾有这样1例病人,男性,45岁,辗转3家医院,多个科室。该患者最初发热,查白细胞低于 $2.7×10^9/L$,胸片陈旧性肺结核,对症治疗无效。10天后又去另一家医院就诊,胸片见右上肺斑片状阴影,左下肺阴影并肋膈角消失,以肺结核、结核性胸膜炎周转到第三家医院,此时病人仍发热,并胸闷明显,白细胞更低了,为 $1.9×10^9/L$,血沉快 45 mm/h,超声示左侧胸腔积液,穿刺积液为渗出液,抗结核治疗5天白细胞 $1.5×10^9/L$,而不得不停药,改用抗生素、糖皮质激素、升白细胞等对症治疗,治疗早期体温尚能控制,但激素减量后体温再升高,因白细胞减少,红细胞进行性下降,血沉进行性加快,以及肝功能异常,白蛋白明显减低等转入血液科,而血液科多次血液培养和骨髓培养均阴性,骨髓穿刺未发现异常,但超声检查为多浆膜腔积液(胸腔、盆腔、和心包积液)间断应用氢化可的松或地塞米松及支持治疗等,约10天后病情加重,高热、神志模糊、谵妄、气短、腹泻、咳少量暗红色血液,呼吸促,双侧颊部存在少许散在皮疹,口腔舌下多处溃疡,两肺叩诊浊音,呼吸音低,双肺底少许湿罗音。心率120次/分,血沉 130 mm/L、dsDNA、ANA、抗SSA、抗SSB、u1RNP、RF均阳性,补体 C3 偏低,IgG、IgM、IgA 均增高,最终诊断:"系统性红斑狼疮"。经过专科治疗,2天病人病情出现戏剧性改变,体温正常,食欲增加,并可下床活动,各项指标逐渐恢复正常,约2年停用激素,中药治疗了一个疗程也停药。于2016年8月1日已近13年病情稳定。未再用激素等治疗。

前述的病例不得不让我们深思,此患者发热、白细胞低、肺部阴影,胸膜渗出、肺损及陈旧性肺结核。这些信息以病毒性感冒、结核性胸膜炎、肺结核,均不能解释。该例患者开始发热至就诊已按"感冒"治疗1周无效,普通感冒一般5~7天可自愈,第一次就诊时检查白细胞明显减少及右上肺陈旧性肺结核,按普通社区感染治疗无效,此时即应进行包括免疫系统在内的多方面检查。前后仅3天又出现"右上肺斑片状阴影及左下肺阴影并肋膈角消失",而诊为肺结核、结核性胸膜炎送入结核病专科医院治疗,但此过程并不符合结核病的发病规律,也不符合普通社区获得性肺炎的临床特点。仅抗结核治疗5天即出现白细胞的进一步下降,除考虑药物外更应该考虑是疾病本身所致,此时又错过了一次确诊的时机,而仅仅是停药转入血液科。因诊断结核在先,为防止结核扩散很快减量、停用糖皮质激素,又一次错过了诊断性治疗,致使病情进一步加重,才请专科会诊和进行免疫系统的实验室检查发现异常。由于病史复杂,仍不能排除结核。但因病情危重,最终选用了泼尼松每日50 mg试验性治疗2天,病情好转。确立了狼疮性肺炎的诊断。从该例病例看,对病人负责,单有热情还不行,还要有科学态度,扎实的基础知识,丰富的临床经验,才能对疑难杂症做出正确的诊断,挽救病人的生命。可见一名内科医生基本功的训练是多么的重要。

基本功的训练:技术精湛,起始于基本功的训练,无论从事医疗、教学或科研工作,都要具备扎实的基本功。

1.采集好病史,病史条理要清楚,重点要突出,简明而又概括全部病情,使要看病史的各级医生能迅速了解问题的所在。2.作好查体,准确记录体征。3.作好常规和其他实验室检查。4.综合上述三条的结果,结合从书本学习到的知识和个人实践经验,进行分析,经鉴别诊断排除一些可能的诊断,最后做出正确诊断,再根据诊断制定出治疗方案。

实施合适的治疗包括药物、介入、手术或它们的联合治疗,这个作出判断的过程需要较高的逻辑思维能力,对内科医生来说培养临床思维能力极其重要。这些问题看起来很基本,但在实际工作中这方面的问题却很多,且往往是因为对这些"基本"问题的轻视而铸成大错。将医学知识,直接观察病人得到的资料和个人经验结合起来加以分析,得出正确诊断和治疗,被看作是一门医学艺术。

有这样一位病人,她本人曾为放射科大夫,多年白细胞减低,她就认为是与职业有关,所谓的"职业病",应该是合情合理的,一次因为血沉 105 mm/h,还有其他的指标异常,不知何原因,一直未搞清,朋友建议她去就医。当我仔细问了病史;患者曾有眼干病史,每次到眼科给予人工泪液治疗,无可非议。年龄大就容易不舒服,又有"职业病",缓解眼干的症状,她本人满意而走。再后发现下肢出现了皮疹,就到皮肤科诊治,说是过敏性皮疹,反复治疗。直到2年前出现尿蛋白2++,也不知是什么原因,期间反反复复多次住院,查自身抗体且不正常,考虑过干燥综合征,但因未找专科会诊,也就不了了之。直到2年后一次偶然的机会,进行了一系列检查,最终明确了干燥综合征的诊断。方才得到了正确的治疗,未再出现新的皮疹,并且原有皮疹逐渐减少,白细胞逐升至正常,尿蛋白逐渐减少、消失,血沉逐降至正常,总之病情控制。从这例病人病情来看,准确的诊断,来自于对病情的认真仔细的完整观察和分析,找到每个病人病情变化的关键所在,对症下药,才能有效地控制病情,得到较为理想的疗效。

其实没有什么高深莫测之处,就是强调基本功,除了具备扎实的理论知识,还要有良好的临床技能。掌握理论知识才能深入理解某一疾病发生发展的规律和特殊变化,但仅此还不够,还要及时了解医学领域前沿的新知识,不断获得最新信息以指导临床工作,良好的临床技能必须要有临床实践,和病人交流,要正确引导病人陈述病史,不致被误导,从而获得第一手资料,正确运用相关的物理检查和辅助检查,寻找诊断和治疗的依据。要不断总结经验,积累经验。否则下次再有类似病人出现,也会误诊,甚至给病人造成终身的遗憾。这真的是一门艺术。

由于众所周知的原因,现在读学位,带学生是一种不可回避的工作。无论是否在教学医院工作,内科医生都有从事医学教育的责任,应该传授知识和经验,帮助医学生,研究生,进修医生和下级医生学习医学知识,掌握和提高防治疾病的本领,从而提高医疗工作的水平。

教学方式包括课堂讲授、病房示教、医疗或教学查房、学术报告、学术讨论、编写教材和参考书,更经健康教育与疾病传播预防知识。

临床医学是实践性很强的学科,只有不断进行临床实践,累积经验和接受继续教育获得新理论,新知识,新技术才能把工作做好,逐渐成为优秀人才,这个过程除医生自己的努力外,临床医生包括内科医生的热心教学是把内科医生培养成为国家有用之材和优秀接班人的关键。但是因社会"压力"使然,学习仿佛"快餐",而对于一些枯燥的琐碎的,无助于拿学位、晋职等的东西常为人所忽视。

这里有309医院网政治部的同志报道的一篇文章,与大家分享。标题"行走在钢丝上",文中这样叙述:两前天,一位病人的姐姐找到医德医风办公室,向工作人员说自己没有文化,不会写感谢信,想找一份感谢信作为范文,模仿着写一写,来表达对某某医生的感激。据了解,病人已痊愈出院多时。当我向医生询问有关情况时,她用"钢丝绳上的艺术",概括了病人的治疗过程。不久前,患者以系统红斑狼疮、甲状腺功能减退症,消化道出血、白细胞减少症、血小板减少性紫癜、贫血、肺炎、多浆膜腔积液、低蛋白血症转住内分泌风湿科就医治疗。这是一个相当棘手的病例! 其棘手表现在,一是病情的矛盾性,二是治疗的矛盾性。

严重的系统性红斑狼疮,需要大剂量的激素予以控制,然而,由于患者严重营养不良、血小板极低,激素治疗又有导致大出血的潜在危险,特别是对于曾有消化道出血症状的患者来讲,用药极为凶险。她说,那两天,她的心里很焦灼。病人用药风险很大,不用药,病人的生命将进入倒计时! 怎么办? 一定要想尽一切办法来挽救病人的生命。在治疗期间,病人的几个"第一",让她牵肠挂肚。"第一口稀饭"。喝一碗稀饭对于一般人来讲,是一件轻松愉快的事情,而让该病人喝一小碗稀饭却让人提心吊胆。因胃出血已禁食半月有余,体力和营养不足,不利于疾病的治疗。进食尽管有危险,但必须这么做! 她很笃定。那些天象照顾产妇"坐月子"一样照顾该病人。

"第一天用小剂量激素"。在病人营养和血液趋于正常的情况下,她开始了向禁区的突围。第一天小剂量静脉注射激素后,她的心就提到了嗓子眼,一个白天平安过去了,晚上还不放心,不时地往科里打电话,熬到第二天早晨,化验大便潜血无异常后,她才把悬着的心放下。

"第一次用大剂量激素"。三天的突围取得了阶段性的胜利,她充满信心。针对病人的系统疾病,开始使用大剂量的激素进行治疗。凭借她丰富的临床综合性经验、执著的科学精神和对病人的责任心,病人病情趋于稳定,各项指证基本正常。

该病人终于出院了。她和病人的家人都松了一口气! 当我去采访病人的姐姐时,她用朴素的语言反复地说,我们是普通老百姓,她对我们真是关心呀!我们跑了几家医院,都说治不了,是她救了我妹妹!我们不知怎样感谢她才好!

上述的工作就有很多人不愿去做,不但受累,还有可能不讨好,也与个人的利益无关。

还有一例给予我教训难忘的病例,男性患者,26岁,因为诊断皮肌炎住院,最初用激素治疗,效果不好,常规加上硫唑嘌呤,但患者用药两天后出现了不良反应,先是皮肤发黄,无力,因为接着是周末,大家都未给予重视,等用药四天后上班周一查血发现病人已出现全血细胞减少,肝功能明显异常,当病人转入他院继续治疗时已无可挽回,最终死亡。此事对我来说终生难忘,如果当时及时发现,如果不转院治疗,又会是何结果? 医生担的责任重大,病人病情瞬息万变,抢救机会稍纵即逝。这就要求医护人员必须做到发现病情变化快,准确判断,处理及时,来不得半点犹豫,否则就可能贻误抢救时机,就如同打仗,酿成不可挽救的后果。所以工作30余年,我经常是对自己,也对下级医生、对待病人一丝不苟,精益求精,对待生命应是如履薄冰,如临深渊。

中国的风湿免疫学界,起步于1980年代末、1990年代初,发展至今已逾30载。然而风湿免疫科的发展并不如意。曾小峰教授的一篇文章,发表在健康报(2013年7月1日),以风湿免疫科医生奇缺为标题。大致内容是:全国风湿科医生仅4 000余人。起步较晚,不受重视,应提高科研水平,完善分层诊治。风湿科与其他专科不同,疾病从关节、皮肤到血液系统,从心肺到肝肾胰脾,从眼耳鼻喉到中枢神经系统,无所不能,无所不是,八竿子打不着边际的一些零星表现,到这里就能整合诊断到一个病上去。有人说,"内科各个亚专科中,唯独风湿免疫科是一个贯穿各个专科的学科。这种学科特点,培养了风湿免疫科医生既要熟悉各个专科的知识,又要学会横贯各个专科的思维,需要从另外一个角度来审视疾病。因此,年轻的医生如果接受了风湿免疫科的培训,诊治疑难病症的能力将会有明显的提高。"

近年来在骨内科科主任领导下进行了骨代谢疾病的教学,着重风湿科方面:如风湿科疾病概况,风湿性疾病与疼痛;类风湿性关节炎与强直性脊柱炎的危害;系统性红斑狼疮的诊治思路;自身抗体在风湿病诊断中意义;雷诺氏病与雷诺氏现象;前列腺素在肾脏微循环中的作用;以及骨代谢疾病年轻人骨质疏松;慢性疾病慢病治疗引发的骨骼损伤;骨质疏松药物与治疗;骨质疏松和脆性骨折的规范化诊治;内分泌和代谢性疾病相关性骨质疏松;糖尿病与骨质疏松;糖尿病指南的进展与解读;糖尿病并发症诊治策略;2型糖尿病胰岛素应用等的专题等的专题讲座。

在诊治过程中,为科研积累素材,在撰写论文的同时不断总结经验。因为科研工作的实践在于探索防治疾病的新途径,新方法以解决医疗工作中存在的难题,提高防治疾病的水平,促进医学的发展,内科医生特别注重将实验研究成果转化为临床应用的医学研究。科研工作的关键在创新。尤其是原创性创新。

近年我们陆续建立了随访体系,建立基层医生工作室,努力提高基层医生诊疗技术水平,这对于中国的慢病防治具有推动作用,建立了骨质疏松俱乐部,努力改善疾病的早期预防,进行干预策略的探索,推广和深入落实。

目前生物医学和信息医学技术高度发达,医学研究以全球化,医学文献信息呈几何倍数增长。为追踪研究前沿,内科医生需要从海量的信息资源中提取有价值的信息,需要掌握好文献检索。

还要终生学习。医学的许多观念不断更替,知识不断地发展,技术不断地创新,医生因此需要终生学习。

就骨内科而言,鉴于中国尚未真正建立骨内学科或骨代谢疾病专科医生的规范化培训体系,临床医生应该从循证医学的视角客观探讨内科医生在骨代谢疾病多学科诊疗模式中的作用,以便更好地发挥内科医生在骨代谢疾病

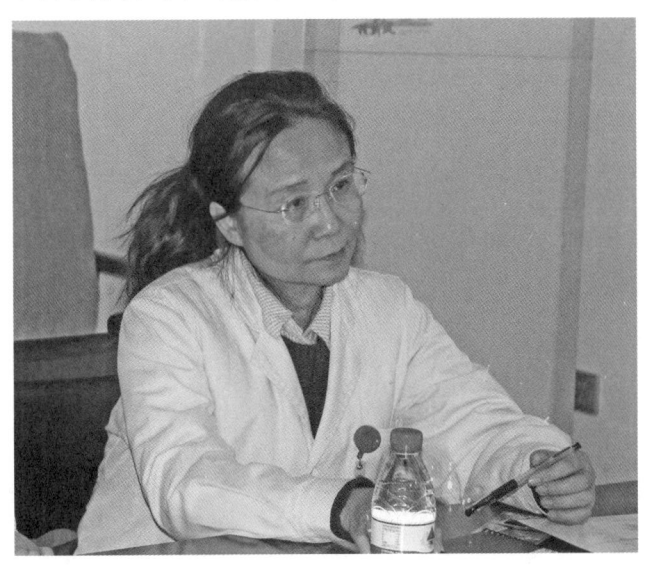

防治中的作用,并与其他科学科协同提高骨代谢疾病诊疗水平,如骨质疏松:原发、继发性;内分泌代谢疾病:包括甲状旁腺机能亢进、Cushing综合征、性腺功能减退症、甲状腺功能亢进症、垂体泌乳素瘤、糖尿病、腺垂体功能减退症等;结缔组织疾病:包括 SLE、RA、SS、MD、MCTD 等;肾性骨营养不良:包括多种慢性肾病导致的;胃肠疾病和营养性疾病:包括吸收不良综合征、胃肠大部切除术、慢性胰腺疾病、慢性肝病、营养不良症等;血液系统性疾病:如多发性骨髓瘤、骨髓增生异常综合征等;神经肌肉系统疾病:如运动功能障碍,偏瘫、截瘫、肌营养不良症、肌强直综合征等;器官移植术后:抗排异反应的药物长期应用等;药物导致的骨质疏松:包括糖皮质激素、免疫抑制剂、肝素、抗惊厥药、抗癌药、含铝抗酸剂、甲状腺素、慢性氟中毒、促性腺激素释放激素类似物或肾衰用透析液等。

(解放军第 309 医院全军骨科中心骨内科　张　妍)

第六章　骨内科教学理念

骨内科是包括内分泌科、风湿科、妇科、老年科、康复科、中医科、心理科等相关科室在内的一门新兴交叉学科。其特色在于以骨内科疾病为导向的整合医学模式。

而我国目前主要的医学教育模式是"以学科为中心",即将医学课程划分为基础课、临床专业课、临床实习3个阶段,基础与临床独立,课程按学科设置。该模式曾对我国的医学教育起到了非常重要的作用,体现了现代医学的系统性、基础性、完整性。然而随着医学模式从单纯的生物医学向社会—心理—生物医学模式转变,传统的"以学科为中心"的医学教育模式的不足之处也愈发明显,具体表现在:学科界限分明,过分重视学科内容自身的逻辑系统而忽视不同学科之间的横向有机联系;课程模式单一,重理论轻实践,重知识传授,轻操作技能和科研能力的训练,造成学生理论与实践脱节;基础与临床脱节,不利于学生结合临床进行分析,形成科学的临床思维方法;以生物医学科学为主,忽视人文社会科学教育以及缺乏对医学生创造性思维和能力的培养。而新时期医学教育则重视强调:基础与临床的综合性;重在培养学生解决实际问题的能力;在启发式教学中培养学生自学和独立思考的能力;注重培养学生学习的基本素质和获取信息的能力。

借鉴国内外的经验教训,我们在骨内科积极推广和实行了"以器官系统为中心(Organ-system Based Learning,OBL)"结合"以问题为导向的学习(Problem-based Learning,PBL)"的教学模式。

一、"以器官系统为中心（Organ-system Based Learning, OBL）"及"以问题为导向的学习（Problem-based Learning, PBL）"教学模式的定义

"以器官系统为中心"的教学模式即以人体器官系统为中心,根据临床需要,综合和重组医学基础各学科知识,实现机能和形态、微观和宏观、正常和异常、生理和病理等多种综合。这种模式比较适应我国医学生的思维方式,不但有利于摒弃一些学科间重复的、过时的、不实用的知识,并且实现了基础和临床的进一步结合,有利于培养学生的综合能力。

"以问题为导向的学习"模式强调学生学习的主动性,是一种以学生为中心以小组为单位,围绕临床问题进行讨论的教学形式,其核心思想是将问题作为学习和整合新知识的起点。PBL教学的基本模式为:病例→问题→自学→讨论→小结。首先,在学生面前呈现一个真实的或模拟的患者,让学生模拟临床医生询问病史、作体格检查等临床工作程序,初步分析患者的诊断及提出治疗意见。老师则在一旁启发并引导学生提出相关的问题。

二、PBL结合OBL模式在骨内科教学中的实践

1. 骨内科系统跨学科教学团队的组建

骨内科跨学科教学团队,以内分泌科为主体,整合了包括内分泌科、骨科、风湿免疫科、老年病科、妇产科、神经内科、康复医学科、中医科、营养科等的临床骨干教授和带教医师,同时与检验科、放射科、病理科、超声科开展合作。

2. 以代谢性骨病系统为基础的课程体系重组

在团队负责人组织下,骨内科系统跨学科教学团队通过多次集中研讨、协调教学内容,借鉴其他学科的经验完成了骨内科整合课程的教学大纲、讲义及教学指南的编写。例如课程指南,包含课程概述、教学目标、学习目的、评价方法、课程学习资源、课程联系人等,使学生能够比较全面地了解学习课程的目的、基本要求和学习进程,便于学生自主安排学习、科学研究和各种实践活动等。

骨内科疾病的学习要求学生既要熟悉各个专科知识,又要学会横贯各个专科的思维,多视角来审视诊断和治疗疾病。故具体课程编排如下:(1)我们采用"穿插结合式"排课法,分别请内分泌科、骨科、风湿免疫科、老年病科、妇

产科、神经内科等相关科室的专家教授授课讲解本专科与骨内科相关的疾病，阐述疾病基本概念、分类、病理及病因、机制、临床表现、诊断的基本思路、方法及治疗原则等。(2) 同时与辅助科室如检验科、放射科、病理科、超声科开展合作交流，定期安排骨内科相关实验室检查及辅助检查的机理及研究进展的授课及交流。(3) 骨内科患者的治疗不能仅仅依赖药物治疗，也不能通过传统手术达到最佳治疗效果，因此需要多学科如康复理疗、针灸、中医、营养等共同合作。因此团队在基本治疗授课基础上增加了其他学科的治疗手段的介绍。

3. 以骨质疏松为例，浅谈 PBL 教学法在骨内科中的应用如下

(1) 提供一个典型的骨质疏松临床病例，由内分泌科授课教师简单讲授疾病的典型症状、体征及实验室检查，结合学生已有基础医学知识提出学习问题如：疾病临床特点？实验室检查结果及影像学表现？初步诊断？诊断依据？鉴别诊断？治疗？

(2) 临床见习及提出假设：根据课时安排进行病例见习，5～10 名学生/组，轮替组长，根据上述提出的学习问题提出个人看法，即提出假设，然后针对该假设，学生通过翻阅电子病案，接触患者及护士，请教带教临床医师，实际感受医患及医护之间交流。

(3) 收集资料及论证假设：通过阅读教材骨质疏松章节，复习已有知识并自学新的知识，利用图书馆、网络等知识载体进行自主探索学习，收集查阅相关资料或文献，各组组长负责本组学习并组织讨论，通过学生的自行交流和讨论，最后各小组对问题提出初步的解答，写出发言提纲，并把证据以书面形式整理好，论证假设时由组长代表本组发言。教师在此过程中主要是引导、调控学生学习，引导自学和讨论的方向、广度、深度，提供教学资源，指导查找资料，解答疑难，协调小组活动，帮助有困难的学生等。

(4) 分组讨论及课堂交流：充分阐述问题，甚至可以展开辩论。此时教师主要起启发和引导的作用。

(5) 归纳升华：讨论完毕后，进入 PBL 教学的最后一个关键的环节，教师概括性地归纳总结，升华讨论问题的要点，总结骨质疏松的病因病机、典型临床特征、原发与继发性骨质疏松的诊断与鉴别诊断，实验室检查结果如重点讲授相关骨密度、钙磷代谢相关指标及骨标志物的临床意义、诊断标准、治疗原则等，对一些共性的疑难问题进行详细的分析，同时对各小组的发言进行点评，要求重点讲透，难点讲清，帮助学生最终达到学习的目的。在课程活动结

束时,指定下一疾病,将新的课题分配到各小组中去,进行下一轮的 PBL 学习。

总而言之,骨内科是一个新兴的交叉学科。推广"以器官系统为中心"与"以问题为导向的学习"相结合的教学模式打破了传统的三段式教学模式,综合性更强,强调临床技能和临床问题的解决能力,符合医学生的思维方式,有利于培养学生的创造精神和综合能力,是一种以提高学生能力为核心的素质教育模式。PBL 结合 OBL 模式的课程必将是未来医学教育改革大势所趋。从本专科角度着眼,骨内科的课程整合涵盖知识面较广,既有横向整合,又有纵向整合。各学科交叉授课有利于各学科互相之间知识更新。在既往重点讲授骨内科基础知识的同时,着重与临床紧密结合,强化对当前基础研究及治疗手段新进展的讲授。小组讨论病案分析内容,提高了学生的语言表达能力、团队协作能力及独立思考能力等。这对于学生临床思维的培养及解决实际问题的能力的提升具有积极作用,是一种以提高学生能力为核心的素质教育模式。

参考文献:

1. Kligler B, Maizes V, Schachter S, et al. Core competencies in integrative medicine for medical school curricula: a proposal[J]. Academic Medicine, 2004, 79(6): 521-31.

2. Dienstag J L. Evolution of the New Pathway curriculum at Harvard Medical School: the new integrated curriculum[J]. Perspectives in Biology&Medicine, 2011, 54(1): 36-54.

3. 于水莲,陈烨,陶怡,等. PBL 结合 OBL 模式临床医学课程整合的实践与思考——以"南山班"风湿免疫教学试点为例[J]. 中国医学教育技术,2016, 30(2):227-230.

4. 魏东海,林爱华,陈戏墨,等. 医学教育网络式 PBL 教学模式的实施与案例分析[J]. 中华医学教育探索杂志,2011,10(1):63-66.

5. 臧伟进,王渊. 以问题为导向的医学跨学科整合课程建设的初步探索与实践[J]. 中国医学教育技术,2010,24(6):659-661.

(解放军第 309 医院全军骨科中心骨内科　宋晓艳)

第七章　骨内科科研方向

本文主要从基础骨生物学、骨代谢分子信号通路、骨质疏松动物模型、抗骨质疏松症合成药、中药及天然产物以及临床骨代谢生化指标等几个方面总结目前主要的研究进展，展望今后的科研发展趋势。

一、基础骨生物学

（1）破骨细胞：破骨细胞（OC）是一种高度分化的多核巨细胞，其作为体内唯一负责骨吸收的细胞，在骨骼的发育和平衡中起重要作用。在 OC 的分化形成、成熟活化过程中，巨噬细胞集落刺激因子（M-CSF）和核因子 KB 受体活化因子配体（RANKL）被认为是最重要的调控因子。激活 T 细胞核因子 c1（NFATc1）、c-Fos 也是 OC 形成与活化的重要调节因子，对 OC 介导骨吸收过程中相关蛋白的激活及其特异性基因的表达发挥着重要作用。在 OC 前体细胞至成熟 OC 的分化过程中会产生一系列的标志性蛋白，如整合素 $α_vβ_3$、Ⅱ型碳酸酐酶（CAⅡ）、基质金属蛋白酶-9（MMP-9）、空泡型质子泵（V-ATPase）、组织蛋白酶 K（CTSK）、TRAP 等，这些 OC 功能性蛋白可通过向细胞外的骨吸收部位分泌酸，降解羟基磷灰石或降解骨有机质，在 OC 骨吸收活性中发挥着关键作用。采用活体双光子显微镜进行观察，发现偶联因子 1-磷酸鞘氨醇（sphingosine 1-phosphate，S1P）能够控制来源于造血干细胞的破骨前体细胞～单核巨噬细胞系细胞的迁移动态，从而调控骨代谢，提示可将 S1P 作为治疗靶点阻止破骨细胞附着于骨表面。

（2）成骨细胞：成骨细胞（OB）起源于多能的骨髓基质的间质细胞，存在于骨表面，负责骨基质的形成和钙化，能够调节 OC 的分化和活化，在创造和维持骨组织微环境中发挥着重要作用。骨转换和骨量的稳定主要取决于骨保护素(osteoprotegerin,OPG)和RANKL的动态平衡。OPG/RANKL系统作为调控骨代谢平衡的重要信号传导通路,是OB作用于OC的重要途径。骨形态发生蛋白(bone morphogenetic protein,BMP)是诱导OB增殖分化和促进骨形成的最重要的细胞信号通路之一。Runx2作为BMP-2信号调控的靶基因之一,是OB分化过程中关键的转录因子。BMP-2激活Smads(Smad 1/5/8)后,通过作用于Runx2远端P1启动子和近端P2启动子,启动Runx2基因表达,参与OB分化,促进骨形成。因此,OPG/RANKL、BMP信号通路以及OB功能蛋白(碱性磷酸酶、骨桥蛋白、胶原蛋白、骨钙素等)常被作为调控靶点应用于骨基础研究领域,包括药物研发领域。

(3) 骨髓基质干细胞:骨髓基质干细胞(MSCs)是有多向分化潜能的干细胞,能在体外增殖,维持非分化状态并具有分化成骨、软骨、脂肪、纤维及骨髓基质等中胚层组织的潜能,对骨骼的发育和代谢平衡具有十分重要的作用,是目前研究及关注较多的种子细胞之一。随着年龄的增长和绝经后骨质疏松症的发生、发展,骨髓腔内的成骨细胞减少,脂肪细胞增多,因此促进MSCs成骨分化是目前治疗骨质疏松症的新途径。

(4) 骨细胞:骨细胞(Osteocyte)通过旁分泌形式协调OC和OB活性,并在骨再建过程中发挥多重作用。骨细胞能产生IFN-β刺激PKR表达,抑制c-Fos蛋白的转录,负向调控OC分化。此外,骨细胞通过分泌NO/OPG、RANKL/M-CSF分别抑制或激活OC骨吸收活性。骨硬化蛋白是SOST基因表达产物,负向调控骨形成,且由骨细胞唯一分泌产生。在骨细胞中,SOST竞争性地结合BMP Ⅰ型或Ⅱ型受体而抑制Smad信号通路,且能结合共受体LRP5/6阻断Wnt信号通路,抑制OB分化和骨形成。骨细胞还能够感应来自机体的内分泌信号如$1,25(OH)_2D_3$以及OB\OC的信号,直接参与骨代谢调控。骨细胞作为内分泌细胞,通过合成和分泌FGF23,调节机体内磷代谢稳态等系统性作用,并主要影响体内4个组织器官:肾脏、甲状旁腺、骨、小肠。目前,关于骨细胞与OB、OC的相互调控作用及其在维持骨代谢稳态中的生物学作用以及骨细胞的系统性生理作用是研究的热点方向。

二、骨代谢信号通路研究

骨代谢主要涉及骨形成及骨吸收两方面,受到多种因素的调控,其分子机制涉及遗传基因、转录控制、信号通路、核蛋白、细胞分裂、激素及旁分泌因子等多方面,而信号通路与骨代谢密切相关,在骨代谢的调控中起主要作用,但分子机制复杂,部分尚未清楚。目前在骨代谢信号通路研究中,BMP/Smads、Wnt/β-catenin 及 OPG/RANKL/RANK 等 3 条通路已研究得较为深入。在骨髓间充质干细胞(BMSCs)分化、增殖为成骨细胞的过程中,骨形态发生蛋白(BMP)信号转导途径起着中枢性作用。BMP 是骨发育期成骨细胞生成的最初诱导者,它首先结合到Ⅱ型受体二聚体上,然后Ⅱ型受体磷酸化Ⅰ型受体的 GS 区,后者进一步磷酸化 BMP 特异的 Smads-1,5,8,使 BMP 活化,Smads 蛋白再进一步转位至细胞核内充当转录增强子,与相关转录因子核心结合蛋白(Cbfa1/Runx2 和 Osterix)相互作用,从而促进骨的形成。Wnt/β-catenin 信号通路是重要的细胞信号转导途径,在骨代谢中发挥重要作用,抑制信号通路会引起骨代谢异常,导致骨质疏松症,激活信号通路则会促进骨形成,是目前骨骼系统相关疾病发病机制和骨代谢研究的新热点。核因子 KB 受体活化因子配体(receptor activator of NF-κB ligand,RANKL)与核因子 KB 受体活化因子(receptor activator of NF-κB,RANK)结合,对破骨细胞存活、分化和活化非常关键。RANKL 的激活导致下游信号通路 NF-κB,P38 kinase,C-Jun 和 N-terminal Kinase JNK 的激活。在 OPG/RANKL/RANK 信号通路中,骨保护素(OPG)属于肿瘤坏死因子受体(TNFR)超家族,具有抑制破骨细胞分化及吸收活性的一种分泌型糖蛋白,其作为诱饵受体与 RANKL 发生竞争性结合,抑制 RANKL 与 RANK 的相互作用,从而封闭成骨细胞诱导的破骨细胞前体分化与融合,调控破骨细胞的分化、增殖与凋亡,并影响其生理功能。miR-125a/TRAF6 信号通路是一个新发现的参与破骨细胞分化的调控通路。破骨细胞分化信号激活破骨细胞前体细胞 TRAF6/NFATc1 转导通路,miR-125a 表达的下降维持了 TRAF6 的蛋白表达并维持了破骨细胞分化过程。通过调控 miR-125a 的表达可能成为骨代谢疾病新的治疗靶点。骨代谢过程非常复杂,涉及到多种信号通路,并且各条通路间还会相互协调和影响。从目前已知的研究结果来看,BMP/Smads 及 Wnt 信号通路影响着骨形成的一系列过程,而 OPG/RANKL/RANK 信号通路则抑制 RANK 骨吸收通路,从而促进骨形成。虽然 BMP/Smads 及 Wnt 信号通路足以调节骨细胞生长与分化,但是在骨形成中 BMP/Smads 还与其他信号通路如 AKT2 选择通路或 MAPK cascade 路径之间存在相互调节,Wnt 信号通路也和 PDGF、

TGF-beta、FGF 或 G 蛋白信号等通路之间存在相互调节作用。此外,已经发现在 Wnt 通路中,存在胞外拮抗 LRP5/6 的核内蛋白 Dickkopf(DKK)家族、Kremem 家族、secreted Frizzled-related protein(sFRP)以及硬化蛋白(sclerostin)等。同时,BMP 或 FGF 通路等调节骨祖细胞向成骨细胞分化,为骨代谢疾病提供了可能潜在的以细胞为基础的治疗新途径。

三、动物模型研究

1. 去势骨质疏松模型

双侧卵巢切除制备的绝经后骨质疏松症动物模型,其骨量丢失的特征与绝经期妇女相似,该模型已成为标准化的绝经后骨质疏松症的经典病理模型。Pineda 等使用全基因组基因表达的微阵列方法,将 C57BL/6J 去卵巢小鼠全基因与正常小鼠作比较,发现 23 个重要的基因调控网络,其中包括 5 个经典的信号通路:B 细胞形成、原发性免疫缺陷信号、B 细胞中的 PI3K 信号、磷脂酶 C 信号及 B 细胞中的 FcgRⅡB 信号。对十二个差异表达的基因进行了重现性好的 MALDI-TOF 质谱验证,发现去卵巢小鼠骨表型的单核苷酸多态性基因分子免疫球蛋白相关的 α 基因(CD79A)和白细胞介素-7 受体基因(IL7R)的表达增加,而谷胱甘肽过氧化物酶 3(GPX3)和白细胞介素-1 受体相关激酶 3(IRAK3)的基因表达减少,这些结果表明,B 细胞及抗氧化通路在绝经致骨质疏松过程中发挥重要作用。男性骨质疏松症与女性骨质疏松症虽有很多相似之处,但在病因学、病理学等方面仍有明显的性别差别。雄激素在构建男性骨架,预防男性老年性的骨质流失和骨质疏松症方面起非常重要的作用。大多数研究认为,雄激素缺乏或低下是男性骨质疏松症发生的重要危险因素,故目前主要采用摘除睾丸的方法构建男性骨质疏松症动物模型。

2. 老年性骨质疏松动物模型

老年性骨质疏松症(senile osteoporosis,SOP)又称为Ⅱ型骨质疏松症,女性一般发生在绝经后 20 年以上,男性多发生于 70 岁以上。Datta 指出,65 岁以上老年人患骨质疏松性骨折的死亡率很高,且仅有不足 50% 的人能恢复到骨折前的功能水平。因此,随着人口老龄化的发展,老年性骨质疏松症受到了社会各界的广泛重视,而建立合适的 SOP 动物模型能更好地指导其发病机理的探究并为新药的研发提供帮助。SAMP6(Senescence-accelerated mouse straln P6)是由日本学者开发出的一种自发老年性骨质疏松模型,是目前唯一被证实可随年龄增长而出现脆性骨折的动物模型。对从 SAMP6 小鼠长骨中分离的 BMSC 的研究发现，成骨细胞的分化形成能力减弱，而脂肪细胞的分化形成能力增强，这与临床上 SOP 患者的情况相一致。D-半乳糖致雄性鼠骨质疏松症也是一个较为实用的研究男性骨质疏松的动物模型。它可以引起睾丸受损，雄激素含量降低，这与老年男性睾丸功能退化相似；可以加速雄性鼠的衰老，导致其骨量减少，骨质丢失。D—半乳糖可转换为晚期糖基化终产物 (AGEs)，它不能被进一步代谢而在组织中积累。AGEs 的堆积会增加成骨细胞中蛋白水解酶 caspase–3, caspase–8 和 caspase–9 的活性，从而诱导成骨细胞的凋亡。基因芯片技术和分子生物学评价显示，AGEs 通过激活 ROS–P38 介导的信号通路促进趋化因子 Ccl2, Ccl3, Ccl4 等分泌，从而抑制 BMSC 的迁移和向成骨细胞的分化。

3. 糖皮质激素性骨质疏松模型

糖皮质激素诱导骨质疏松（Glucocortic oid-induced osteoporosis, GIOP）的发病率仅次于绝经后骨质疏松和老年性骨质疏松，居第三位。因此，GIOP 的发病机制也越来越受到重视。糖皮质激素的过度使用能抑制成骨细胞的分化，促进成骨细胞凋亡。相反，破骨细胞的数量和活性增加，骨流失加重。外源性糖皮质激素的连续使用和内源性糖皮质激素的缺乏都能影响小鼠骨骼发育，而 Wnt/(-catenin、BMP–2、RANKL/OPG、PTH 和肾素—血管紧张素系统 (RAS) 信号通路在 GIOP 中发挥重要作用。GIOP 的成骨细胞靶向治疗是一个相对有效地治疗手段。在 GIOP 模型小鼠中的研究，发现间歇性的 PTH 注射不仅能逆转糖皮质激素引发的高转换型骨代谢，而且能保持骨细胞的功能。PTH 可能通过激活 Wnt 信号通路、抑制骨细胞中 Wnt 拮抗剂硬化蛋白 (SOST) 的产生、诱导细胞周期蛋白 D1 和 Runx2 在成骨细胞和前成骨细胞中的表达，来抑制糖皮质激素对成骨细胞的不利影响。

4. 失用性骨质疏松模型

对长期执行空间飞行任务机组人员的观察中发现，机组人员骨重每月丢失 1%～2%，一年内骨小梁的骨量和密度下降 14.4%～16.5%，股骨近端大约有 11% 的骨量丢失。由于实地实验的限制，加之成本较高，因此，合理的建立失用性动物模型对于研究微重力环境下引起的骨质疏松具有重要的指导意义。在地面模拟失重的研究中，尾吊法作为啮齿类动物的失重模型得到了广泛应用。此外，尾—腿固定也是一种经济、便利的动物模型。Wistar 大鼠右后肢固定后,其股骨骨骺、骨干、股骨近端骨孔隙率均增大,并且在三点弯曲强度试验中,右股骨的最大负荷、极限抗剪应力、骨骼韧性等力学参数明显降低。坐骨神经切除术是一种有效的废用性骨质疏松模型。将 Fischer 344 雄性大鼠左侧坐骨神经切除 4～5 mm,术后 1 周,左侧胫骨骨小梁的体积迅速减少 37%～49%;术后 3 周,骨小梁厚度达到最低点,降低 47.6%;术后 10 周,骨小梁体积达到最低点,降低 91.1%。

5. 烟酒模型

研究证实,吸烟不仅可以抑制骨的形成,而且可能直接影响骨量峰值的形成,不同程度促使骨质疏松症的发生,属于继发性骨质疏松症。动物实验中常采用密室熏烟法模拟吸烟性骨质疏松症。原癌基因 c-fos 基因与骨形成有关,它在骨组织的表达受多种因素,如激素、生长因子、外力等的调控。烟雾模型动物实验发现,非瑟酮剂量依赖性通过降低 P38,c-fos 和 NFATc1 信号分子的活性和表达来抑制 RANKL 诱导的破骨细胞的分化。此外,非瑟酮抑制成熟破骨细胞的骨吸收活性。因此,非瑟酮可以使用在破骨细胞相关的疾病,包括吸烟性骨质疏松症的治疗。

饮酒已成为现代人的一种生活习惯,而酒精滥用和酒精依赖已成为当今世界范围内日益严重的公共卫生问题。研究显示,酒精可干扰骨代谢,抑制骨形成、促进骨吸收、降低骨量,引起骨质疏松,使骨折发生的危险显著增加,甚至引起酒精性骨病,但该问题尚未得到足够重视。因此,对于酒精性骨质疏松的研究就显得极为必要。目前常见的酒精模型主要建立在动物和细胞上面。动物模型主要利用大鼠、小鼠或者兔子,通过酒精灌胃的方法进行造模。酒精对骨质的作用可能机制为 Wnt 信号通路受到抑制。酒精的抑骨作用可以被抗氧化剂 N-乙酰半胱氨酸所阻滞。慢性重度酒精摄入者激素水平往往发生异常变化,这些变化间接干扰骨代谢。

四、药物研究

临床常用抗骨质疏松药物可分为骨吸收抑制剂、骨形成刺激剂。由于种种因素的限制,新型的骨吸收抑制剂以及骨形成刺激剂得到了研究发展。目前新型的骨吸收抑制剂主要包括:C-src 激酶抑制剂以及氯离子通道阻滞剂等,有望成为治疗骨质疏松症的新药物。同时新型骨形成刺激剂主要包括:钙离子敏感受体拮抗剂(CaSR 拮抗剂)、PTHrP、雷诺酸锶、他汀类药物等,以及其他新型药物,如:骨形成蛋白(BMP),成纤维细胞生长因子(FGF-23)等都是一种潜在的新型抗骨质疏松药物。随着全球化互补替代医学及天然药物的发展,中药逐渐成为改善和维持骨健康的一种可靠性来源且已趋于商品化,具有很好的经济效益。目前,中医药疗法中的药物治疗(单味中药、复方制剂)在防治骨相关性疾病(骨折、炎症、骨量减少及骨质疏松等)取得了较好的疗效。

骨愈合与局部血管生成及血液供应、激素及局部各种细胞因子等多种因素密切相关。中医学认为"肾主骨",研究发现,补肾中药淫羊藿总黄酮能够有效降低骨折大鼠血液黏滞度及红细胞、血小板聚集指数,促进骨折部位毛细血管再生,且能促进家兔骨折愈合过程中成骨细胞的增殖与分化,促进破骨细胞的形成,而加速骨再建。复方丹参能够增加骨折家兔骨小梁面积,促进钙盐沉积,加速成骨。可见,中药可通过改善血液循环,刺激骨再生,从而促进骨愈合。中药的多重成分可作用于炎症发生时的多靶点及各级信号通路,以期缓解炎症的多重发病机制。目前,许多中药及天然产物在一定程度上能够抑制NF-κB的激活,降低TNF-α、COX-2、IL-6等炎症因子的表达(骨碎补柚皮苷、总黄酮、丹参);清除H_2O_2或NO以降低氧化应激反应(黄芩、隔山消);降低膝关节内高压(独活、川芎、牛膝、白芍、续断),有效改善骨髓血流状态,缓解疼痛,减少炎症的发生。研究表明,单味中药淫羊藿、骨碎补、葛根、丹参及复方中药二仙汤均有类雌激素样作用,能够改善绝经后妇女体内骨钙素及雌二醇水平,刺激骨形成以调控骨代谢;女贞子能作用于Vitamin D-Ca代谢轴,通过调控钙调激素水平和增加钙主动转运相关蛋白的表达,改善机体钙代谢平衡,其复方制剂二至丸也可发挥同样疗效;红花、刺桐、杜仲、续断及仙灵骨葆颗粒能够提高BMP-2蛋白和抑制RANKL的表达,激活成骨细胞促进骨形成,抑制破骨细胞活性以防止骨丢失,强化骨骼,从而防治骨质疏松。中药成分复杂多样,为使中药及天然产物的应用更加合理化、有效化、毒副作用最低化,就必须对中药用药的安全性、药效机制及药物间的兼容性予以重视。

1. 安全性评估

近年来,随着使用中药治疗出现的不良反应率逐渐增加,许多临床上认为无毒的传统中药也相继发生了或多或少的不良反应,如红花、三七、苦参等,中药的毒副作用虽然不大,但大量临床观察数据指出,药物使用不当或药物的炮制加工、配伍、来源、剂型及给药途径等原因均会使患者产生不良反应,与之相关的安全性因素复杂多变。因此,中药的安全性仍需通过大量的药理学及毒理学试验加以验证与评估,并采用现代科技手段及临床试验对其进行质量监控及标准化,此外,综合性考虑与分析其用药的安全性对于临床用药具有重大意义。

2. 作用机制及药效研究

中药具有极大的实用价值与潜力,且历史悠久,但其活性成分及作用机制尚不明确。例如,柚皮苷抗炎机制研究除了 NF-κB 和 MAPK 以外,暂无其他报道,且其对炎症条件下的成、破骨细胞活性等是否有作用,以及相关机制如何,还需进一步论证。现阶段,药物代谢组学研究可以了解药物在体内的存在形式、药物代谢途径及药物发挥作用的物质基础,有望为今后探索中药药效物质基础、研究中药作用机制提供重要信息,为其新活性成分的发现提供重要来源,从而促进中药现代化与国际化。

3. 药物兼容性

许多疾病受多重致病因素调控,而单纯地依赖单味中药很难达到预期的治疗效果,复方中药是在已有的单味药配方的基础上添加一种或多种中药而制成,但每种配方的设计需考虑某种疾病的实际情况,因此,如何加强各药物间的协同性及兼容性以提高其药效仍有待进一步深究。在今后的中药现代化发展中,通过改进中药传统剂型、保障疗效,以药材种类和生物技术作为依据,提出并建立中药质量控制和评价的新模式,以期为新药的开发奠定基础且为我国中药事业的发展提供更大的空间。

五、骨代谢生化指标

1. 骨丢失速率监测

骨吸收标志物增高表示骨高转换状态,骨丢失速率加快。绝经后妇女由于雌激素分泌缺乏,骨吸收增强。成人骨量随年龄增加而减少,骨吸收增强是主要原因之一。临床监测常用标志物是 Ca、P、TRACP5b 和 PINP。

2. 评估骨折风险程度

高转换状态与骨密度在预测骨折风险方面具有同等价值。Manavalan 等研究认为血清 ALP、骨钙素和钙离子是预测股骨骨折风险的最佳指标。大量的流行病学调查显示骨转换是骨折风险度的独立指标。OFELY 和 EPIDOS 两项研究观察到高水平的 CTX 和游离 DPD 有双倍的髋部骨折风险度,并且独立于骨密度和身体状态。联合一项骨代谢标志物和骨密度检查在骨折风险度的预测评估上显示叠加效应。

3. 监测治疗反应

应用抗骨吸收药物治疗后,骨量或骨密度的变化较缓慢,而骨代谢的指标则可迅速出现变化,通过对骨代谢的指标的检测可判断对药物是否有效及效果大小。绝经后女性骨质疏松症患者尿液中的羟脯氨酸含量明显高于健康者,骨吸收抑制剂治疗后则显著降低。利塞膦酸治疗女性骨质疏松症后,血清CTX 和 NTX 明显下降,骨折风险度也降低。

4. 代谢性骨病的鉴别诊断

骨代谢标志物不宜用作疾病诊断,但可应用于疾病进程的监测及药物疗效的评价。一般推荐标志物是 ALP、CTX、PINP、PTH、VitD、CT、N‐MID 等。

5. 骨代谢标志物研究的未来方向

高转换状态的判定值、各种类型的骨质疏松性骨折的最佳骨代谢标志物选择、标志物检测的最适宜时间、对药物有治疗反应的最小改变阈值、男性骨代谢标志物的临床意义和不同民族的骨代谢标志物参考值建立等。骨代谢标志物作为一种直接反应骨质代谢情况的分子标志物,能很好地反映临床各类骨疾病的骨形成及骨吸收状况。其检测具有快速、灵敏和无创等特点,可以动态地监测骨质变化,在骨代谢相关疾病如骨质疏松症、小儿佝偻病、多发性骨髓瘤、恶性肿瘤骨转移诊断及药物疗效评价、婴幼儿骨骼发育状况和骨折病人康复过程的长期跟踪监测中发挥重要作用。但骨代谢标志物在临床诊断中,容易受到年龄、性别、饮食、绝经、肝肾功能等众多因素的影响,并且在某些疾病中如肺癌、乳腺癌、前列腺癌、胰腺癌等疾病中也会升高,因此,在临床实践及科研工作中应综合考虑各项指标的敏感性、特异性、检测方法、变异性、影响因素和合并疾病等,选择最佳骨代谢指标。可以选择在建立骨代谢标志物的参考范围时同步考虑各种影响因素的权重比。此外,随着生命科学研究的深入及研究技术的发展,一些先进的生命科学技术如基因组学、蛋白质组学和代谢组学技术等在医学研究领域中被广泛应用。将蛋白质组学技术应用到骨代谢相关疾病诊断治疗等方面是一个新兴的研究领域。随着后基因组时代的发展,已经建立了新的令人兴奋的工具来研究蛋白的表达、蛋白的相互作用以及确定骨关节病诊断和预后的新型生物标志物,相信在不远的将来,将会有一系列新型的、敏感的骨代谢标志物出现并应用于临床。miRNAs 是在真核生物中的一类内源性的具有调控功能的非编码RNA，参与各种各样的调节途径，是人体中一个庞大复杂的调控网络系统。许多miRNA如miR-26a在骨代谢中都起到了关键的调控作用，参与维持骨代谢的平衡。目前对骨代谢相关miRNAs的研究仍处于初级阶段，但是它在组织发育及疾病发生发展过程中具有明显的特异性表达，又结合其组织特异性及时序性的特点，miRNAs就可以作为疾病的诊断标志物用于临床诊断中。总之，随着精准医学的快速发展，我们相信骨标志物的精准检测将在骨代谢相关疾病的临床应用中发挥更大更广泛的价值。

参考文献：

1. Charles J F, Coury F, Sulyanto R, et al. The collection of NFATc1-dependent transcripts in the osteoclast includes numerous genes non-essential to physiologic bone resorption[J]. Bone, 2012, 51(5)：902－12.

2. Vaananen H K, LAItala—Leinonen T. Osteoclast lineage and function[J]. Arch Biochem Biophys, 2008, 473(2)：132－8.

3. Suda T. Hematop oiesis and bone remodeling[J]. Blood, 2011, 117(21)：5556－7.

4. Ish Ⅱ M, Egen J G, Klauschen F, et al. Sphingosine-1—phosphate mobilizes osteoclast precursors and regulates bone homeostasis[J]. Nature, 2009, 458(7237)：524－8.

5. 熊志立，孟繁浩，李遇伯，等. 成骨细胞的骨形成调控机制[J]. 生命的化学, 2004, 24(1)：44－6.

6. Corrado A, Neve A, Macchiarola A, et al. RANKL/OPG ratio and DKK-1 expression in primary osteoblastic cultures from osteoarthritic and osteoporotic subjects[J]. J Rheumatol, 2013, 40(5)：684－94.

7. Jeon E J, Lee K Y, ChOI N S, et al. Bone morphogenetic protein-2 stimulates Runx2 acetylation[J]. J Biol Chem, 2006, 281(24)：16502－11.

8. Rahman M S, Akhtar N, Jamil H M, et al. TGF-β/BMP signaling and other molecular events：regulation of osteoblastogenesis and bone formation[J]. Bone Res, 2015, 3：15005.

9. Lanske B, Densmore MJ, Erben RG. Vitamin D endocrine system

and osteocytes[J]. Bonekey Rep, 2014, 3: 494.

10. Gaudio A, Pennisi P, Bratengeier C, et al. increased sclerostin serum levels associated with bone formation bone loss[J]. J Clin Endocrinol Metab, 2010, 95: 2248—2253.

11. Lombardi G, Lanteri P, Colombini A, et al. Sclerostin concentrations in athletes: role of load and gender[J]. J Biol Regul Homeost Agents, 2012, 26(1): 157—163.

12. Dallas SL, Prideaux M, Bonewald LF. The osteocyte: an endocrine cell and more[J]. Endocr Rev, 2013, 34(5): 658—690.

13. Liu T, Gao Y, Sakamoto K, et al. BMP-2 promotes differentiation of osteoblasts and cobondroblasts in Runx2-dificent cell lines[J]. J Cell Physiol, 2007, 211(3): 728—735.

14. Nohe A, Keating E, Knaus P, et al. Signal transduction of bone morphogenetic protein receptors[J]. J Cell Signal, 2004, 16(3): 291—299.

15. Frances Milat, Kong Wah Ng. is Wnt signalling the final common pathway leading to bone formation? [J]. Mol Cell Endocrinol, 2009, 310(1—20): 52—62.

16. Wang Huabei. The present research situation of OPG/RANKL/RANK signaling pathway in the bone related disease[J]. Chinese journal of clinical research, 2012, 25(1): 80—81.

17. 杨丽,赵新兰,雷丹丹,等. miR-125a/TRAF6调控通道在破骨细胞分化中的作用研究[J].疑难病杂志,2014,13(11):1160—1164.

18. Laudes M. Role of WNT signaling in the determination of human mesenchymal stem cellsinto preadipocytes[J]. J Mol Endocrinol, 2011, 46(2): 65—72.

19. Glantschnig H, Hampton R, Wei N, et al. Fully human anti-DKK1 antibodies increase bone formation and resolve osteopenia in mouse models of estrogen-defciency induced bone loss[J]. J Bone Miner Res, 2008, 23(1): 60.

20. BODIne PV, Stauffer B, Ponce-de leon H, et al. A small molecule inhibitor of the Wnt antagonist secreted frizzled-related protein-1 stimulates

bone formation[J]. Bone, 2009, 44(6): 1063—1068.

21. Li X, Warmington K, Niu QT, et al. increases in BMD observed with anti-sclerostin antibody treatment are reversible: A longitudinal ovariectomized rat study[J]. J Bone Miner Res, 2008, 23: 60.

22. Pineda B, Serna E, Laguna-Fernández A, et al. Gene expression profile induced by ovariectomy in bone marrow of mice: A functional approach to identify newcandidate genes associated to osteoporosis risk in women[J]. Bone, 2014, 65: 33—41.

23. Yusuh M, Phochanukoon N, Radenahmad N, et al. Changes of condyle cartilage in orchidectomized rats fed with young coconut juice: novel preliminary findings [J]. Songklanakarin J Sci Technol, 2010, 32 (4): 333—339.

24. Datta NS. Osteoporotic fracture and parathyrOId hormone[J]. World J Orthop, 2011, 2(8): 67—74.

25. Egermann M, Heil P, Tami A, et al. influence of defective bone marrow osteogenesis on fracture repAIr in an experimental model of senile osteoporosis[J]. J Orthop Res, 2010, 28(6): 798—804.

26. Zhang YB, Zhong ZM, Hou G, et al. involvement of oxidative stress in age~related bone loss[J]. J Surg Res, 2011, 169(1): 37—42.

27. Henneicke H, Gasparini SJ, Brennan-Speranza TC, et al. GlucocorticOIds and bone: local effects and systemic implications[J]. Trends Endocrinol Metab, 2014, 25(4): 197—211.

28. Hisa I, inoue Y, Hendy GN, et al. ParathyrOId hormone-responsive Smad3~related factor, Tmem119, promotes osteoblast differentiation and interacts with the bone morphogenetic protein-Runx2 pathway[J]. J Biol Chem, 2011, 286(11): 9787—9796.

29. Sambandam Y, Blanchard JJ, Daughtridge G, et al. Microarray profile of geneexpression during osteoclast differentiation in modelled microgravity[J]. J Cell Biochem, 2010, 111(5): 1179—87.

30. Siu WS, Ko CH, Hung LK, et al. Effect of anti-osteoporotic agents on theprevention of bone loss in unloaded bone[J]. Mol Med Rep, 2013, 8

(4):1188~94.

31. Khajuria DK, Disha C, Razdan R, et al. Prophylactic effects of propranolol versus the standard therapy on a new model of disuse osteoporosis in rats[J]. Sci Pharm, 2013, 82(2):357-74.

32. Tamaki H, Yotani K, Ogita F, et al. Changes over time in structural plasticity of trabecular bone in rat tibiae immobilized by reversible sciatic-denervation[J]. J Musculoskelet Neuronal interact, 2013, 13(3):289-96.

33. Hannon RA, Clack G, Rimmer M, et al. Effects of the Src kinase inhibitor saracatinib on bone turnover in healthy men: A randomized, double-blind, placebo-controlled, multiple-ascending-dose phase I trial[J]. J Bone Miner Res, 2010, 25:463-471.

34. Horwitz M J, Augustine M, Kahn L, et al. A comparison of parathyrOId hormone-related protein(1-36) and parathyrOId hormone(1-34) on markers of bone turnover and bone density in postmenopausal women: the PrOP study[J]. J Bone Miner Res, 2013, 28(11):2266-2276.

35. Goltzman D, Hendy GN. The calcium-sensing receptor in bone-mechanistic and therapeutic insights. Nat Rev Endocrinol. 2015, 11, 298-307.

36. Zhang D, Jia Z J, Tian Y L, Xu Z Y. Influence of effective ingredients of Chinese kidney-tonifying drugs on rat bone healing and hemorheology [J]. Chinese J Tissue Eng Res, 2011, 115(24):4545-4548.

37. 殷方明,肖涟波,张昀.骨碎补柚皮苷对炎症及骨作用的相关研究进展[J].中国骨伤,2015,28(2):182-186.

38. 陈纪宝,张海苓,秦呈燕,等.丹参抗炎机制的细胞免疫学研究[J].中华实验外科杂志,2015,32(9):2308.

39. 叶俊星,白书臣,吉璐宏.骨痛胶囊对日本大耳白兔膝骨内高压和血液流变学作用的实验研究[J].中国中医骨伤科杂志,2007,15(2):45-48.

40. Mukwaya E, Xu F, Wong M S, et al. Chinese herbal medicine for bone health[J]. Pharm Biol, 2014, 52(9):1223-1228.

41. 殷方明,肖涟波,张昀.骨碎补柚皮苷对炎症及骨作用的相关研究进展[J].中国骨伤,2015,28(2):182-186.

42. ManavAIan JS, Cremers S, Dempster DW, et al. Circulating osteo-

genic precursor cells in type 2 diabetes mellitus[J]. J clin Endocrinol Metab, 2012, 97(9): 3240-3250.

43. Garnero P, Sornay-Rendu E, Claustrat B, et al. Biochemical markers of bone turnover, endogenous hormones and the risk of fractures in postmenopausal women: the OFELY study[J]. J Bone Miner Res, 2000, 15(8): 1526-1536.

44. Jagtap VR, Ganu JV. Effect of antireorptive therapy on urinary hydroxyproline in postmenopausal osteoporosis[J]. indian J Clin Biochem, 2012, 27(1): 90-93.

45. Schousboe JT, Bauer DC. Clinical use of bone turnover markers to monitor pharmacologic fracture prevention therapy[J]. Curr Osteoporos Rep, 2012, 10(1): 56-63.

（上海中医药大学附属龙华医院，
上海中医药大学脊柱病研究所　张　岩）

第八章 骨质疏松症的诊治

一、影响骨骼代谢的因素

骨骼的生长发育受许多因素影响,除遗传因素外,一些先天和后天因素都会影响骨骼的生长发育。而对骨代谢有影响的激素主要有甲状旁腺激素、性激素、降钙素、维生素 D、甲状腺激素及肾上腺皮质激素等。营养、运动、生活环境和生活习惯、药物、疾病等都会影响骨骼健康。

二、什么是骨质疏松症

骨质疏松症是一种全身性的骨量减少,骨组织的微细结构破坏,导致骨脆性增加,骨强度降低,容易发生骨折的疾病。

全球每年有一百万名新发骨质疏松性骨折患者,且其发生率呈逐年上升趋势。骨折发生后,轻则行走不便,生活质量下降,重则死亡。因此,对骨质疏松症危险因素进行评估,采取相应的干预措施,对骨质疏松症防治具有重要意义。

35 岁以前,骨的生长以骨建造占主导地位,直接影响骨量累积率及其峰值的大小。45 岁以后以骨改建为主,直接影响骨量的丢失率。30 岁以前骨量累积率过低所至峰值骨量过低或 45 岁后失骨率过高而导致的骨量下降,低于骨折阈值,是引起骨质疏松性骨折的主要原因。

中年以后骨矿含量以每年 1% 的速度递减,其骨密度和骨强度均下降,绝经后妇女由于雌激素水平下降,骨丢失比同年龄的男性更明显,导致骨量减少和骨质疏松症发生率增高。绝经后的第一个 5 年骨丢失明显加快,每年可丢失骨量的 3%~5%,女性一生中可丢失骨量 50% 左右。老年女性骨质疏松症的发生与成年时骨量峰值的高低及围绝经期骨丢失的速度有关。

破骨细胞(OC)和成骨细胞(OB)的活性,在骨量的调节中起重要作用。在生理状态下,成骨细胞的造骨量精确地补充了破骨细胞吸收的骨量,它们的这种精确"合作"维持了骨量的稳定。骨质疏松症就是由于骨代谢的失衡,破骨大于成骨所致。骨代谢过程中,成骨和破骨大多发生在骨的局部区域,因而在局部微环境中,多种钙调节激素和局部因子,如维甲酸A、TGF-β、IGF-1、1,25(OH)$_2$D$_3$、PTH、PGE$_2$、IL-6、IL-11等,对其调控作用非常重要。促进成骨细胞分化,抑制破骨细胞分化是预防和治疗骨质疏松的关键环节。

随着年龄增高成骨细胞活性减弱,骨形成不足,骨吸收大于骨形成,骨小梁变细。其次,随着老龄化,肾功能减退,1α羟化酶活性减低,维生素D受体合成减少,肠钙吸收减少,PTH分泌增加及降钙素分泌减少也参与了老年骨质疏松的发生。另外,进食少,钙摄取少,室外活动少,日照少,VitD合成不足,肌肉缺乏锻炼,骨骼内血循环减少,骨骼的钙容易被吸收和移出,各器官退变,器质性疾病增多,运动迟缓,反应迟钝,视听力减退,肌力减少,损伤机会增加都是老年人容易发生骨质疏松性骨折的原因。

三、骨质疏松症的分类

骨质疏松症分为原发型骨质疏松与继发性骨质疏松。后者主要是继发于全身其他疾病的骨代谢紊乱,如糖尿病、甲状腺疾病、肾上腺皮质疾病等内分泌疾病;消化系统疾病如慢性肝病、胃肠疾病等;慢性肾脏疾病;血液病及肿瘤;免疫风湿性疾病等。

原发性骨质疏松症分为Ⅰ型、Ⅱ型,Ⅰ型骨质疏松症患者为绝经后骨质疏松症,多表现为骨形成与骨吸收的指标均增高即高转换型,病因主要与雌激素水平减低有关,骨折部位多在椎体和桡骨远端,年龄多在50~70岁。在妇女,骨质疏松性骨折一生的危险性(40%)高于乳腺癌、子宫内膜癌和卵巢癌的总和。Ⅱ型骨质疏松症患者,年龄多在70岁以上,骨折部位主要在椎体和髋部,骨形成与骨吸收的指标可在正常范围或降低,为低转换型。

四、骨疏松症危险因素

年龄:绝经和65岁以上为高危人群;遗传:对骨峰值的建立,遗传因素起70%~80%的作用;白种人和黄种人较黑种人易患骨质疏松症,有骨质疏松症家族史者易患。饮食：长期低钙饮食，营养缺乏，蛋白质摄入过多或不足，高钠饮食等都会影响骨骼健康。消瘦，体重指数低者，骨质疏松症发生率高；过早闭经或卵巢切除雌激素下降者易发骨质疏松；酗酒、大量吸烟、长期饮咖啡、浓茶等。药物：长期使用皮质激素、巴比妥、苯妥英钠（大仓丁）、肝素等。疾病：内分泌疾病、营养代谢性疾病、肾功能不全、类风湿性关节炎、严重肝病、肿瘤等。失重，如宇航员、长期卧床者；缺乏日照和体力活动者。

五、骨质疏松症的临床表现

骨质疏松病人早期可无任何表现，医学界称其为静悄悄的流行病。其比较常见的症状有：疼痛：以腰背痛多见，占疼痛患者中的70%～80%，一般骨量丢失12%以上时即可出现骨痛。驼背、身长缩短：脊椎椎体前部几乎多为松质骨组成，而且此部位是身体的支柱，负重量大，尤其第11、12胸椎及第3腰椎，负荷量更大，容易压缩变形，使脊椎前倾，背曲加剧，形成驼背。老年人骨质疏松时椎体压缩，每椎体缩短2 mm左右，身长平均缩短3～6 cm。骨折：骨折可能发生于咳嗽、打喷嚏、大笑、弯腰抱起小孩、屈身捡拾东西或回头转身时。一般骨量丢失20%以上时即可发生骨折。脊椎压缩性骨折有20%～50%的病人无明显症状。骨质疏松症骨折最常见的部位：髋部、脊椎、腕部。

六、骨质疏松症的筛查及骨折风险评估

骨质疏松症一分钟评估测试（根据国际骨质疏松基金会指导）
① 你的父母曾经是否有跌断股骨？
② 你本人曾经是否有跌断骨？
③ 你曾经是否有服用类固醇超过三个月？
④ 你的身高减少是否超过3厘米？
⑤ 你是否经常饮酒？
⑥ 你每天是否吸烟超过20支？
⑦ 你是否经常腹泻（如腹腔病或节段性结肠炎）？

只供女士作答：
⑧ 你是否在45岁或以前已停经？
⑨ 除怀孕期间外，你曾经是否有停经超过一个月？

只供男士作答：

⑩ 你曾经是否有因雄激素过低而引至阳痿或性欲减低?

如你于上述任何一条问题答(是)的话,你便有机会患骨质疏松.请咨询你的医生,以决定是否需做进一步的检查。

亚洲人骨质疏松自我筛查工具(Osteoporosis Self-assessment Tool for Asians, OSTA):

OSTA 计算方法:(体重一年龄)×0.2 结果评定:

风险级别	OSTA 指数
低	>-1
中	-1～-4
高	<-4

骨质疏松骨折风险预测

世界卫生组织推荐的骨折风险预测简易工具(FRAX^R)可用于计算 10 年发生髋部骨折及任何重要的骨质疏松性骨折发生概率。骨折风险预测简易工具(FRAX^R)可以通过以下网址获得:http://www.shef.ac.uk/FRAX/。

由于我国尚无依据 FRAX 结果计算的治疗阈值,临床可参考其他国家资料,如美国指南中提到 FRAX 工具计算出髋部骨折概率≥3%或任何重要的骨质疏松性骨折发生概率≥20%时,视为骨质疏松性骨折高危患者,欧洲一些国家治疗阈值为髋部骨折概率≥5%。我们在应用中要根据个人情况酌情决定。

七、如何诊断骨质疏松症

1. 骨密度(BMD)检测:用双能 X 线骨密度仪检测骨密度目前为世界上大多数国家所选择,其诊断标准亦多采用 1994 年 WHO 建议的白人妇女的诊断标准。但骨质疏松症有明显的民族和种族差异,各国学者都在研究本国的诊断标准。

WHO 白人妇女骨量诊断标准

诊 断	T 值
正常	T 值≥-1.0
骨量低下	-2.5<T 值≤-1.0
骨质疏松症	T 值≤-2.5
严重骨质疏松症	T 值≤-2.5,伴有一处或多处骨折

2. 骨转换生化标志物：骨代谢的生化检测可以快速、动态地反映整体骨再建的速率，并能预测骨丢失率。骨转换生化标志物分为反映骨形成的指标和反映骨吸收的指标两类。反映骨形成的指标有骨钙素、Ⅰ型前胶原扩展肽、骨特异性碱性磷酸酶等。反映骨吸收的指标有尿羟脯氨酸、血清抗酒石酸酸性磷酸酶、尿吡啶并啉及脱氧吡啶并啉、Ⅰ型胶原C端肽和Ⅰ型胶原N端肽。

国际骨质疏松基金会（IOF）推荐Ⅰ型原胶原N-端前肽（PINP）和血清Ⅰ型胶原交联C末端肽（S-CTX）是敏感性相对较好的二个骨转换生化标志物。

3. 其他影像学检查包括X光片、定量CT（QCT）、定量超声（QUS）、磁共振等。

X光片在骨量减低20％以上才有明显的表现，故对早期诊断骨质疏松症帮助不大，但脊柱的侧位片对发现那些没有临床症状的脊椎骨折是很有用的手段。

近年宏观和微观骨结构成像技术发展很快，容积计算机断层扫描定量测量宏观三维结构特点，如几何形状及微观结构特点（包括骨小梁相对容积、骨小梁空间距离及其连接性），提高了评估骨强度的能力。现已开发出超高分辨率CT扫描仪，外周定量计算机断层扫描，用于测量人肢体骨骼，其图像显示桡骨骨小梁结构反映骨强度，也可分别测定皮质骨和松质骨的骨密度。高分辨率磁共振和显微磁共振也开始用于活体和体外骨小梁的研究。

定量CT（QCT）可以选择性测定任意部位皮质骨和松质骨三维空间真实体积密度，排除了周围组织对测量结果的影响，单位以 mg/cm^3 表示。主要用于椎体松质骨骨密度测定（与参照体模同时扫描），通过计算机处理分析可得出每个椎体的骨密度，提高了骨密度测量的敏感性和准确性。但由于仪器昂贵，受试者接受放射剂量较大，临床应用受到限制。

定量超声（QUS）是一种新型、无创伤的骨质疏松症诊断方法，使用超声技术测量外周骨超声声速（SOS）及超声振幅衰减（BUA）等参数，超声参数可提供除骨密度之外的骨质量和骨结构的信息。目前定量超声大多用于外周骨的研究，可检测跟骨、胫骨、髌骨及指骨，其廉价、便携、操作简便、无放射性辐射等优点，便于临床应用。

磁共振（MRI）评价骨质疏松症是一种崭新的方法，骨质疏松时，由于骨矿含量及红骨髓数量的减少和黄骨髓的增多，导致骨髓 T_1 和 T_2 弛豫时间均缩短，可用弛豫时间参数来测定骨矿含量，但磁共振测量骨矿含量方法不及QCT及DEXA成熟。

4. 骨活检

可明确诊断骨质疏松症并了解骨质矿化情况,但因是创伤性检查,不易为患者接受。

八、骨质疏松症的预防

对于骨质疏松的预防必须关注骨质疏松高危人群,包括 X 光平片有骨量减少或脊椎畸形的表现;更年期妇女和老年人;身高下降,驼背;长期卧病的人;维生素 D 和钙摄取不足;卵巢、子宫、胃或小肠切除者;患有腰痛,或有髋部骨折,骨质疏松家族史者;长期服用以下药物者(皮质激素类、抗痉挛药、利尿药、胃药、止痛药);长期嗜烟酗酒者;与骨质疏松相关的慢性功能异常性疾病(如甲亢、甲旁亢、肾功能衰竭、肝病等);低体重指数(BMI$<$19 Kg/m^2)者等。

补充钙和维生素 D 是预防和治疗骨质疏松症的基础措施。

钙摄入可减缓骨丢失,改善骨矿化,所以必须要保证充足的饮食钙摄入。我国营养学会制定成人每日钙摄入推荐量 800 mg(元素钙)是获得理想骨峰值,维护骨骼健康的适宜剂量。绝经后妇女和老年人每日钙摄入推荐量为 1 000 mg。如果饮食中钙摄入不足可选用钙剂补充。

维生素 D 可促进钙的吸收,对骨骼健康、保持肌力、提高身体稳定性、降低骨折风险有益。维生素 D 缺乏症常见于老年人,推荐剂量为 400～800 IU。有条件的医院应检测血清 25-(OH)D 浓度,国际骨质疏松会建议老年人血清 25-(OH)D 水平等于或高于 30 ng/mL(75 nmol/L)以降低跌倒和骨折的风险。

运动负荷对成年骨骼的作用主要是减少骨量丢失而保存骨量,因为体力负荷的机械应力,可促进成骨细胞增殖和加强其活力。而且运动可以改善肌肉强度和动作的协调,对防止老年人跌到和骨折是很重要的。一些承重的运动可以增强年轻人的骨质,保持中年人的骨量,它们包括:有氧运动、跳舞、慢跑、滑雪、爬楼梯、打网球、散步。体操也可使人的移动能力和平衡能力得到加强,帮助避免摔倒,防止骨折的发生。

九、骨质疏松症的药物治疗

对于明确诊断为骨质疏松症的患者,仅仅给予钙剂和维生素 D 治疗是不够的,应当在专科医生指导下根据不同的病人个体化地选择不同的药物规范治疗。

具备以下情况之一者需应用抗骨质疏松药物治疗:

1. 确诊为骨质疏松症的患者(骨密度 T 值≤-2.5),无论是否有过骨折;

2. 骨量低下者,(骨密度-2.5<T 值≤-1.0)并存在一项以上骨质疏松危险因素,无论是否有过骨折;

3. 无骨密度测定条件时,具备以下情况之一者,也需考虑药物治疗

——已发生脆性骨折

——OSTA 筛查为高风险

——$FRAX^R$ 工具计算出髋部骨折概率≥3%或任何重要的骨质疏松性骨折发生概率≥20%。

骨质疏松症的治疗药物有多种,或以抑制骨吸收为主,或以促进骨形成为主,也有一些多重作用机制的药物。

抑制骨吸收为主的药物包括雌激素、雌激素受体调节剂(SERMs)、二磷酸盐、降钙素等。

1. **雌激素**:对于Ⅰ型即绝经后骨质疏松症患者可应用雌激素替代治疗(HRT)。许多研究表明,雌激素能抑制绝经后的快速骨丢失,明显减少骨折的发生。长期应用雌激素可能增加乳腺癌和子宫内膜癌及血栓性疾病的发生,因此必须严格掌握雌激素应用的适应证和禁忌证,对有更年期症状的患者,应在专科医生的指导下严密监测药物反应和副作用。

雌激素制剂有天然和人工合成两大类。天然雌激素有倍美力、雌二醇、雌酮等。合成类雌激素包括己烯雌酚、尼尔雌醇、替勃龙片等。对于子宫切除的妇女可单用雌激素治疗,用量为倍美力(结合雌激素乳膏)0.625 mg/d,雌二醇 1.5~2 mg/d,炔雌酮 10~25 ug/d,尼尔雌醇 1~2 mg/d。有子宫者为对抗雌激素对子宫内膜的促生长作用,应在医生的指导下加用孕激素,最常用安宫黄体酮,可周期用药、连续用药或联合用药。

替勃龙片是一种在体内可代谢为具有雌、孕、雄激素三种活性物质的制剂,其最重要的特点是它对乳腺和子宫内膜安全性很好。和传统的 HRT 药物相比,替勃龙片引起的出血和乳房胀痛的发生率较低。用法为 1.25 mg~2.5 mg/d。

2. **雌激素受体调节剂 SERMs**(selective estrogen receptor modulators):这类药物不是雌激素,具有组织选择性,其对骨的作用与雌二醇相似,而在子宫和乳腺没有雌激素的不利作用。SFDA 批准雷洛昔芬(Raloxifene)用于骨

质疏松症的治疗。临床试验表明雷洛昔芬可降低骨转换至女性绝经前水平，阻止骨丢失，增加骨密度，降低发生椎体骨折的风险，降低雌激素受体阳性浸润性乳癌的发生率。用法为口服，60 mg，每日一次。不良反应主要是潮热和下肢痉挛，潮热症状严重的围绝经期妇女可暂时不用。

3. 降钙素(Calcitonin)：降钙素是一种钙调节激素，能抑制破骨细胞的生物活性和减少破骨细胞的数量，从而阻止骨量丢失并增加骨量。可增加内啡肽及抑制神经肽的释放而缓解骨痛。SFDA批准用于绝经后骨质疏松症的治疗。目前用于临床的有鲑鱼降钙素及鳗鱼降钙素两种。

鳗鱼降钙素为20 iu，肌注，1/周。

鲑鱼降钙素为50 iu，皮下或肌注，根据病情每周2～7次，鼻喷200 iU/日。

4. 双磷酸盐：双磷酸盐对骨吸收发挥干扰成熟破骨细胞，直接影响破骨细胞活化启动的细胞间过程，改变使破骨细胞活化的骨基质性质从而达到抑制破骨细胞对骨的重吸收及骨转换，增加骨密度。新近的发现认为破骨细胞从成骨细胞获得指令而活化，这种活化可被双膦酸盐类药物通过直接作用于成骨细胞而阻断。

双膦酸盐类药物是近20年来发展最为迅速的抗代谢性骨病药物，可用于治疗骨质疏松症、恶性肿瘤骨转移引起的高钙血症、骨痛和变形性骨炎等。从90年代开始相继试制了依替膦酸二钠、氯屈膦酸二钠、帕米膦酸二钠、阿仑膦酸钠、利塞膦酸钠、替鲁膦酸二钠、伊本膦酸钠和英卡膦酸二钠等药物。目前我国临床常用的双膦酸盐药物有如下几种。

(1) 阿仑膦酸钠(Alendronate,福善美、固邦)：

本品在国内已被SFDA批准为治疗绝经后骨质疏松症、男性骨质疏松症及糖皮质激素诱发的骨质疏松症。临床研究证明可增加骨质疏松患者腰椎和髋部的骨密度，降低发生椎体和非椎体骨折的风险。口服，70 mg，每周一次，或10 mg，每日1次。为减少消化道刺激，建议空腹用200～300 mL水送服，服药后30分钟内不要平卧，对患有胃及十二指肠溃疡及反流性食管炎患者慎用。

(2) 利塞膦酸钠(Risedronate)

国内已获SFDA批准用于治疗绝经后骨质疏松症和由类固醇引起的骨质疏松症。临床研究证明可增加骨质疏松患者腰椎和髋部的骨密度，降低发生椎体和非椎体骨折的风险。口服5 mg，每日1次或35 mg，每周1次。服用方法同阿仑膦酸钠。

(3) 依班膦酸钠(Ibandronate)

本品在国内已被 SFDA 批准为治疗绝经后骨质疏松症患者。临床研究证明可增加骨质疏松患者腰椎和髋部的骨密度,降低发生椎体和非椎体骨折的风险。静脉注射,2 mg,每三月一次,加入 250 mL 生理盐水,静脉滴注 2 小时以上。

(4) 唑来膦酸钠在国内已被 SFDA 批准为治疗绝经后骨质疏松症。临床研究证明可增加骨质疏松患者腰椎和髋部的骨密度,降低发生椎体和非椎体骨折的风险。静脉注射,5 mg,滴注至少 15 分钟以上,每年 1 次。

促进骨形成的药物有维生素 D、甲状旁腺激素等。

1. VitD 及其活性代谢物

VitD 是促进人体钙吸收的主要元素,老年人往往由于合成障碍而缺乏。VitD 对骨质疏松症的作用有:增加钙在胃肠道的吸收;促进肾脏对钙的再吸收;直接抑制 PTH 的分泌;促进骨细胞分化;降低老年妇女跌倒的风险。钙剂和活性 $VitD_3$ 已成为防治骨质疏松症的基本药物。

阿法骨化醇(1α-羟基维生素 D_3)是 $VitD_3$ 的一种较重要的活性代谢物,它可改善 VitD 代谢异常引起的各种症状。口服后由肠道迅速吸收,口服 $0.5\sim1.0\ \mu g$/天。

骨化三醇($1\alpha,25\sim$羟基维生素 D_3)是 $VitD_3$ 生物活性最强的代谢产物,可增强骨代谢的调节作用,能促进肠和肾小管对钙的吸收,并对钙有直接作用。$0.25\sim0.5\ \mu g$/天,骨化三醇不需要经肝和肾羟化,尤可用于肾功能不全和慢性肾功能衰竭的肾性骨病病人。

骨质疏松症患者使用活性 $VitD_3$ 治疗时,应以摄入足量的钙为前提。

2. 甲状旁腺激素(rhPTH):

大量的动物和临床研究提示单独或联合应用 rhPTH 是提高骨量、改善骨质量、治疗骨质疏松症的有效途径。PTH 促进骨形成的作用主要是通过增加现存的骨小梁。rhPTH 可提高骨机械活性,增加椎体、股骨颈和股骨干强度,可提高骨密度,减少骨折发生率。这一特点使之更适合于治疗骨质疏松。rhPTH(1—34) 20 ug,皮下注射,每日一次,不应超过 2 年。由于有动物研究报告 rhPTH 可增加成骨肉瘤风险,因此对于合并 Pagets 骨病、骨骼疾病放射治疗史、肿瘤骨转移及合并高钙血症患者,应避免使用。

中药:

根据中医理论,"肾主骨"。骨质疏松症属"痹症"和肾虚所致腰背痛之范畴。近年来大量的临床应用补肾壮骨中药治疗骨质疏松取得了满意的效果，能明显减轻病人的自觉症状。现有研究表明，一些中药制剂可明显减缓骨丢失，如：骨疏康、强骨胶囊、仙灵骨宝胶囊等。

对于继发性骨质疏松症，必须要同时给予有效的原发疾病的治疗。

参考文献：

1. 刘忠厚. 骨质疏松学[M]. 第一版, 北京：科学出版社, 1998.

2. 徐苓. 老年妇女内分泌变化[J]. 中国实用妇科与产科杂志 2002；12(12)：721—722.

3. 宋亦军, 徐苓. 性激素补充治疗和骨质疏松症[J]. 国外医学内分泌学分册 2003；23(2)：104—105.

4. 徐苓. 绝经前生殖活动及激素特征与骨质疏松危险性的关系[J]. 中国骨质疏松杂志 1998；4(1)：38—41.

5. 孟迅吾, 夏维波. 类固醇激素与骨[J]. 中国医学科学院学报 2003；25(3)：237—239.

6. 朱汉民. 原发性骨质疏松症防治的进展和趋势[J]. 老年医学与保健 2003；9(2)：67—68.

7. 邓小虹, 张松文. 北京地区围绝经期妇女健康状况的流行病学调查[J]. 北京医学, 2002, 24(4)：235—238.

8. 卫生部继续医学教育委员会. 女性生殖内分泌性激素补充疗法[M]. 北京：中国协和医科大学出版社, 1999. 80—88.

9. Chapurlat R, Delmas PD. Treatment of postmenopausal osteoporos[J]. is Rev Prat. 2004 Dec 15；54(19)：2120—6.

10. The latest from the ivd industry: prevention, diagnosis and therapy of osteoporosis[J]. Clin Lab. 2005；51(1—2)：59—61.

11. M. F. Sowers, D. Eyre, B. W. Hollis, et al. Biochemical markers of bone tunovers in lactating and nonlactating post partum women[J]. Jclin Endocrinol Metal. 1995；80：2210—2216.

12. J. Schlechte, L. Walknerand M. Kathol. Along itudinalanalysis of premenopausal bone loss in healthy women and women with hyper prolactinemia[J]. Jcl inendocrinol Metab. 1992；75：6989—6703.

13. Management of postmenopausal osteoporosis: position statement of the North American[J]. Menopause Society Menopause, 2002, 9: 84—101.

14. Writing Group for the Womens Health investigators Risk and benefits of estrogen plus progestin in helthy postmenopausal women: principal results from the Womens Helth initiative randomized controlled tril[J]. JAMA, 2002, 288: 321—333.

15. Ettinger B, Black DM, Mitlak BH et al Reduction of vertebral fracture risk in postmenopausal women with osteoporosis treated with raloxifene: results from a 3 year randomized clinical trial. Multiple Out comes of Raloxifene Evaluation(MORE)investigators[J]. JAMA, 1999, 282: 637—645.

16. Manson JH, Hsia J, Johnson KC, et al. Estrogen plus progesti and the risk of coronary heart disease[J]. NEngTMed, 2003, 349: 523—534.

17. Hully S, Grady D, Bush T et al. For the Heart and Estrgen/Progestin Replacement Study Researvh Group. Randomized trial of estrogen plus progestin for secondary prevention of coronaryheart diseas in postmenopausal women[J]. JAMA, 1998, 280: 605—613.

18. Million Women Study Collaborators. Breast cancer and hormone replacement thr rapy in the Million Women Study[J]. Lancet, 2003, 362: 419—422.

19. 中华医学会骨质疏松和骨矿盐疾病分会.原发性骨质疏松症诊治指南(2011年)[J].中华骨质疏松和骨矿盐疾病杂志,2011;4(1):2—17.

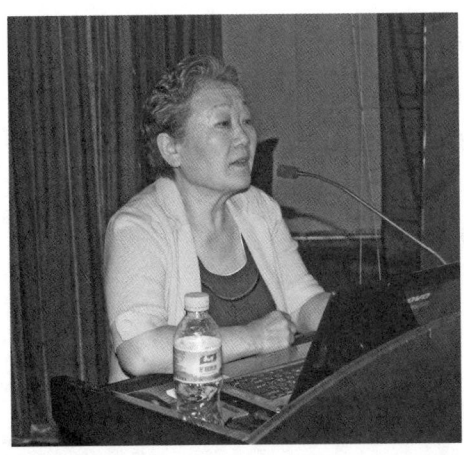

(解放军第309医院全军骨科中心骨内科 李平生)

第九章　骨质疏松骨折全程一体化诊疗

一、骨质疏松性骨折的特点

患者多为老年人,常合并其他疾病,易发生并发症;多为粉碎性骨折,内固定治疗稳定性差,内置物易松动、脱出,植骨易被吸收;骨形成与骨痂成熟迟缓,易发生骨折延迟愈合,甚至不愈合;卧床制动期将发生快速骨丢失,再骨折的风险明显增大;致残率、致死率较高;再骨折发生率高,髋部骨折患者1年内再次发生骨折概率比普通人群大20%。

二、骨质疏松性骨折的治疗原则

骨质疏松性骨折的治疗基本原则是复位、固定、功能锻炼和抗骨质疏松。

三、骨质疏松性骨折诊断及鉴别诊断

1. 病史、症状和体征

有骨质疏松骨折史或轻微外伤史。可出现疼痛、肿胀、功能障碍等症状,畸形、骨擦感(音)、异常活动等体征,也有患者骨折后缺乏上述典型表现。椎体压缩性骨折,可致身高变矮或驼背畸形。

2. 影像学检查

普通X线检查:(1)摄片应包括损伤部位上、下邻近关节,髋部骨折应包括双侧髋关节;(2)除有骨折征象外,还有骨质疏松的表现;(3)椎体压缩性骨折时,有楔形变或双凹征,部分可表现为椎体内正空征、假关节形成。

CT检查:(1)移位复杂的髋部、踝部、肱骨近端骨折,需用CT和三维成像,(2)为明确关节内或关节周围骨折、椎管内压迫情况等,可考虑为 CT 检查。

MRI 检查:(1)可诊断隐匿性骨折(2)可判断骨折是否愈合,未愈的骨折 T1WI 为低信号、T2WI 为高信号。

骨扫描:适用于不能行 MRI 检查的患者,有助于判断疼痛责任椎体。

3. 诊断和鉴别诊断

骨质疏松性骨折的诊断应结合患者的年龄、性别、绝经史、脆性骨折史及临床表现等因素,以及影像学检查和骨密度检查、骨转换生化标志物等结果进行综合分析后作出诊断。需注意转移性骨肿瘤、胸腰椎结核、多发性骨髓瘤、甲状旁腺功能亢进、慢性肾病—矿物质骨病等多种疾病的鉴别。

四、骨质疏松性骨折部位、特点及治疗

1. 脊柱骨折

为最常见的骨质疏松性骨折,骨质疏松性脊柱骨折往往外伤较轻,或无明显外伤史。因此,易漏诊或误诊为腰背肌劳损。

(1) 临床症状、体征

持续腰背、胸背部疼痛,可伴胸肋部痛。平卧休息时疼痛可减轻或消失,体位改变时疼痛加重,可出现脊柱后凸畸形和脊柱骨折不愈合;查体可见胸腰部活动受限,骨折责任椎压痛、叩击痛,一般无下肢神经损害变现(但如压缩后后凸畸形严重,也可出现神经损害表现);查体结合影像学检查可确定疼痛责任椎。

(2) 骨质疏松性骨折治疗

非手术治疗:

适应证:症状及体征较轻,影像学检查为轻度压缩骨折、无法耐受手术者可采取非手术治疗。治疗方法:卧床休息,一般 3～4 周,腰背部垫软枕,具体根据骨折损伤程度决定。支具:下地活动时建议佩戴。对症治疗:疼痛明显者,可给予镇痛药。降钙素能减少骨折后急性骨丢失,又对缓解骨折后急性骨痛有一定效果。

微创手术治疗:

适应证:非手术治疗无效、疼痛明显;不易长时间卧床者;不稳定压缩性骨折;骨折块不愈合或内部囊性病变、椎体坏死,能耐受手术绝对禁忌证:无法耐

受麻醉、手术的患者；无痛的骨质疏松性脊柱骨折。相对禁忌证：有出血倾向者；身体其他部位有活动性感染；椎体严重压缩性骨折。治疗方法：可选经皮椎体后凸成形术或经皮椎体成形术，建议术中同时行活检术。

开放手术治疗：有神经压迫症状、体征或需截骨矫形的患者，以及不适合微创手术的不稳定骨折患者，可考虑开放手术治疗。必要时可在内固定周围采用局部注射水泥增强技术，以增强内固定的稳定性。

疗效评价：可采用 VAS 疼痛评分、Oswestry 功能障碍指数（ODI）、SF-36 等评分系统，对患者临床症状进行手术前后量化评估。

2. 髋部骨折

髋部骨质疏松性骨折主因包括股骨转子间骨折和股骨颈骨折，是严重的骨质疏松骨折，一般需要外科治疗。非手术治疗主要用于不能耐受麻醉和手术的患者。非手术治疗包括卧床、牵引、支具固定、营养支持等治疗措施。髋部骨折后有超过 20% 的患者会在 1 年内因各种并发症死亡，20% 的患者将在 1 年内再次骨折。

五、骨质疏松性骨折的综合治疗

1. 系统性管理

骨质疏松性骨折患者，尤其老年患者，必须对其全身状况、器官功能、风险及预后做全面评估，实施手术或非手术的综合处理。

抗骨质疏松药物治疗

重视围手术期抗骨质疏松治疗。大量的动物实验和临床研究显示，现有的多数抗骨质疏松药物对骨折修复和骨折愈合无不良影响。抗骨吸收抑制剂可能会使骨折修复过程的骨变大，此种大骨痂也可能提供了更高的生物力学刚度和强度。规范化的常规剂量的双磷酸盐对骨折愈合无不利影响，可考虑序贯治疗。甲状旁腺素（PTH1-34）和维生素 K2 有利于成骨。鲑鱼降钙素能减少急性骨丢失、缓解骨质疏松性骨痛，必要时可采用间歇性重复给药。

绝经后骨质疏松症的骨质吸收迅速，骨代谢转换率高，为高转换型，治疗可考虑应用骨吸收抑制剂；部分老年性骨质疏松症为低转换型，可考虑联合应用骨形成促进剂，以改善骨微结构及促进骨量形成，降低再骨折风险。患者具体属于何种转换类型，可通过测定骨代谢指标帮助判定。

2. 药物治疗

钙和维生素 D 是骨质疏松治疗的基础补充剂,老年人肾功能不全及 1a 羟化酶缺乏者,应补充活性的维生素 D,注意监测血钙与尿钙;抗骨吸收药:双磷酸盐、降钙素、选择性雌激素受体调节剂、雌孕激素替代治疗等;促骨形成药:PTH 片段;双向作用机制药物:活性的维生素 D、维生素 K2 等;中药:补肾壮骨类药物、含黄酮类生物活性成分等的中药。

用药的注意事项:

应选用基础药物;依据骨转换类型决定选用抗骨吸收药物或促骨形成药物;用药前应参照药物说明书,遇有不良反应应及时停药和处理。或更换不同药物。

3. 物理疗法

物理疗法简便、无创、有效而安全,对骨折愈合有促进作用。低强度脉冲超声(LIPUS),脉冲电磁场(PEMF)、体外冲击波(ESWT)、功能性电刺激(FES)和振动波等多种物理治疗方法均可选用。

4. 康复训练

骨质疏松性骨折的恢复慢,康复期长。在不影响骨折制动及骨折愈合的前提下,应尽早开始康复训练。目的是恢复关节运动功能减少肌肉萎缩,增强肌肉力量,促进骨折愈合和防止再骨折。建议采用主动和被动运动相结合,以主动运动为主的运动方式。循序渐进,避免粗暴操作。

5. 运动疗法

以负重运动和抗阻力运动为主,如:快步走、哑铃操、举重、划船、蹬踏运动等。通过负重运动和力量训练,增加肌力,改善步态和平衡,减少摔倒和骨折的风险。注意制定个体化的运动处方,因人而异的选择运动方式,频率,时间,以及强度。

6. 护理

预防跌倒:骨质疏松患者容易跌倒并因此骨折,如果合并高血压、心脏病、视力障碍,也是造成跌倒的危险因素。护理人员应对其进行风险评估,给予合理的指导。

7. 营养

指导患者进食牛奶 500 mL/d。饮食以含钙丰富的食品为主,如:乳制品、虾皮、海藻类、豆类、芝麻、西瓜子等食品。

8. 心理指导

向患者讲解骨质疏松相关知识,如病因、预防措施、治疗方法、预后等。建议戒烟戒酒,少喝咖啡,避免钙质流失。鼓励患者积极配合药物治疗。

参考文献:

1. 中国骨质疏松性骨折诊疗指南专家研讨会议纪要[J/CD]. 中华关节外科杂志,2015,9(6):799.

2. 邱贵兴,裴福兴,胡侦明,等. 中国骨质疏松性骨折诊疗指南:骨质疏松性骨折诊断及治疗原则[J/CD]. 中华关节外科杂志,2015,9(6):795-798.

(解放军第 309 医院全军骨科中心骨内科 陈立英)

第十章　骨内科相关内分泌代谢性疾病

骨内科学是以内科为主,研究和防治骨与关节疾病的一门学科。骨内科是骨科领域的一个分支,是骨科的组成部分。随着社会进步和科学技术的发展,人类平均寿命不断提高,人口老龄化已成为世界性趋势。我国已经进入老年型国家,预计到2040年我国老年人将达到3.5～4.5亿,随之而来的是老年运动系统疾病的增多,这类疾病单纯靠外科手段是解决不了问题的,需要依靠内科手段进行防治。此外,现代医学模式从单纯的生物医学向社会—心理—生物医学模式转变,随着人类平均寿命的延长,代谢性和退行性疾病(骨质疏松症、骨性关节炎、类风湿性关节炎)越来越多见,单纯骨外科治疗有一定的局限。而目前大多数医院的骨科为"骨外科",主要以手术方法治疗为主,甚至单纯手术治疗。这是产生骨内科学的大背景。在实践的基础上,我们还应注重理论创新,把骨内科的诊疗模式与交叉学的理论相结合,进一步发展和完善整合医学。同时不仅仅从患者个体层次,更从分子细胞层次探讨骨质疏松,以创新驱动发展,大力鼓励科研创新,在以上各方面提升科室整体医疗服务质量的同时,提升科室综合科研实力。

主要诊治内分泌代谢性疾病有:骨质疏松症、痛风、糖尿病、糖尿病足、甲状旁腺疾病、甲状腺疾病、肾性骨病、移植术后骨质疏松症等治疗。

骨科疾病有200多种,其中70%的骨科疾病都属骨内科治疗范畴。骨内科治疗病症有:骨质疏松症、骨质疏松性骨折、与内分泌有关的骨代谢疾病(如甲状腺机能亢进性骨病、皮质醇增多症等)、骨营养不良性骨病(如肾性营养不良性骨病、骨质软化症等)、非炎症性骨坏死(如特发性骨坏死、特发性股骨头缺血坏死等)、代谢障碍引起的骨关节病(如痛风性关节炎等)、混合型周围神经病及神经病样综合征(如多发性周围神经炎、创伤性周围神经病等)、其他骨内科病(如颈椎病、退变性骨质增生症等)和骨折的延迟愈合、骨肿瘤及骨科手术后的康复调治等。

骨内科与内分泌科、风湿免疫科、老年病科、神经内科、康复医学科、中医科等密切配合,更妥善合理地解决骨科领域中不能和不适于手术的创伤和疾病,如骨代谢性疾病、骨关节退行性病、风湿与类风湿性关节病、骨肿瘤,以及肢体创伤的并发症和后遗症。

下面就骨内科的常见疾病逐一介绍:

糖尿病与骨质疏松症

糖尿病性骨质疏松是指以高血糖和骨密度减低为特点的内分泌代谢性疾病。在众多糖尿病并发症中,骨质疏松因其易致病理性骨折、致残致死率高等原因日益受到重视。

糖尿病引起骨质疏松的机制可能有以下几点:

1. 高葡萄糖毒性

当血糖超过肾糖阈时,过多的葡萄糖从尿中排出,引起渗透性利尿,钙、磷排泄增加,并阻滞肾小管对钙、磷的重吸收,血钙浓度降低,刺激甲状旁腺激素分泌,骨钙动员,增加骨质中钙入血,溶骨作用加强,代偿性维持血钙、磷处于正常水平,骨质脱钙,骨密度下降。另外,有些糖尿病患者饮食控制过于严格或胃肠功能紊乱,造成钙、磷等电解质摄入不足,亦可刺激甲状旁腺激素分泌,增加骨吸收。

高血糖还可引起体内多种物质的自由氨基与葡萄糖的醛基或酮基发生糖基化反应,形成糖基化终末产物(advanced glycosylation end products,AGEs)。骨基质中的骨胶原与葡萄糖发生反应后形成的 AGEs 使骨基质发生变化,导致骨胶原连接障碍,影响骨的质量,增加骨的脆性。AGEs 还可作用于多种细胞(包括破骨细胞)表面的 AGE 受体,促进单核巨噬细胞产生白细胞介素 1、白细胞介素 6、肿瘤坏死因子 α 等细胞因子,促进破骨细胞前体向成熟的破骨细胞转变,并提高破骨细胞活性,加速骨吸收,导致骨质疏松。

2. 胰岛素

胰岛素不足可使成骨细胞中骨基质成熟和转换减少,骨基质分解大于合成,钙盐丢失,骨密度降低,终至骨质疏松。

胰岛素具有直接促进肾小管重吸收的作用,当胰岛素缺乏时,肾小管重吸收减少,尿中钙、磷的过度丢失,骨钙动员加强。骨基质和矿物质均丢失,骨吸收加速,骨形成减少,骨密度下降,致骨质疏松。

胰岛素缺乏可抑制成骨细胞合成骨钙素。骨钙素为非增殖期成骨细胞特异合成与分泌的一种非胶原蛋白,大部分存在于骨基质中,小部分进入血液循环。它的主要功能是维持骨的正常矿化,骨钙素减少可致骨矿化速度减慢,或使成骨细胞活性受抑,骨形成减少,骨吸收相对加速,导致骨质疏松。

胰岛素样生长因子与受体结合能刺激成骨细胞的复制和骨基质的合成,增加骨钙沉积和骨胶原合成。糖尿病患者胰岛素缺乏导致胰岛素样生长因子合成和释放减少,成骨细胞的复制和骨基质的合成相应减少,骨形成减少,出现骨质疏松。

环磷酸腺苷可刺激骨吸收,降低骨盐沉积。胰岛素缺乏对腺苷环化酶抑制作用减弱,骨外组织腺苷酸环化酶活性增强,环磷酸腺苷水平升高,骨吸收增强,蛋白质分解亢进,骨基质合成减少,骨吸收速度大于骨形成速度,引发骨质疏松。

3. 体重指数

糖尿病患者体重指数(body mass index,BMI)与骨质疏松呈负相关。高BMI时骨骼所承受的机械负荷增加,刺激骨形成,增加骨骼应力,刺激骨形成,减少骨吸收,从而延缓骨质疏松的发生,降低骨质疏松的程度。糖尿病晚期,由于糖、脂肪、蛋白质三大物质代谢紊乱,导致体质量减轻,BMI下降,促进骨质疏松的发生、发展。

4. 血管病变

糖尿病患者存在不同程度微血管病变,其中骨组织的微血管病变影响骨的血流分布,毛细血管通透性增加,微血管基膜增厚,导致骨的营养障碍,影响骨重建,促进骨质疏松的发展。同时,糖尿病周围神经病变使感觉及运动神经破坏,引起调节关节运动的反射障碍;当负重时,关节和韧带不能平衡重力负荷,在机械压力的作用下骨组织发生微细骨折,压迫骨内微血管引起缺血,影响骨的营养,致骨质疏松。糖尿病肾病时因肾小管滤过及重吸收功能受损,尿蛋白排泄率增加,尿钙排泄增多,致使血钙不足,代偿性引起甲状旁腺激素分泌、骨钙入血。糖尿病视网膜病变患者因视力减退甚至失明,减少了患者的运动能力,减少了骨骼的负重机会,是易跌倒和诱发骨折的危险因素。

5. 药物

噻唑烷二酮类为过氧化物酶体增殖物活化受体γ激动剂。在骨髓中,成骨细胞与脂肪细胞均来源于间充质干细胞,而高表达过氧化物酶体增生物激活受体的间充质干细胞向脂肪细胞表达,且抑制成骨细胞的生成。

6. 1,25-(OH)2VD3(1,25-二羟维生素D_3)

持续高血糖、胰岛素分泌不足、低身体质量等众多原因,导致机体钙、磷代谢紊乱,打破机体钙调激素的平衡,1,25-(OH)2VD3减少。一方面使肠道对钙、磷吸收减少,尿钙排出增加,血钙降低,骨钙入血,溶骨作用增强,促进骨质疏松;另一方面促进成骨细胞凋亡,而低血钙促进甲状旁腺激素升高,刺激破骨细胞的前体细胞向成熟破骨细胞分化,从而造成骨质疏松。

围手术期血糖管理

糖尿病患者在接受手术时,围术期风险较非糖尿病患者明显增加。因为糖尿病患者往往同时患有许多别的疾病,这些合并症包括视网膜病变、肾病、神经病变、术后可有伤口愈合迟缓、卒中、心肌梗死、吸入性肺炎和猝死。而且控制欠佳的糖尿病能够导致严重的代谢异常,包括糖尿病酮症酸中毒和高血糖性非酮症状态,甚至死亡。有文献报道,合并糖尿病的病人术后死亡率较非糖尿病病人增高5倍。

一、围手术期高血糖的病因及发病机制

1. 应激性高血糖

1) 内分泌调节异常应激使下丘脑—垂体—肾上腺轴(LHPA轴)兴奋增加,众多胰岛素负调节激素分泌增加,包括糖皮质激素、胰高血糖素、生长激素、儿茶酚胺等,可直接使血糖升高并抑制胰岛素的作用。

2) 细胞因子的大量释放参与血糖增高的细胞因子有肿瘤坏死因子-α(TNF-α)、白细胞介素-1(IL-1)、白细胞介素-6(IL-6)等。研究证实,多种细胞因子所组成的网络可以对胰岛素作用产生影响,并在应激性胰岛素抵抗的发生中起一定作用。

2. 医源性高血糖

手术前后治疗过程中含糖液体输入过多,或器官功能障碍不能代谢造成血糖升高。一些药物也可引起血糖升高,如皮质激素、生长激素、血管活性药物,儿茶酚胺及噻嗪类利尿药等。

3. 糖尿病和隐性糖尿病

有糖尿病的外科患者比例增多,且围手术期糖尿病患者的血糖高低与预后有密切的相关性。值得注意的是,相当一部分患者的隐性糖尿病是在围手术期首次发现,这可借助糖化血红蛋白检测发现。

二、围手术期血糖控制目标

糖尿病患者的术前血糖应个体化管理:①择期手术者空腹血糖应控制在7.0～10.0 mmol/L;②急诊手术者随机血糖应<14.0 mmol/L;③对接受眼科手术者的血糖要求严格,应控制在5.8～6.7 mmol/L;④如空腹血糖>10 mmol/L,随机血糖>13.9 mmol/L或糖化血红蛋白(HbA1C)水平>9%,推迟非急诊手术;⑤合并酮症酸中毒或高渗性昏迷者,禁忌手术。2009年,美国内分泌协会、糖尿病协会和心胸外科协会先后发布了血糖控制推荐目标:手术中<8.3 mmol/L,或随机<10.0 mmol/L;围手术期餐前<7.8 mmol/L,或随机<10.0 mmol/L。

急诊手术的糖尿病患者:①应同时检测血糖和酮体水平。如患者随机血糖>14.0 mmol/L,可予0.9%氯化钠注射液+小剂量胰岛素每小时(0.10～0.15 U/kg)静脉滴注,使血糖以每小时4.0～6.0 mmol/L的速度平稳降至理想范围;②如合并酮症酸中毒或高渗性昏迷,应先纠正代谢紊乱,至血糖<14.0 mol/L、酮体消失、渗透压和pH值恢复正常后方可手术。

三、胰岛素泵在围手术期糖尿病中的应用

胰岛素泵自应用于临床以来,已经成为糖尿病患者强化降糖治疗的一种极为有效的措施。胰岛素泵模拟了正常人体胰岛素的生理分泌模式,是一种24 h自动连续输注胰岛素的装置,胰岛素泵的主要优点在于可以分时段设置胰岛素基础量和临时餐前大剂量,按时段制定合理的基础输入量可以有效和良好控制空腹血糖,同时餐前大剂量的设定可更好的模拟正常生理条件下胰岛素的第一时相分泌,从而纠正糖尿病患者胰岛素分泌的高峰缺失或延迟,维

持餐后血糖正常。

胰岛素泵治疗控制血糖在围手术期具有以下优点:(1)胰岛素泵模拟生理性胰岛素分泌形式,分为基础量及餐前大剂量,使全天胰岛素在体内分布均匀,控制血糖较传统多次皮下注射预混胰岛素更为快速和稳定,能较快减轻高血糖对胰岛B细胞的毒性作用,改善胰岛细胞功能。(2)术中或术后禁食的患者,可给予小剂量基础量维持,解决了因患者不能进食而停用皮下注射胰岛素调整血糖的困难。(3)胰岛素泵治疗更为安全,减少了黎明现象及低血糖的发生,这是因为每日胰岛素的总用量少于皮下注射预混胰岛素,降低了高胰岛素血症。(4)胰岛素泵治疗可以明显缩短术前血糖调整期,从而减少住院时间,减轻患者的经济负担;且胰岛素泵体积小,佩戴方便,操作简单,避免了多次、多部位皮下注射,消除了患者的恐惧。

内分泌代谢性骨病
原发性甲状旁腺功能亢进

一、定义

甲状旁腺功能亢进症常分为原发性、继发性和三发性三类。本文主要讲述原发性甲旁亢。

1. 原发性甲状旁腺功能亢进症(primary hyperparathyroidism,PHPT)简称原发甲旁亢,系甲状旁腺组织原发病变致甲状旁腺激素(parathyroid hormone,PTH)分泌过多导致的一组临床症候群,包括高钙血症、肾钙重吸收和尿磷排泄增加、肾结石、肾钙质沉着症和以皮质骨为主骨吸收增加等。病理以单个甲状旁腺腺瘤最常见,少数为甲状旁腺增生或甲状旁腺癌。

2. 继发性甲状旁腺功能亢进症(secondary hyperparathyroidism,SHPT)简称继发性甲旁亢,常为各种原因导致的低钙血症刺激甲状旁腺增生肥大、分泌过多PTH所致,见于慢性肾病、骨软化症、肠吸收不良综合征、维生素D缺乏与羟化障碍等疾病。

3. 三发性甲状旁腺功能亢进症(tertiary hyperparathyroidism)简称三发性甲旁亢,是在继发性甲旁亢基础上,由于腺体受到持久刺激,发展为功能自主的增生或肿瘤,自主分泌过多PTH所致,常见于慢性肾病和肾脏移植后。

二、病因及病理生理机制

(一) 病因

1. 家族性/综合征性 PHPT

此类 PHPT 多为单基因病变,由抑癌基因失活或原癌基因活化引起。

2. 散发性 PHPT

甲状旁腺腺瘤或腺癌多为单克隆性新生物,由某一个甲状旁腺细胞中原癌和/或抑癌基因发生改变所致,但其原因并不完全清楚,少数患者在发病前数十年有颈部外照射史,或有锂剂使用史。部分腺瘤细胞中存在染色体异常。

(二) 病理生理机制

PHPT 的主要病理生理改变是甲状旁腺分泌过多 PTH,PTH 与骨和肾脏的 PTH 受体结合,使骨吸收增加,致钙释放入血,肾小管回吸收钙的能力增加,并增加肾脏 1,25-双羟维生素 D3[1,25(OH)2D3]的合成,后者作用于肠道,增加肠钙的吸收,导致血钙升高。当血钙上升超过一定水平时,从肾小球滤过的钙增多,致使尿钙排量增多。PTH 可抑制磷在近端和远端小管的重吸收,对近端小管的抑制作用更为明显。PHPT 时尿磷排出增多,血磷水平随之降低。临床上表现为高钙血症、高钙尿症、低磷血症和高磷尿症。

PTH 过多加速骨的吸收和破坏,长期进展可发生纤维性囊性骨炎,伴随破骨细胞的活动增加,成骨细胞活性也增加,故血碱性磷酸酶水平增高。骨骼病变以骨吸收、骨溶解增加为主,也可呈现骨质疏松或同时伴有佝偻病/骨软化,后者的发生可能与钙摄入减少和维生素 D 缺乏有关。

由于尿钙和尿磷排出增加,磷酸钙、草酸钙等钙盐沉积而形成肾结石、肾钙化,易有尿路感染、肾功能损伤,晚期可发展为尿毒症,此时血磷水平可升高。

血钙过高导致迁移性钙化,钙在软组织沉积,引起关节痛等症状。高浓度钙离子可刺激胃泌素分泌,胃壁细胞分泌胃酸增加,形成高胃酸性多发性胃十二指肠溃疡;高浓度钙离子还可激活胰腺管内胰蛋白酶原,引起自身消化,导致急性胰腺炎。

PTH 过多还可抑制肾小管重吸收碳酸氢盐,使尿呈碱性,不仅可导致肾结石的形成,部分患者还可引起高氯性酸中毒,后者可增加骨矿盐的溶解,加重骨吸收。

三、临床表现

PHPT临床表现可累及机体的多个系统,具体如下:

(一) 非特异性症状

乏力、易疲劳、体重减轻和食欲减退等。

(二) 骨骼

常表现为全身性弥漫性、逐渐加重的骨骼关节疼痛,承重部位骨骼的骨痛较为突出,如下肢、腰椎部位。病程较长的患者可出现骨骼畸形,包括胸廓塌陷、脊柱侧弯、骨盆变形、四肢弯曲等。患者可有身高变矮。轻微外力引发病理性骨折,或出现自发骨折。纤维囊性骨炎好发于颌骨、肋骨、锁骨及四肢长骨,病变部位容易发生骨折,四肢较大的纤维囊性骨炎病变可能被触及或有压痛。患者的活动能力明显降低,甚至活动受限。牙齿松动或脱落。

(三) 泌尿系统

患者常出现烦渴、多饮、多尿;反复、多发泌尿系结石可引起肾绞痛、输尿管痉挛、肉眼血尿,甚至尿中排沙砾样结石等。患者还易反复罹患泌尿系感染,少数病程长或病情重者可以引发肾功能不全。

(四) 消化系统

患者有纳差、恶心、呕吐、消化不良及便秘等症状。部分患者可出现反复消化道溃疡,表现为上腹疼痛、黑便等症状。部分高钙血症患者可伴发急、慢性胰腺炎,出现上腹痛、恶心、呕吐、纳差腹泻等临床表现,甚至以急性胰腺炎发作起病。

(五) 心血管系统

高钙血症可以促进血管平滑肌收缩,血管钙化,引起血压升高,高血压是PHPT最常见的心血管系统表现,少数PHPT患者可以出现心动过速或过缓、ST段缩短或消失、Q-T间期缩短,严重高钙血症者可出现明显心律失常。

(六) 神经肌肉系统

高钙血症患者可出现淡漠、消沉、烦躁、反应迟钝、记忆力减退,严重者甚至出现幻觉、躁狂、昏迷等中枢神经系统症状。

患者易出现四肢疲劳、肌无力,主要表现为四肢近端为主的肌力下降。部分患者还表现为肌肉疼痛、肌肉萎缩、腱反射减弱。

(七) 精神心理异常

患者可出现倦怠、嗜睡、情绪抑郁、神经质、社会交往能力下降,甚至认知障碍等心理异常的表现。

(八) 血液系统

部分PHPT的患者可以合并贫血。

(九) 其他代谢异常

部分患者可以伴有糖代谢异常,表现为糖耐量异常、糖尿病或高胰岛素血症。

四、实验室检查

PHPT特征性实验室检查是高钙血症、低磷血症、高钙尿症、高磷尿症和高PTH血症。

(一) 血清钙和血游离钙

1 血清钙(总钙,通常称血钙)

PHPT时血钙水平可呈现持续性增高或波动性增高,少数患者血钙值持续正常(正常血钙PHPT),因此必要时需反复测定。判断血钙水平时应注意使用血清白蛋白水平校正。血清白蛋白浓度低于40 g/L(4 g/dL)时,每降低10 g/L(1.0 g/dL)会引起血钙水平降低0.20 mmol/L(0.8 mg/dL)。

计算方法:经血清白蛋白校正血钙(mg/dL)=实测血钙(mg/dL)+0.8×[4.0-实测血清白蛋白(g/dL)]

2 正常人血游离钙水平为(1.18±0.05)mmol/L。

血游离钙测定结果较血总钙测定对诊断高钙血症更为敏感,且不受白蛋白水平的影响。因设备条件尚不普及,不作为确诊高钙血症的常规检查项目。

(二) 血清磷

低磷血症是PHPT的生化特征之一。如出现高磷血症常提示肾功能不全或高磷摄入。甲旁亢时,由于PTH的作用使肾脏对碳酸氢盐的重吸收减少,对氯的重吸收增加,会导致高氯血症,血氯/磷比值会升高,通常>33。

(三) 血清碱性磷酸酶

高碱性磷酸酶血症是 PHPT 的又一特征。血碱性磷酸酶增高往往提示存在骨骼病损,骨碱性磷酸酶升高更为特异,其水平愈高,提示骨病变愈严重或并存佝偻病/骨软化症。

(四) 尿钙

多数 PHPT 的患者尿钙排泄增加。

(五) 血肌酐(Cr)和尿素氮(BUN)水平

测定血 Cr 和 BUN 等肾功能检查有助于原发性与继发性和三发性甲旁亢的鉴别。Cr 和 BUN 水平升高亦可见于甲状旁腺功能亢进症伴脱水或伴肾脏损伤害。

(六) 血甲状旁腺素(PTH)

PTH 在血循环中主要有 4 种存在形式。1. 完整的 PTH1-84,占 5%～20%,具有生物活性。2. N 端 PTH1-34(即 PTH-N),也具有生物活性,量很少。3. C 端 PTH56-84(即 PTH-C,其中又可分为若干种不同长度的片段)。4. 中段 PTH(即 PTH-M)。后二者占 PTH 的 75%～95%,半衰期长,但无生物活性。前二者半衰期短,不超过 10 min。目前多采用免疫放射分析法(immunoradiometric assay, IRMA)或免疫化学发光法(immuno chemiluminometric assay, ICMA)所测定的"完整(intact)"PTH。

(七) 血维生素 D

PHPT 的患者易出现维生素 D 缺乏,合并佝偻病/骨软化症时可能伴有严重的维生素 D 缺乏,血清 25-羟维生素 D 水平低于 20 ng/mL,甚至低于 10 ng/mL。而由于过多 PTH 的作用,血液中的 1,25(OH)2D3 的水平则可能高于正常。

上述指标的参考范围因实验室及检测方法的不同可能存在差异。

五、影像及定位检查

(一) 骨骼病变

1. 骨骼 X 线检查

主要有骨质疏松、骨质软化、骨质硬化、骨膜下吸收及骨骼囊性变等。另外,本病可累及关节,出现关节面骨质侵蚀样改变。

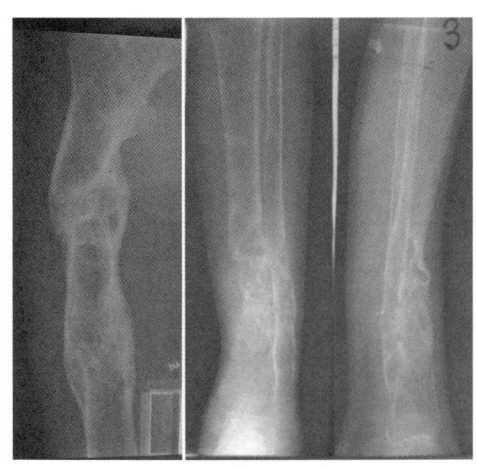
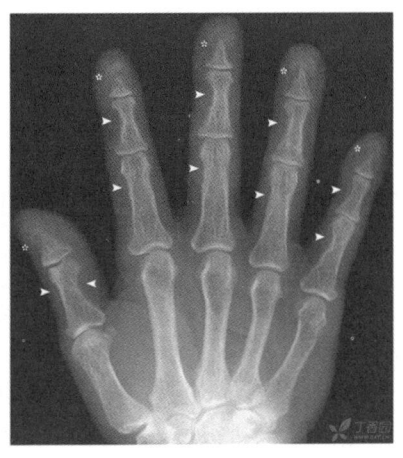

2. 骨显像

轻度 PHPT 病例骨显像可以表现为正常,严重的 PHPT 病例中,可见到典型代谢性骨病的骨显像特征:中轴骨示踪剂摄取增高;长骨示踪剂摄取增高;关节周围示踪剂摄取增加;颅骨和下颌骨示踪剂摄取增加,呈"黑颅";肋软骨连接处放射性增高,呈"串珠状";胸骨柄和胸骨体侧缘示踪剂摄取增加,呈"领带征";肾影变淡或消失。骨显像有时可见到软组织多发异位钙化,多位于肺、胃、肾脏、心脏和关节周围,钙化灶可呈迁徙性,甲状旁腺肿物切除后可消退。

(二) 泌尿系统影像学评估

15%~40%的 PHPT 患者可发生泌尿系结石。

X 线摄片是最常用的影像学检查,采用腹部平片、排泄性尿路造影、逆行肾盂造影、经皮肾穿刺造影可发现结石。泌尿系超声亦可以发现结石,并能够观察有无肾积水和肾实质萎缩。对于以上 2 种检查不能明确者,可借助 CT 或磁共振尿路成像确定。

(三) 定位检查

1. 颈部超声(含细针穿刺)

(1) 甲状旁腺超声

(2) 超声引导甲状旁腺病灶穿刺液 PTH 测定

2. 放射性核素检查

3. CT 及 MR

4. 选择性甲状腺静脉取血测 PTH

5. 术中 PTH 监测

六、诊断及鉴别诊断

(一) PHPT 的诊断线索

具有以下临床表现时应考虑 PHPT 诊断：

1. 复发性或活动性泌尿系结石或肾钙盐沉积症；

2. 原因未明的骨质疏松症，尤其伴有骨膜下骨皮质吸收和（或）牙槽骨板吸收及骨囊肿形成者；

3. 长骨骨干、肋骨、颌骨或锁骨"巨细胞瘤"，特别是多发性者；

4. 原因未明的恶心、呕吐，久治不愈的消化性溃疡、顽固性便秘或复发性胰腺炎者；

5. 无法解释的精神神经症状，尤其是伴有口渴、多尿和骨痛者；

6. 阳性家族史者以及新生儿手足搐搦症患儿的母亲；

7. 长期应用锂制剂而发生高钙血症者；

8. 高钙尿症伴或不伴高钙血症者；

9. 补充钙剂、维生素 D 制剂或应用噻嗪类利尿剂时出现高钙血症者。

(二) 诊断

根据病史、骨骼病变、泌尿系统结石和高血钙的临床表现，以及高钙血症和高 PTH 血症并存可做出定性诊断（血钙正常的原发性甲旁亢例外）。此外，血碱性磷酸酶水平升高，低磷血症，尿钙和尿磷排出增多，X 线影像的特异性改变等均支持原发性甲旁亢的诊断。定性诊断明确后，可通过超声、放射性核素扫描等有关定位检查了解甲状旁腺病变的部位完成定位诊断。

(三) 鉴别诊断

主要包括与其他类型甲旁亢的鉴别及临床表现鉴别。

1. 与其他类型甲旁亢的鉴别

（1）继发性甲旁亢：是指甲状旁腺受到低血钙刺激而分泌过量的 PTH 以提高血钙的一种慢性代偿性临床综合征，其血钙水平为低或正常。常见的原因有慢性肾功能不全、维生素 D 缺乏、肠吸收不良综合征、妊娠和哺乳等。

（2）三发性甲旁亢：是在长期继发性甲旁亢的基础上，受到强烈和持久刺激的甲状旁腺组织已发展为功能自主的增生或腺瘤，血钙水平超出正常，常需要手术治疗。

(3) 异位甲状旁腺功能亢进症(ectopic hyperparathyroidism/ectopic secretion of PTH,简称异位甲旁亢):指由某些非甲状旁腺肿瘤自主分泌过多的PTH(而非PTHrP)所引起的甲状旁腺功能亢进症。导致异位甲旁亢的肿瘤有肺癌、卵巢癌、胰腺癌、肝癌、甲状腺乳头状癌等。

2. 临床表现的鉴别

(1) 高钙血症的鉴别诊断:首先,如血白蛋白水平不正常则需通过公式计算校正后的血总钙或通过游离钙的测定确定高钙血症的诊断。其次,根据同时测定的血 PTH 水平初步判断高钙血症的病因:若 PTH 降低,考虑恶性肿瘤、结节病、甲状腺功能亢进症和维生素 D 中毒等原因;若 PTH 正常或升高,需排除与噻嗪类利尿剂或锂制剂使用相关高钙血症。还可进一步测定钙清除率/肌酐清除率比值,若比值＞0.01,可初步明确原发性甲旁亢的诊断;若比值＜0.01 需考虑家族性低尿钙高钙血症。

(2) 骨骼病变的鉴别诊断:有骨痛、骨折或骨畸形表现的患者需要与原发性骨质疏松症、佝偻病/骨软化症、肾性骨营养不良、骨纤维异常增殖症等疾病鉴别,主要根据病史、体征、X 线的表现以及实验室检查。

(3) 泌尿系结石的鉴别诊断:本病常以反复发作的单侧或双侧泌尿系结石起病,可通过详细的病史询问、体格检查、血生化及尿液检验,影像诊断、结石成分的分析与其他导致泌尿系结石的疾病进行鉴别。

七、治疗

PHPT 的治疗包括手术治疗和药物治疗。

(一) 手术治疗

手术为 PHPT 首选的治疗方法。手术指证包括:

1. 有症状的 PHPT 的患者;

2. 无症状的 PHPT 的患者合并以下任一情况:

(1) 高钙血症,血钙高于正常上限 0.25 mmol/L(1 mg/dL);

(2) 肾脏损害,肌酐清除率低于 60 mL/min;

(3) 任何部位骨密度值低于峰值骨量 2.5 个标准差(T 值＜-2.5),或出现脆性骨折;

(4) 年龄小于 50 岁;

(5) 患者不能接受常规随访。

3. 无手术禁忌证,病变定位明确者不符合上述手术指征的 PHPT 患者,是否需要手术治疗存在争议,手术干预需要依据个体化原则,可依据患者年龄、预期寿命、手术风险、手术意愿和靶器官损害风险等因素综合考虑。

术后监测和随访:病变甲状旁腺成功切除后,血钙及 PTH 在术后短期内降至正常,甚至出现低钙血症。术后定期复查的时间为 3～6 个月 1 次,病情稳定者可逐渐延长至每年 1 次。随访观察的内容包括症状、体征、血钙、血磷、骨转换指标、PTH、肌酐、尿钙和骨密度等。

(二) 药物治疗

PHPT 患者如出现严重高钙血症甚至高钙危象时需及时处理。对于不能手术或拒绝手术的患者可考虑药物治疗及长期随访。

1. 高钙血症

治疗高钙血症最根本的办法是去除病因,即行病变甲状旁腺切除术。对高钙血症的治疗取决于血钙水平和临床症状。通常对轻度高钙血症患者和无临床症状的患者,暂无需特殊处理;对出现症状和体征的中度高钙血症患者,需积极治疗。当血钙＞3.5 mmol/L 时,无论有无临床症状,均需立即采取有效措施降低血钙水平。治疗原则包括扩容、促进尿钙排泄、抑制骨吸收等。

(1) 扩容、促尿钙排泄:高钙血症时由于多尿、恶心、呕吐引起的脱水非常多见,因此需首先使用生理盐水补充细胞外液容量。充分补液可使血钙降低 0.25～0.75 mmol/L。补充 0.9％氯化钠注射液一是纠正脱水,二是通过增加肾小球钙的滤过率及降低肾脏近、远曲小管对钠和钙的重吸收,使尿钙排泄增多。但老年患者及心肾功能不全的患者使用时需慎重。细胞外液容量补足后可使用呋塞米(速尿)。速尿和利尿酸钠可作用于肾小管髓袢升支粗段,抑制钠和钙的重吸收,促进尿钙排泄,同时防止细胞外液容量补充过多。速尿的应用剂量为 20～40 mg 静脉注射;当给予大剂量速尿加强治疗时需警惕水、电解质紊乱。由于噻嗪类利尿药可减少肾脏钙的排泄,加重高钙血症,因此绝对禁忌。

(2) 应用抑制骨吸收药物:此类药物的早期使用可显著降低血钙水平,并可避免长期大量使用生理盐水和速尿造成的水及电解质紊乱。

① 双磷酸盐:静脉使用双磷酸盐是迄今为止最有效的治疗高钙血症的方法。高钙血症一经明确,应尽早开始使用,起效需 2～4 d,达到最大效果需 4～7 d,大部分患者血钙能降至正常水平,效果可持续 1～3 周。国内目前用于临

床的为帕米膦酸钠（pamidronate）、唑来膦酸（zoledronic acid）和伊班膦酸钠（ibandronate）。

② 降钙素：降钙素起效快，不良反应少，但效果不如双磷酸盐显著。使用降钙素 2～6 h 内血钙可平均下降 0.5 mmol/L。但其降低血钙的效果存在逸脱现象（多在 72～96 h 内发生），不适于长期用药。故降钙素多适用于高钙危象患者，短期内可使血钙水平降低，用于双磷酸盐药物起效前的过渡期。

③ 其他：对于上述治疗无效或不能应用上述药物的高钙危象患者，还可使用低钙或无钙透析液进行腹膜透析或血液透析，治疗顽固性或肾功能不全的高钙危象，可达到迅速降低血钙水平的目的。此外，卧床的患者应尽早活动，以避免和缓解长期卧床造成的高钙血症。

2. 长期治疗

（1）不能手术或不接受手术的患者

对不能手术或不接受手术的 PHPT 患者的治疗旨在控制高钙血症、减少甲旁亢相关并发症。应适当多饮水，避免高钙饮食，尽量避免使用锂剂、噻嗪类利尿剂。药物治疗适用于不能手术治疗、无症状 PHPT 患者，包括双磷酸盐、雌激素替代治疗（HRT）、选择性雌激素受体调节剂（SERM）及拟钙化合物。

（2）术后药物治疗

低钙血症是病变甲状旁腺切除术后常见的并发症之一。术后低钙血症的原因主要是相对的、瞬时甲状旁腺功能不足。因此这种低钙血症通常是一过性的，术前功能受抑制的正常甲状旁腺，术后能够逐渐恢复功能，使血钙恢复正常。

骨饥饿综合征（hungry bone syndrome, HBS）多见于术前骨骼受累严重者，术后随着钙、磷大量沉积于骨组织，出现低钙血症、低磷血症，导致手足搐搦，甚者危及生命。严重低钙血症者需要补充大量钙剂。维生素 D 的补充对缓解低钙血症也是有益的。

八、预后

手术切除病变的甲状旁腺后高钙血症及高 PTH 血症即被纠正，骨吸收指标的水平迅速下降。术后 1～2 周骨痛开始减轻，6～12 个月明显改善。多数术前活动受限者于术后 1～2 年可以正常活动并恢复工作。骨密度在术后显著增加,以术后第 1 年内增加最为明显。文献报告成功的 PHPT 手术后泌尿系统结石的发生率可减少 90%,而剩余 5%~10% 的结石复发者可能存在甲旁亢以外的因素。已形成的结石不会消失,已造成的肾功能损害也不易恢复,部分患者高血压程度可能较前减轻或恢复正常。

痛风与骨质疏松

一、概述

痛风(gout)是一种单钠尿酸盐沉积所致的晶体相关性关节病,与嘌呤代谢紊乱及(或)尿酸排泄减少所致的高尿酸血症直接相关。痛风特指急性特征性关节炎和慢性痛风石疾病,可并发肾脏病变,重者可出现关节破坏、肾功能受损,也常伴发其他代谢性疾病,如腹型肥胖、高脂血症、高血压、2 型糖尿病以及心血管疾病。

二、临床表现

1. 急性发作期

发作前可无先兆,典型发作者常于深夜被关节痛惊醒,疼痛进行性加剧,在 12 点左右达到高峰,呈撕裂样、刀割样或咬噬样,难以忍受。受累关节红肿灼热、皮肤紧绷、触痛明显、功能受限。多于数天或数周内自行缓解,恢复正常。首次发作多侵犯单关节,以上发生在第一跖趾关节,在以后的病程中,90% 患者累及该部位。足背、足跟、踝、膝等关节也可受累。

部分患者可有发热、寒战、头痛、心悸、恶心等全身症状,可伴有白细胞升高、红细胞沉降率增快。

2. 间歇发作期

急性关节炎缓解后一般无明显后遗症状,有时仅有患部皮肤色素沉着、脱屑、刺痒等。多数患者在初次发作后一年内复发,随着病情的进展,发作次数逐渐增多,症状持续时间延长,无症状间歇期缩短,甚至症状不能完全缓解,且受累关节逐渐增多。从下肢向上肢、从远端小关节向大关节发展,出现指、腕、肘等关节受累,少数患者可影响到肩、髋、骶髂、胸锁或脊柱关节,也可累及关节周围滑囊、肌腱、腱鞘等部位,症状和体征渐趋不典型。

3. 慢性痛风石病变期

皮下痛风石和慢性痛风石性关节炎是长期显著的高尿酸血症未获满意控制,体内尿酸池明显扩大,大量晶体沉积于皮下、关节滑膜、软骨、骨质及关节周围软组织的结果。皮下痛风石发生的典型部位是耳廓,也常见于反复发作的关节周围,以及鹰嘴、跟腱、髌骨滑囊等处。外观为皮下隆起的大小不一的黄白色赘生物,皮肤表面菲薄,破溃后排出白色粉状或糊状物,经久不愈。皮下痛风石常与慢性痛风石性关节炎并存。关节内大量沉积的痛风石可造成关节骨质破坏、关节周围组织纤维化、继发退行性改变等。临床表现为持续关节肿痛、压痛、畸形、功能障碍。慢性期症状相对缓和,但也可有急性发作。

4. 肾脏病变

(1) 慢性尿酸盐肾病:微小的尿酸盐晶体沉积于肾间质,特别是肾髓质部乳头处,导致慢性肾小管—间质性肾炎,引起肾小管萎缩变形、间质纤维化,严重者可引起肾小球缺血性硬化。临床表现为尿浓缩功能下降,出现夜尿增多、低比重尿、小分子蛋白、白细胞尿、轻度血尿及管型等。晚期可致肾小球滤过功能下降,出现肾功能不全及高血压、水肿、贫血等。

(2) 尿酸性尿路结石:尿中尿酸浓度增加呈过饱和状态,在泌尿系统沉积并形成结石。在痛风患者中的发生率在 25% 以上,且可能出现于痛风关节炎发生之前。结石较小者呈砂砾状随尿排出,可无明显症状;较大者可阻塞尿路,引起肾绞痛、血尿、排尿困难、泌尿系感染、肾盂扩张、积水等。

(3) 急性尿酸性肾病:血及尿中尿酸水平急骤升高,大量尿酸结沉积于肾小管、集合管等处,造成急性尿路梗阻临床表现为少尿、无尿,急性肾功能衰竭;尿中可见大量尿酸晶体。这种情况在原发性痛风中少见,多由恶性肿瘤及放化疗所引起。

三、辅助检查

1. 血尿酸的测定:流行病学研究显示成年男性血尿酸值为 35～70 mg/L(1 mg/L=5.945 umol/L)。女性为 25～60 mg/L,绝经期后接近男性。由于血尿酸受多种因素影响而波动,应反复测定。

2. 尿尿酸的测定:低嘌呤饮食 5 日后,24 h 尿尿酸排泄量>600 mg 为尿酸生成过多型(10%);<600 mg 提示尿酸排泄减少型(约占 90%),但不能除

外同时存在两方面缺陷的情况。在正常饮食情况下,尿尿酸排泄量以 800 mg 进行区分。这项检查对有痛风家族史、年龄较轻、血尿酸水平明显升高、伴有肾结石的患者更为必要。通过检测,可初步判定高尿酸血症的生化分型,有助于降尿酸药物选择及判断尿路结石的性质。

3. 影像学检查:急性发作期仅见受累关节周围非对称性软组织肿胀。反复发作的间歇期可出现一些不典型的放射学改变,慢性痛风石病变期可见 MSU 晶体沉积造成关节软骨下骨质破坏,出现偏心性圆形或卵圆形囊性病变,甚至呈虫噬样、穿凿样缺损,边界较清,相邻的骨皮质可膨起或骨刺样翘起。重者可使关节面破坏,造成关节半脱位或脱位,甚至病理性骨折;也可破坏软骨,出现关节间隙狭窄以及继发退行性改变、局部骨质疏松等。

4. 超声检查:受累关节的超声检查可发现关节积液、滑膜增生、关节软骨及骨质破坏、关节内或周围软组织的痛风石、钙质沉积等。超声下出现肾髓质特别是锥体乳头部散在强回声光点,则提示尿酸盐肾病,也可发现 X 线下不显影的尿酸性尿路结石。超声波检查还可诊断痛风患者经常伴发的脂肪肝。

5. 尿酸盐检查:偏振光显微镜下表现为 2~10 um 强的负性双折光的针状或杆状的晶体。急性发作期关节滑液中可见白细胞内、外的这种晶体;在痛风石的抽吸物中,也可发现同样晶体;在发作间歇期,曾受累关节的滑液中也有较高的阳性发现率。普通显微镜也可用来观察,但效果较差。

四、诊断要点

原发性痛风的诊断在排除继发性因素后,还应包括病程分期、生化分型、是否并发肾脏病变、是否伴发其他相关疾病等内容。痛风各期的诊断常有赖于急性发作史,因此急性痛风性关节炎的诊断最为重要。

1. 诊断特点

1) 特征性关节炎

多见于中老年男性,部分患者发作前存在明确的诱因,包括进食高嘌呤食物、酗酒、饥饿、疲劳、受凉、外伤、手术等。自限性的急骤进展的关节炎,特别是累及第一跖趾关节时,高度提示痛风。反复发作多年后,关节炎呈慢性化,并可出现皮下痛风石。

2) 高尿酸血症

血尿酸升高是痛风发生的最重要的生化基础和最直接的危险因素。随着血尿酸水平的增高,痛风的患病率也逐渐升高,然而大多数高尿酸血症并不发展为痛风。少部分急性期患者,血尿酸水平也可在正常范围,因此,高尿酸血症不能等同于痛风。仅依据血尿酸水平既不能确定诊断、也不能排除诊断。只有特征性关节炎伴高尿酸血症时,才有助于痛风的临床诊断。

3) 查找 MSU 晶体:关节滑液或痛风石抽吸物中发现并经鉴定为特异性 MSU 晶体,是确诊痛风的金标准。对一些不典型的炎性关节炎,在关节滑液中查找晶体更为必要。同时应进行革兰染色涂片和病原菌培养,以除外感染性关节炎。

4) 影像学检查:急性期或早期痛风仅有非对称性软组织肿胀,X线检查对诊断帮助不大,对慢性痛风石性痛风可见特征性改变,有助于诊断。同时影像学检查可用于痛风的鉴别诊断。

5) 肾脏病变大:约 30% 的痛风患者可出现肾脏病变,主要表现为慢性尿酸盐肾病、尿酸性尿路结石等。除尿常规、肾功能检查外,超声波检查有助于发现肾脏受损情况。

2. 诊断与鉴别诊断

1) 急性痛风性关节炎

急性痛风性关节炎是痛风的主要临床表现,常为首发症状。反复发作的急性关节炎、无症状的间歇期、高尿酸血症,对秋水仙碱治疗有特效的典型病例,临床诊断并不困难,然而也有不典型起病者。在关节滑液或痛风石中检测到 MSU 晶体可以确诊。同时应与蜂窝织炎、丹毒、感染化脓性关节炎、创伤性关节炎、反应性关节炎、假性痛风等相鉴别。

2) 间歇期痛风

此期为反复急性发作之间的缓解状态,通常无明显关节症状,因此间歇期的诊断有赖于既往急性痛风性关节炎反复发作的病史及高尿酸血症。部分病史较长、发作较频繁的受累关节可出现轻微的影像学改变。此期在曾受累关节滑液中发现 MSU 晶体,可确诊。

3) 慢性期痛风

皮下痛风石多于首次发作 10 年以上出现,是慢性期标志。反复急性发作多年,受累关节肿痛等症状持续不能缓解,结合骨关节的 X 线检查及在痛风石抽吸物中发现 MSU 晶体,可以确诊。此期应与类风湿关节炎、强直性脊柱炎、银屑病关节炎、骨关节炎、骨肿瘤等相鉴别。

4) 肾脏病变

慢性尿酸盐肾病可有夜尿增多,出现尿比重和渗透压降低、轻度红白细胞尿及管型、轻度蛋白尿等,甚至肾功能不全。此时应与肾脏疾病引起的继发性痛风相鉴别。尿酸性尿路结石则以肾绞痛和血尿为主要临床表现,X 线片大多不显影,而 B 超检查则可发现。对于肿瘤广泛播散或接受放射治疗、化学治疗的患者突发急性肾功能衰竭,应考虑急性尿酸性肾病,其特点是血及尿中尿酸急骤且显著升高。

五、治疗方案及原则

痛风治疗的目的:①迅速有效地缓解和消除急性发作症状;②预防急性关节炎复发;③纠正高尿酸血症,促使组织中沉积的尿酸盐晶体溶解,并防止新的晶体形成,从而逆转和治愈痛风;④治疗其他伴发的相关疾病。

痛风最佳治疗方案应包括非药物治疗和药物治疗方面。必要时可选择剔除痛风石,对残毁关节进行矫形等手术治疗,以提高生活质量。

1. 非药物治疗

患者的教育、适当调整生活方式和饮食结构是痛风长期治疗的基础。

① 避免高嘌呤饮食

② 对于肥胖者,建议采用低热量、平衡膳食、增加运动量,以保持理想身体质量。

③ 严格戒饮各种酒类,尤其是啤酒。

④ 每日饮水应在 2000 mL 以上,以保持尿量。

2. 药物治疗

应按照临床分期进行,并遵循个体化原则。

1) 急性发作期的治疗

以下 3 类药物均应及早、足量使用,见效后逐渐减停。急性发作期不开始进行降尿酸治疗,已服用降尿酸药物者发作时不需停用,以免引起血尿酸波动,延长发作时间或引起转移性发作。

① 非甾体类抗炎药(NSAIDS)。

② 秋水仙碱

③ 糖皮质激素治疗急性痛风有明显的疗效。通常用于不能耐受、秋水仙碱或肾功能不全者。

2) 间歇期和慢性期的治疗

治疗目标是使血尿酸,以减少或清除体内沉积的晶体。目前临床应用的降尿酸药物主要有抑制尿酸生成药和促进尿酸排泄药,均应在急性发作平息至少2周后,从小剂量开始,逐渐加量。根据降尿酸的目标水平在数月内调整至最小有效剂量并长期甚至终身维持。

在开始使用降尿酸药物同时,服用低剂量秋水仙碱或 NSAIDS 至少1个月,以起到预防急性关节炎复发的作用。

① 抑制尿酸生成药:通过抑制黄嘌呤氧化酶,阻断次黄嘌呤、黄嘌呤转化为尿酸,从而降低血尿酸水平。广泛用于原发性及继发性高尿酸血症,尤其是尿酸产生过多型或不宜使用促尿酸排泄药者。目前我国这类药物有别嘌醇和非布司他两种。

② 促尿酸排泄药:主要通过抑制肾小管重吸收,增加尿酸排泄,从而降低血尿酸。主要用于尿酸排泄减少型,以及对别嘌醇过敏或疗效不佳者。肾功能异常影响其疗效。由于这类药物可使尿中尿酸含量增高,一般慎用于存在尿路结石或慢性尿酸盐肾病的患者,急性尿酸性肾病禁用。在用药期间,特别是开始用药数周内应碱化尿液并保持尿量。常用的药物有丙磺舒和苯溴马隆等。

③ 碱性药物:尿中的尿酸存在非离子化(即游离尿酸)和离子化(即尿酸盐)2种形式,作为弱有机酸,尿酸在碱性环境中可转化为溶解度更高的尿酸盐,利于肾脏排泄,减少尿酸沉积造成的肾脏损害。痛风患者的尿 pH 值往往低于健康人,因此在降尿酸治疗的同时通过下列药物碱化尿液,特别是在开始服用促尿酸排泄药期间,应定期监测尿 pH 值,使之保持在6.5左右。同时保持尿量,是预防和治疗痛风相关肾脏病变的必要措施。常用的药物有碳酸氢钠片。

3) 肾脏病变的治疗

痛风相关的肾脏病变均是降尿酸药物治疗的指征,应选用别嘌醇,同时均应碱化尿液并保持尿量。慢性尿酸盐肾病如需利尿时,避免使用影响尿酸排泄的噻嗪类利尿剂及呋塞米、利尿酸等,其他处理同慢性肾炎如果出现肾功能不全,可行透析治疗,必要时可做肾移植。对于尿酸性尿路结石,经过合理的降尿酸治疗,大部分可溶解或自行排出,体积大且固定者可行体外冲击碎石、内镜取石或开放手术取石。对于急性尿酸性肾病这一急危重症,迅速有效地降低急骤升高的血尿酸,除别嘌醇外,尿酸酶的使用是正确选择,其他处理同急性肾功能衰竭。

4) 相关疾病的治疗

痛风常伴发代谢综合征中的一种或数种,这些疾病的存在也增加痛风发生的危险。因此在痛风治疗的同时,应积极治疗相关的伴发疾病。在治疗这些疾病的药物中有些通过增加尿酸清除等机制兼具弱的降血尿酸作用,值得选用,但不主张单独用于痛风的治疗。

①降脂药非诺贝特、阿托伐他汀钙;②降压药氯沙坦钾、氨氯地平。

5) 无症状高尿酸血症的处理原则:

尽管高尿酸血症与痛风性急慢性关节炎、肾脏疾病密切相关,与代谢综合征的其他组分可能存在某些关联,但尚无直接证据表明溶解于血液中的尿酸对人体有害,除非特别严重的或急性血尿酸升高。因此无症状高尿酸血症应以非药物治疗为主,一般不推荐使用降尿酸药物。但在经过饮食控制血尿酸仍高于 90 mg/L 有家族史或伴发相关疾病的血尿酸高于 80 mg/L 的患者,可进行降尿酸治疗。

骨软化症和佝偻病

骨软化症和佝偻病是指新形成的骨基质不能正常矿化的一种代谢性骨病。发生在成人骨髓生长板闭合以后者称为骨软化症,发生在婴幼儿和儿童骨骺生长板闭合以前者称为佝偻病,两者的病因和发病机制基本相同。

一、病因

病因分为以下几类,可以一种或数种合并存在:

1. 饮食中摄入维生素 D 不足或日照缺乏。
2. 维生素 D 需要量增加而未及时补充(如妊娠、哺乳)。
3. 维生素 D 吸收和代谢障碍(如胃肠大部切除术后,慢性肝、胆、胰疾病,肝硬化,先天性 1α 羟化酶缺陷和维生素 D 受体突变等)。
4. 某些肿瘤。

5. 重金属中毒。

6. 遗传性、获得性或肿瘤性低磷血症。

7. 肾病综合征、慢性肾衰竭和肾小管性酸中毒、Fancoin 综合征。

8. 其他：钙缺乏、骨基质生成障碍、高氟摄入及某些药物等。

二、临床表现

（一）症状：

骨软化症的典型表现为骨痛、骨畸形和假性骨折。除腰腿痛、肌无力，行走困难等外，负重后疼痛加重特别明显，轻微损伤碰撞或跌倒后易引起肋骨、脊椎和骨盆骨折。严重病例可有长骨畸形、胸廓和骨盆畸形、驼背。部分患者有手足搐搦和麻木。

病因不同，佝偻病患儿的临床表现和严重程度会有差别。主要表现为骨骼疼痛、畸形、骨折、骨髓增大和生长缓慢。佝偻病患儿的早期表现为情绪异常和发育延迟、继发性身材矮小和畸形，伴多汗、腹胀和便秘，严重者不能站立和行走。低磷性佝偻病常会表现为肌无力和肌张力减低等症状；低钙血症明显时常有手足搐搦；维生素 D 依赖性佝偻病型常有秃发。

（二）体征

主要体征为骨畸形，发生部位以头部、胸部、骨盆和四肢多见。儿童典型体征为方颅、枕秃、鸡胸、串珠肋、亨利氏沟、腕部增大呈手镯样、"O"形或"X"形腿。身材较矮小，可伴贫血和肝肿大。

三、辅助检查

（一）X 线摄片

1. 骨软化症：表现为全身普遍性骨密度降低、畸形（椎体双凹变形、妇女骨盆呈三角形等）和假性骨折（Looser 线），其中以特征性骨畸形和 looser 线的诊断意义较大，部分病例有指骨骨膜下吸收等继发性甲状旁腺功能亢进表现。

2. 佝偻病：主要表现为骨干和骨骺的普通性骨质疏松、皮质变薄、伴病理性骨折、骨骺骨化中心小、边缘模糊、骨骺生长板增厚，干骺边缘模糊呈毛刷状，可出现杯口状凹陷。长骨呈弯曲畸形、常伴膝内翻或外翻。

（二）骨密度测量：可发现普遍性骨密度降低，以皮质骨更为明显。

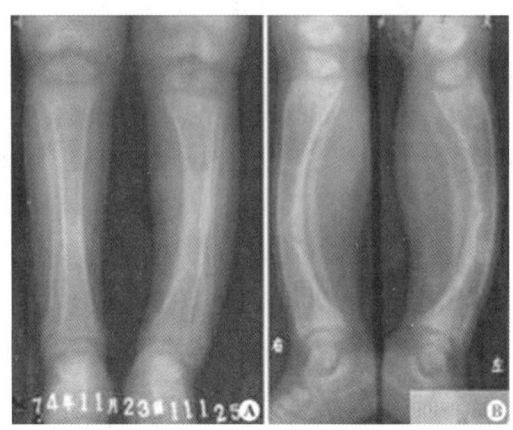

(三) 骨代谢生化指标测定：不同原因所致的骨软化症和佝偻病的改变各异。

1. 以钙和维生素 D 代谢异常为病因者：

(1) 血清钙水平明显降低，同时血磷水平也可能降低，并可伴继发性甲状旁腺功能亢进，因此血甲状旁腺素（PTH）水平增高。

(2) 营养缺乏佝偻病常有血清 25 羟维生素 D 水平降低。

(3) 维生素代谢异常 α 羟化酶缺乏常会出现单纯 1,25 双羟维生素 D3 水平降低，维生素 D 抵抗者 1,25-双羟维生素 D3 的水平升高。

2. 以磷代谢异常为病因者：

(1) 血钙水平通常在正常范围，而特征性的改变为血磷水平显著降低。

(2) 血清 25 羟维生素 D3 水平和 PTH 水平可在正常范围，但也有部分患者血清 1,25 双羟维生素 D3 水平可低于正常范围。

几乎所有的佝偻病或骨软化症患者的血清碱性磷酸酶水平会显著升高。

四、骨软化症(佝偻病)的病因诊断

主要根据病史、临床表现、实验室检查确定。肝肾功能检查、血气分析等有助于诊断。怀疑为遗传性疾病或维生素 D 受体突变时，有条件者可做相应基因的突变分析，明确其分子病因。

五、预防和治疗

(一) 维生素 D：摄入富含维生素 D 的食物，增加日照，补充适量维生素 D 制剂等。维生素 D 缺乏的预防剂量依年龄而定，一般为 400~800 U/d。妊娠及哺乳期可酌情增加,一般的预防处理时间为 3~6 个月。治疗佝偻病:每日口服维生素 D 2 000~4 000 U,待病情明显好转后可减为预防量。不能口服者或严重患者可肌内注射 20 万~30 万 U1 次,3 个月后改预防量。必须注意在口服或肌内注射大剂量维生素 D 前和治疗中,补充钙剂 800~1 000 mg/d,并定期监测血钙、磷和碱性磷酸酶水平,注意随时调整钙剂和维生素 D 用量。如病情不见恢复,应与抗维生素 D 佝偻病相鉴别。

(二) 钙剂:婴儿 0~1 岁,母乳喂养可摄入钙 225 mg/d,适宜摄入量(Adequte intake, AI)为 400 mg/d,人工喂养往往食物含钙更低,更应补钙使 Al 达 400 mg/d。儿童 1~3 岁、4~6 岁、≥7 岁的 AI 分别为 600 mg/d、800 mg/d、800 mg/d。如能早、晚各喝牛奶 250 mL(含钙 300 mg/d),加上其他食物含钙,可达 Al。青少年 11~14 岁,AI 为 1 000 mg/d。成人≥18 岁 AI 为 800 mg/d。老年≥50 岁 AI 为 1 000 mg/d。孕中期 AI 1 000 mg/d,孕晚期及乳母 lA 为 AI 为 1 200 mg/d。成人饮食每日含钙量仅 400~500 mg,应补钙剂(按钙元素量)使之达到 Al。

(三) 其他营养素:骨软化症(或佝偻病)患者往往同时伴有营养不良症及各种维生素缺乏症,可视需要,补充足够蛋白质及多种维生素等。

(四) 其他治疗:积极治疗原发病。肿瘤所致者,尽早摘除肿瘤;高氟摄入者应隔离氟源并行驱氟治疗;药物引起者应停用相应药物;低磷抗维生素 D 软骨病或佝偻病,除补充活性维生素 D 和钙剂外,还应口服中性磷酸盐制剂。肾小管酸中毒者,需要给机体提供足够的 HCO_3^- 对抗过多的 H^+,纠正酸中毒。可予以 $NaHCO_3$ 或者 Shohl 合剂,有严重骨骼畸形者在病情控制的前提下可考虑行矫形手术治疗。

其他代谢性骨病

一、变形性骨炎

变形性骨炎(Paget 骨病)为一种成人的慢性骨骼病,其特征为骨局部代谢过强,骨组织被软化和增大的骨性结构取代。该病是骨重建异常所致的临床综合征,其病变特点是过多的破骨细胞失控后引起高速骨溶解,并导致成骨细胞增多和骨形成过多生成的骨组织结构脆弱。骨盐及胶原的转换率显著增高致使骨局限膨大、疏松易发生病理性骨折;骨周围血管增生或出现骨肉瘤。变形性骨炎的病变侵蚀广泛,全身骨骼均可受累,好发部位是股骨、胫骨、颅骨、脊椎的腰骶部及骨盆。

该病好发于欧洲,亚洲少见。病因可能与病毒感染及遗传有关。

临床表现:多数常无症状,呈隐匿起病。症状有疼痛,僵硬感,易疲劳,骨畸形,头痛,听力减低,头颅增大。常表现为骨骼疼痛,畸形或病理性骨折,骨痛为深部酸痛,偶为剧痛,夜间可加重。疼痛也可由神经受压引起或与骨关节炎有关。决定于病变范围和部位、单骨性或多骨性、有无畸形及合并症等。病变可侵及颅骨,致头颅变形、增大;侵犯颞骨、听骨者可失听;并可累及颅神经;侵及上颌骨可表现狮面;侵及齿槽可引起牙齿松动;侵犯脊柱者除病变处疼痛外,可引起神经根或脊髓受压表现;侵及髋、膝关节者呈现创伤性关节炎的症状;股、胫骨受累者因负重可形成弯曲畸形。

辅助检查:X线检查发现,病变的早期以溶骨为主,后以骨硬化改变为主,中间阶段为混合期,颅骨可呈现棉絮样改变。长骨通常在一端先出现骨溶解区,病变边缘呈楔形,并向另一端发展,呈火焰状。同位素骨扫描可用于本病的诊断,病变部位可见放射性明显浓聚,可以了解病变的范围,发现X线尚未显示的早期病变。Paget病的影像学改变有显著的临床特点,但有时与成骨性或溶骨性肿瘤转移灶难以鉴别时可予CT或MRI检查。不典型病例需要骨活检以明确诊断。

实验室检查:血碱性磷酸酶(ALP)是临床上监测Paget病活动度的最有用的指标。在绝大多数未经治疗的患者中,ALP明显升高。但在单骨或局限性病变的患者中,ALP也可在正常范围内。ALP升高可见于肝源性疾病,偶见其他来源。可通过测定骨源性ALP及尿N-末端肽来评估Paget病的活动度。另外需监测25(OH)D水平,原因有二,一是骨软化症也可存在骨痛及ALP升高,以此鉴别。其二,Paget病在双磷酸盐治疗前需纠正维生素D。

治疗:目前双磷酸盐已成为治疗Paget病的主要药物。双磷酸盐已被证实可以降低骨转换,改善骨痛,促进溶骨性病变的恢复,改善生活质量。但能否阻止长期并发症的发生,目前尚未知晓。骨痛和畸形是Paget病治疗的指征。

二、成骨不全

成骨不全(osteogenesis imperfecta,OI)又称脆骨病。是一组以骨骼脆性增加及胶原代谢紊乱为特征的遗传性全身性结缔组织疾病。其病变不仅限于骨骼,还常常累及其他结缔组织如眼、耳、皮肤、牙齿等,其特点是骨脆性增加、骨关节进行性畸形、蓝巩膜、牙本质发育不全、听力下降及皮肤异常。现已证实所有类型的 OI 都是 I 型胶原的相关基因发生突变而引起的常染色体显性遗传疾病。

OI 典型临床表现为蓝巩膜、骨脆及耳聋三联症。

诊断主要是根据临床和放射学表现,包括:(1)家族病史;(2)蓝色巩膜;(3)骨密度减低或骨脆性增加并易骨折;(4)进行性耳聋;(5)牙本质形成不全等。

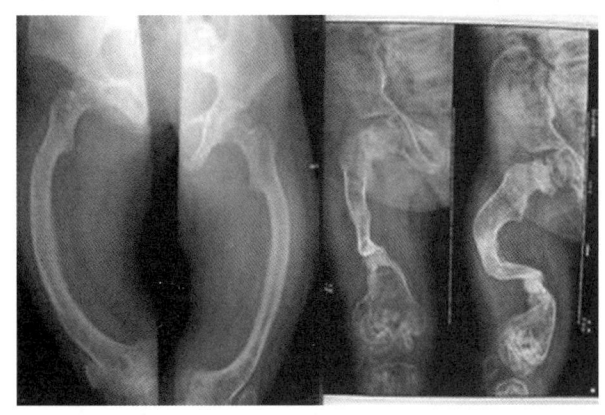

鉴别诊断:(1)佝偻病与骨软化症。早发型 OI 应与佝偻病鉴别,迟发型应与骨软化症鉴别。佝偻病是由于维生素 D 缺乏,钙磷代谢障碍,类骨组织钙化不良所造成的骨骼病变。X 线表现为骨密度普遍减低,长骨可轻度弯曲,干髓端呈"毛刷"状改变,典型者可见佝偻病串珠、Harrison 沟、鸡胸畸形,但无缝间骨及多发骨折。骨软化症好发于哺乳期妇女,骨密度普遍性减低,皮质菲薄,髓腔增宽,骨盆畸形,脊柱侧突及长骨弯曲及形成多数假骨折线等,但无长骨纤细或粗短改变。(2)软骨发育不全。大多表现为出生后发现头大、四肢短、生长迟滞、但智力正常。颜面骨发育障碍,长骨粗短,干髓端如"喇叭"状,椎体变扁,但骨质密度正常,无缝间骨及多发性骨折。(3)甲状旁腺机能亢进。骨质吸收、脱钙,导致普遍性骨密度减低及纤维囊样变,骨钙转移可见泌尿系结石或肾钙盐沉着,但无骨形成障碍及多发性骨折,且其血清钙增高,而磷降低。尿钙磷含量增加。

治疗主要是二膦酸盐类药物、生长激素治疗、外科手术矫正及康复治疗。

三、肾性骨病

肾性骨病(renal osteopathy)系指发生于慢性肾衰(chronic renal failure, CRF)的骨代谢性疾病,以骨质疏松、骨软化、骨性佝偻病、纤维性骨炎、骨硬化、软组织钙化、骨滑脱、骨畸形、骨再生障碍和病理性骨折为临床特征。其可发生在肾脏病变的任何阶段,尿毒症期患者100%有肾性骨病存在,是CRF的重要并发症之一。

肾性骨病的诊断:

肾性骨病临床症状:肾性骨病除原有肾脏病变引起的临床表现外,其自身临床症状不典型,但均有腰腿酸软,全身乏力,伴骨痛,骨畸形(驼背、鸡胸、O型腿、骨盆畸形等),病理性骨折,皮肤瘙痒,肌肉萎缩,多汗,手足搐搦、精神异常及生活不能自理。

肾性骨病化验检查:血钙降低,血磷升高,血碱性磷酸酶异常,血镁升高,血镁降低。尿钙增多,尿磷减少。血铝升高,骨组织中铝的含量是正常人的40～50倍,甚至100倍。

肾性骨病骨X线征:分次检查头颅值、胸片、骨盆、腰椎侧位片等。所有患者可见腰椎、骨盆广泛性骨质脱钙,骨软化,纤维性骨炎。X线是诊断肾性骨病的重要手段,但当X线发现有明显的骨质密度减低时,脱钙往往已在30%以上,此时为病理的中晚期。

肾性骨病骨密度测定:骨密度测定是目前检测肾性骨病可靠的理想的诊断方法。双能X线吸收测定法是80年代末发展起来的最新技术,其可同时测定腰椎、股骨颈、大转子和转子间区4个部位的骨密度,骨密度测定这一检查,可较早期了解临床各种骨矿化紊乱疾病的受损情况,为早期诊断、治疗提供可靠资料。

肾性骨病同位素99m锝骨扫描:同位素99m锝骨扫描检查肾性骨病的机制为显像剂进入骨组织主要是两种形式:一是与无机成分(钙、磷等)交换,二是与有机成分如未成熟的胶原组织相结合。

肾性骨病骨组织活检:骨组织活检是肾性骨病唯一可靠的诊断依据,不仅可作出早期诊断,而且能根据组织学分型进行有针对性的治疗并观察疗效。根据文献报道,肾性骨病病理变化:①骨吸收增强;②纤维性骨炎;③骨样组织增多;④骨改建活跃;⑤铝沉积。以上各种病理变化以不同的结合形式存在于不同病例中,不同的病理变化是与其发病机制有关。根据发病机制,肾性骨病病理组织学类型可分为:①高转换型或Ⅰ型:即 SHPT 性肾性骨病;②低转换型或Ⅱ型:系由铝中毒为主引起的动力缺乏型与骨软化病;③混合型或Ⅲ型:即有高转换型肾性骨病骨损害,又有低转换型肾性骨病骨损害的特点,在不同的患者中二者呈不同的组合。

肾性骨病的治疗原则

控制血磷和补充钙剂:控制血磷和补充钙剂在 CRF 早期就应开始,以达到防止肾性骨病发生。

去铁胺的应用:肾脏是排铝的主要脏器。CRF 患者排铝减少以及透析液中高浓度的铝是铝中毒的主要原因。

钙三醇常规剂量的使用:应用钙三醇预防及治疗高运转型肾性骨病已成为临床上普遍采用的措施。

肾性骨病的血液净化治疗:血液净化治疗肾性骨病要达到的目的是降低 PTH、血磷。

肾性骨病行甲状旁腺切除术治疗:肾性骨病经内科治疗无效时,可行甲状旁腺切除术治疗,清除 PTH 过度产生对骨的作用。

肾性骨病行肾移植治疗:肾性骨病行肾移植治疗可使肾功能恢复,通过恢复体内维生素 D 活性产物的生成而反馈抑制 PTH、血磷、钙恢复正常水平,缓解肾性骨病病变,甚至痊愈。

参考文献:

1. 史轶蘩.协和内分泌和代谢学[M].北京:科学出版社,1999.

2. 中华医学会骨质疏松和骨矿盐疾病分会.原发性骨质疏松症诊治指南(2011 年)[J].中华骨质疏松和骨矿盐疾病杂志,2011,04(01):2—17.

3. 中华医学会风湿病学分会.骨关节炎诊断及治疗指南[J].中华风湿病学杂志,2010,14(6):416—419.

4. 中华医学会骨质疏松和骨矿盐疾病分会.原发性甲状旁腺功能亢进症诊疗指南[J].中华骨质疏松和骨矿盐疾病杂志,2014(03):187—198.

5. 中华医学会风湿病学分会.原发性痛风诊断和治疗指南[J].中华风湿病学杂志,2011,15(6):410—413.

6. 伍汉文.佝偻病与骨软化症[J].医学临床研究,2002,19(06):263—

267.

7. 张在慧,关小宏,吴石白.糖尿病骨质疏松发病机制的研究进展[J].医学综述,2012,18(21):3644—3646.

8. 张彤彦,许媛.围手术期的血糖控制[J].临床药物治疗杂志,2010,08(04):9—11.

9. 申虎威,牛庆寰,武艳.肾性骨营养不良40例临床分析[J].医学综述,1996,2(5):219—270.

10. 李广然,余学清.肾性骨病的诊治进展[J].国外医学内科学分册,1998,25(12):515—519.

11. 俞育飞,胡彦新,朱萍,等.51例肾性骨病的病理研究[J].中华内科杂志,1993,32(7):448—450.

12. 赵党生.老年慢性肾功能衰竭患者骨代谢改变[J].临床荟萃,1995,10(20):934—935.

13. 黄一新,唐令铨,罗年,等.慢性肾脏疾病与骨密度测定[J].上海医学,1995,18(5):264—266.

(解放军第309医院全军骨科中心骨内科　宋晓艳)

第十一章　骨内科相关风湿免疫性疾病

我科收治的骨质疏松患者中既有原发性骨质疏松，又有继发性骨质疏松，继发性骨质疏松之中很大部分为风湿免疫性疾病原发病或使用糖皮质激素控制病情而导致，大家都知道糖皮质激素性骨质疏松骨折风险大，致残率、致死率高，以下我将列举一下我科收治的常见风湿免疫性疾病的临床特点及治疗原则，并附上糖皮质激素的使用原则及规范，供大家参考：

一、类风湿关节炎

类风湿关节炎是一种以慢性侵蚀性关节炎为特点的自身免疫病。可表现为双手指间关节及腕关节等全身多个关节的对称性持续性关节炎，或伴有低热、疲乏、体重下降等。重症患者可出现肺间质纤维化等内脏受累的表现。半数以上患者血清中可出现类风湿因子及抗环瓜氨酸肽抗体(抗CCP抗体)等自身抗体。

【治疗原则】

1. 应强调早期、联合和个体化用药的原则，以病情完全缓解为治疗目标。
2. 治疗上应以非甾体类消炎药(NSAIDs)减轻关节肿痛等症状的基础上，尽早加用缓解病情的抗风湿药(如羟氯喹、柳氮磺吡啶、甲氨蝶呤及来氟米特等)。对有预后不良表现或对上述药物疗效差者可应用生物制剂如TNFα拮抗剂。
3. 对NSAIDs疗效欠佳或不能耐受的重症患者可考虑短期小剂量糖皮质激素，一旦病情改善，应逐渐减量。
4. 外用药、理疗及正确的关节腔注射等措施对病情缓解有益。

5. 应指导患者适当锻炼，并保持关节功能位。

6. 在糖皮质激素的应用方面应该：1)严格掌握适应证：糖皮质激素不是类风湿关节炎的首选药物，适用于伴有血管炎等关节外表现的重症患者。对其他治疗反应不佳的患者和不能耐受 NSAIDs 的患者作为"桥梁"治疗，且以选用中效糖皮质激素为原则。2)控制关节炎的糖皮质激素泼尼松用量一般不超过 15 mg/d。症状改善后尽快减量至停用，不应长期应用糖皮质激素。对于有系统损害者如浆膜炎、血管炎、间质性肺炎等泼尼松用量为 0.5～1 mg/(kg·d)，1～3 天。对反复关节积液者可考虑关节腔注射长效糖皮质激素，但应避免同一关节频繁多次注射。

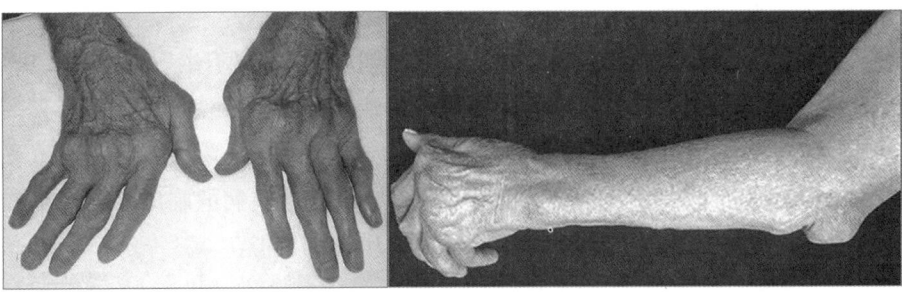

二、原发性干燥综合征

原发性干燥综合征(Sjogren syndrome, SS)以下简称干燥综合征，是以泪腺、涎腺等外分泌腺受损为特征的自身免疫性疾病，亦可累及内脏、血液、神经系统等，患者血清中存在多种自身抗体和高免疫球蛋白。

【治疗原则】

干燥综合征病情有很大变化，很多患者始终不出现系统损伤仅有眼干、口干等外分泌腺受损表现，此类患者仅对症治疗即可。肾小管酸中毒并低钾性软瘫者，给予枸橼酸合剂，调节酸碱平衡，治疗代谢性骨病。胆道上皮受累并胆管酶异常者，给予熊去氧胆酸治疗。出现内脏、血液、神经系统急性损伤，病情进展迅速者，则需应用糖皮质激素和免疫抑制剂。

关于糖皮质激素的应用原则：1.当干燥综合征出现系统损伤时，如急性重度免疫性血小板下降、干燥综合征脑病、脊髓急性病变、肢端坏疽时，可应用甲泼尼龙冲击治疗：甲泼尼龙 0.5～1.0 g/d 静脉滴注，共 3 天；然后给予相当于泼尼松 1 mg/(kg·d)继续使用。2.根据受累脏器的严重程度和活动程度，可选择中大剂量的糖皮质激素治疗:相当于泼尼松 0.5~1 mg/(kg·d),晨起顿服,持续 1 个月后减量,同时给予免疫抑制剂治疗。3. 如无明确脏器受累,但检查提示炎症指标活动或高免疫球蛋白血症(免疫球蛋白水平升高至多少应给予治疗目前并无定论),可相应给予中小剂量糖皮质激素治疗:泼尼松 0.2~0.5mg/(kg·d),晨起顿服,根据活动性指标减量,同时给予免疫抑制剂治疗。4. 当脏器受累已进展至慢性不可逆期,如出现严重的肺间质纤维化、肝硬化失代偿期、慢性肾衰竭等,应以对症、替代治疗为主,是否给予糖皮质激素应充分斟酌利弊,除非考虑存在重要脏器慢性受累基础上的急性进展,否则应慎用糖皮质激素。5. 糖皮质激素使用时间应根据病情决定,药物减量应缓慢,通常每 1~2 周减总量的 5%~10%。

三、系统性红斑狼疮

系统性红斑狼疮(systemic lupus erythematosus,SLE)是自身免疫介导的以免疫性炎症为突出表现的弥漫性结缔组织病。血清中出现以抗核抗体为代表的多种自身抗体和多系统受累是 SLE 的两个主要临床特征。

【治疗原则】

SLE 是一高度异质性疾病,治疗应根据病情的轻重程度进行个体化治疗。轻型 SLE 治疗可用小剂量或不用糖皮质激素。中型 SLE 治疗糖皮质激素是必要的,且需要联用其他免疫抑制剂。重型 SLE 的治疗主要分两个阶段,即诱导缓解和巩固治疗,并需大剂量糖皮质激素联合免疫抑制剂。如出现狼疮危象通常需要大剂量甲泼尼龙冲击治疗,以及针对受累脏器的对症和支持治疗,后继治疗可按照重型 SLE 的原则,继续诱导缓解和维持巩固治疗。

其中,糖皮质激素的应用原则:1. 首选泼尼松(龙)或相当剂量的甲泼尼龙、琥珀酸氢化可的松,剂量根据 SLE 病情的轻重进行调整。糖皮质激素口服剂量以泼尼松为例:轻症 SLE,宜用小剂量,一般为泼尼松≤15~20 mg/d;中度活动型 SLE,泼尼松 0.5~1mg/(kg·d);重度 SLE,泼尼松≥1 mg/d,必要时可用甲泼尼龙冲击治疗,剂量为 500~1 000 mg/d,持续用 3~5 天后再改口服。口服糖皮质激素待病情稳定后 2 周或疗程 8 周内开始减量,每 1~2 周减总量的 5%~10%,一般减至 0.5 mg/(kg·d)后需根据患者情况减慢减量速度,通常以≤10 mg/d 的剂量长时间维持治疗。2. 冲击治疗需选用甲泼尼龙 0.5~1 g/d,每个疗程 3~5 天,疗程间隔期 5~30 天,间隔期和冲击后应用相当于泼尼松 0.5～1 mg/(kg·d),疗程和间隔期长短视具体病情而定,减量方法同上。3. 如果稳定期长期用糖皮质激素维持治疗的 SLE 患者妊娠,在临产前后约 3 天可以将糖皮质激素加至相当于泼尼松 20～40 mg/d,以避免出现肾上腺危象。

四、强直性脊柱炎

强直性脊柱炎(ankylosing spondylitis, AS)是一种慢性炎症性疾病,主要侵犯骶髂关节、脊柱、脊柱旁软组织及外周关节,并可伴发关节外表现。严重者可发生脊柱畸形和强直。强直性脊柱炎的病理性标志和早期表现之一为骶髂关节炎。肌腱端病为本病的特征之一。

【治疗原则】

尚无根治方法,但及时诊断及合理治疗可控制症状并改善预后。综合治疗方案包括:

1. 非药物治疗:包括疾病知识的教育和患者的社会心理和康复治疗(如游泳)。

2. 药物治疗:(1)首选改善症状类药物,包括各类 NSAIDs 对症治疗;(2)改善病程类药物,包括柳氮磺胺吡啶;(3)生物制剂如抗 TNFα 拮抗剂;(4)祛风湿类药物,如雷公藤等。

3. 外科治疗:关节间隙狭窄、强直或畸形严重影响功能者可行人工关节置换术等。对严重驼背畸形者可行脊柱矫形手术。

4. 糖皮质激素:一般不主张口服或静脉全身应用皮质激素治疗,除非病情进展急剧,症状严重,NSAIDs 药物无法控制时,短时间进行冲击治疗,可收到良好效果。通常情况下糖皮质激素作为局部辅助用药以改善症状。

糖皮质激素的应用原则:1. 对全身用药效果不好的顽固性外周关节炎(如膝关节)积液可行关节腔内注射糖皮质激素治疗,重复注射应间隔 3～4 周,一般不超过 2～3 次/年。2. 顽固性肌腱端病和持续性滑膜炎可能对局部糖皮质激素治疗反应好。3. 眼前色素膜炎可以通过扩瞳和以糖皮质激素点眼得到较好控制。对难治性虹膜炎可能需要全身用糖皮质激素或免疫抑制剂治疗。4. 对那些顽固性的骶髂关节痛患者,可选择 CT 引导下的骶髂关节内注射类固醇激素。类似足跟痛样的肌腱端病也可局部注射类固醇激素治疗。

五、反应性关节炎

反应性关节炎(reactive arthritis，ReA)是一组继发于身体其他部位感染后出现的无菌性炎性关节病。细菌、病毒、衣原体、支原体、螺旋体等微生物感染后均可引起反应性关节炎，临床上较常见的类型包括：非淋病性尿道炎后发病型、细菌性腹泻后发病型、链球菌感染后发病型、结核性风湿症(即 Poncet 病，也称为结核变态反应性关节炎)。

【治疗原则】

目前尚欠缺特异性或根治性治疗方法。治疗目的在于控制和缓解疼痛，防止关节破坏，保护关节功能。

1. 一般治疗：急性期可卧床休息，症状缓解后尽早开始关节功能锻炼。

2. 对症治疗：NSAIDs 是治疗反应性关节炎的有效药物，剂量应足，如双氯芬酸钠肠溶片 75 mg，每日 2 次。

3. 抗生素治疗：抗生素的治疗仍有争议。一般无需使用抗生素。

4. 慢作用抗风湿药：关节症状持续 3 个月以上或存在关节破坏的证据时，可加用柳氮磺吡啶、甲氨蝶呤和硫唑嘌呤等免疫抑制剂。

5. 其他治疗：有虹膜炎或严重心脏、肾脏或神经系统并发症时，需相关专科协助处理。

6. 关于糖皮质激素的应用时机：1)对 NSAIDs 不能缓解症状的个别患者可短期使用糖皮质激素，但口服治疗既不能阻止本病的发展，还会因长期治疗带来不良反应，一般不主张全身应用。2)外用糖皮质激素和角质溶解剂对溢脓性皮肤角化症有用。3)对于单关节炎可选择长效糖皮质激素关节腔内注射，可暂时缓解膝关节和其他关节的肿胀。4)对足底筋膜或跟腱滑囊引起的疼痛和压痛可局部注射糖皮质激素治疗，使踝关节早日活动以免跟腱变短和纤维强直。必须注意避免直接跟腱内注射，这样会引起跟腱断裂。

六、银屑病关节炎

银屑病关节炎(psoriatic arthritis)是一种与银屑病相关的炎性关节病，具有银屑病皮疹、关节和周围软组织疼痛、肿胀、压痛、僵硬和运动障碍，部分患者可有骶髂关节炎和(或)脊柱炎，病程迁延、易复发，晚期可关节强直，导致残废。

【治疗原则】

目前还没有特效药物,但一般都能很好地控制银屑病关节炎的症状和疾病进展。

1. 一般治疗:适当休息,避免过度疲劳和关节损伤,注意关节功能锻炼,忌烟、酒和刺激性食物。

2. 药物治疗:(1)NSAIDs:适用于轻、中度活动性关节炎者,但对皮损和关节破坏无效。(2)慢作用抗风湿药:可单用或联合用药,常用的有甲氨蝶呤,还可选用柳氮磺吡啶、青霉胺、硫唑嘌呤、环孢素、来氟米特、生物制剂、植物药制剂如雷公藤多甙等,治疗期间要注意监测血尿常规和肝肾功能。

3. 局部治疗银屑病的外用药以还原剂、角质剥脱剂以及细胞抑制剂为主。

4. 其他:对关节畸形伴功能障碍的患者可考虑外科手术治疗。

关于糖皮质激素在银屑病关节炎的应用原则:1. 全身糖皮质激素仅用于病情严重且一般药物治疗不能控制时。因不良反应大,突然停用可诱发严重的银屑病类型,且停用后易复发,因此一般不选用,也不长期使用;但也有学者认为小剂量糖皮质激素可缓解患者症状,并在抗风湿药起效前起"桥梁"作用。2. 局部用药:关节腔注射长效糖皮质激素类药物适用于急性单关节或少关节炎型患者,但不应反复使用,1年内不宜超过3次,同时应避开皮损处注射,过多的关节腔穿刺除了易并发感染外,还可发生类固醇晶体性关节炎。稳定期病情顽固的局限性皮损可以配合外用皮质类固醇激素,能够使皮损较快消退。

七、未分化脊柱关节病

为一类满足欧洲脊柱关节病研究组(ESSG)和(或)Amor标准,但不满足强直性脊柱炎、反应性关节炎(包括赖特综合征)、银屑病关节炎、肠病性关节炎的各自诊断标准的脊柱关节病(Spondyloarthropathies, SpAs)。其临床表现常为关节炎、肌腱端炎、炎性腰背痛,可伴有虹膜炎、口腔溃疡等关节外表现。实验室检查HLA-B27可辅助诊断,骶髂关节MRI能显示早期关节病变。

【治疗原则】

未分化脊柱关节病的治疗及预后缺乏研究,其治疗方法多参考强直性脊柱炎、反应性关节炎等脊柱关节病的治疗原则。

关于糖皮质激素的应用:一般不主张口服或静脉全身使用糖皮质激素;但对于难治性虹膜炎可能需要全身用糖皮质激素或免疫抑制剂治疗。眼前色素膜炎可以通过扩瞳和以糖皮质激素点眼得到较好控制。对外周关节炎可行关节腔内注射糖皮质激素治疗。对顽固性的骶髂关节痛患者，CT 引导下的骶髂关节内注射糖皮质激素可缓解症状，减少 NSAIDs 的使用。

八、炎性肠病性关节炎

炎性肠病性关节炎是肠病性关节炎（肠病和关节疾病之间存在直接因果关系）的一种，属于脊柱关节病，是指溃疡性结肠炎和克罗恩病（Crohn disease）引起的关节炎的统称。

【治疗原则】

1. 对外周关节炎和脊柱炎的药物及物理治疗均可应用，虽然 NSAIDs 可能导致溃疡性结肠炎肠道症状的恶化，但仍为首选药物。

2. 对慢性的单关节炎，关节内皮质类固醇注射可能有效。柳氮磺胺吡啶曾成功地用于治疗溃疡性结肠炎和克罗恩病的结肠症状，现发现它对脊柱关节病的外周关节炎也有帮助。

3. 糖皮质激素的应用时机：口服糖皮质激素可缓解滑膜炎，但对中轴关节症状无效。只有当其有必要用来控制肠道疾病时，才可全身性应用。

九、多发性肌炎和皮肌炎

多发性肌炎和皮肌炎是一种病因不清，以四肢近端肌肉受累为突出表现的特发性炎性肌病。常伴肺间质纤维化或食管吞咽困难等内脏器官的受累。内脏器官受累者病情重，预后差。

【治疗原则】

1. 典型而无明显内脏器官受累者，首选糖皮质激素。同时酌情加用免疫抑制剂如甲氨蝶呤、硫唑嘌呤等。皮肌炎皮疹明显者还可加用硫酸羟氯喹。

2. 伴内脏受累如肺间质病变或吞咽困难的重症患者，开始可用大剂量糖皮质激素冲击治疗，同时选用静脉给予丙种球蛋白、环磷酰胺等其他免疫抑制剂等药物。

3. 关于糖皮质激素的应用原则：1）首选泼尼松（或者相当剂量的其他糖皮质激素），剂量为 1 mg/(kg·d)，一般在 1~2 个月内皮疹及肌无力症状改善，血清肌酶降至正常，达缓解后，可逐渐将泼尼松减量至最小维持量，如 5~10 mg/d。维持 6~12 个月后可考虑逐渐减量至停药。若停药后复发，重新使用糖皮质激素治疗仍可有效。2)重症患者在排除感染的情况下,可用甲泼尼龙冲击治疗3天,剂量500~1 000 mg/d,后改为泼尼松1 mg/d口服治疗,同时积极加用免疫抑制剂。

十、系统性硬化症

系统性硬化症(systemic sclerosis,SSc)是一原因不明、多系统受累的结缔组织病,是一组异质性疾病。其特点是小血管的自身免疫反应、功能和结构异常,表现为皮肤和内脏的间质和血管的纤维化。系统性硬化的特点是皮肤变硬和增厚以及部分患者脏器受累。

【治疗原则】

本病尚无特效药物。早期治疗的目的在于阻止新的皮肤和脏器受累,而晚期的目的在于改善已有的症状。治疗包括戒烟、注意手足保暖和避免精神刺激。指端血管病变(雷诺现象和指端溃疡)及肺动脉高压可以使用血管扩张剂以及抗凝血治疗。肾危象可通过使用血管紧张素转换酶抑制剂(ACEI)控制高血压来改善。糖皮质激素加环磷酰胺被推荐用于治疗SSc的间质性肺病。质子泵抑制剂对胃食管反流性疾病、食管溃疡和食管狭窄有效。促动力药物用于改善功能性消化道动力失调。

关于系统性硬化症中糖皮质激素的应用:1. 糖皮质激素用于治疗SSc一直存有很大争议,很多资料显示对皮肤硬化无效,因此不建议使用;但对早期患者,皮肤处于肿胀期,糖皮质激素可改善和阻止皮肤硬化的进展,泼尼松剂量不超过0.5 mg/(kg·d),疗程2~4周后开始减量,不宜长期应用。有重要脏器受损如肺间质病变、肾脏受累、肝脏受累者可酌情使用泼尼松0.5~1 mg/(kg·d)。2. SSc是最易出现肺间质病变的自身免疫病,此时应使用中到大剂量的糖皮质激素,如泼尼松0.5~1 mg/(kg·d)以及同时使用环磷酰胺治疗。疗程4~6周后减量,每1~2周减总量的5%~10%,至<10 mg/d后可据病情需要长期维持治疗或停用。

十一、系统性血管炎

系统性血管炎是以血管壁炎症和坏死为主要病理特征的一组异质性疾病,发病机制主要是感染等原因对血管的直接损伤和免疫介导的炎症反应。系统性血管炎临床表现复杂多样,可累及多系统、多脏器,严重者可危及生命。

目前系统性血管炎的分类多以受累血管的大小、类型、分布、血管外表现、临床特点以及原发或继发等进行划分。

【治疗原则】

系统性血管炎的治疗目的在于控制现有症状,防治重要脏器损害,减缓疾病进展。一旦明确诊断,应立即进行治疗;治疗方案因不同血管炎而异。

1. 一般治疗:急性活动期,应卧床休息。发作间歇期应注意预防复发,如控制口咽部感染等。

2. 药物治疗:(1)局部治疗:口腔溃疡、眼结膜炎和角膜炎可局部用糖皮质激素膏;重症眼炎者可在球结膜下注射糖皮质激素。(2)全身治疗:糖皮质激素是血管炎的基础治疗用药;凡有重要内脏受累者,应在应用糖皮质激素同时,及早加用免疫抑制剂,如环磷酰胺、硫唑嘌呤、霉酚酸酯和甲氨蝶呤等。

3. 其他治疗:必要时可采用其他辅助治疗,如血浆置换、静脉注射大剂量丙种球蛋白、放置血管支架等。血管炎的治疗要根据不同病期进行及时调整。

4. 糖皮质激素的应用原则:糖皮质激素是治疗本症的首选药物,及时用药可以有效地改善症状,缓解病情。治疗可分3个阶段:诱导缓解期、维持缓解期和治疗复发。因本病病情复杂、复发率高,不宜单用泼尼松治疗,而以联合免疫抑制剂治疗为宜。病情较重时,应采用大剂量甲泼尼龙冲击治疗。1)诱导缓解期:对于重症患者和肾功能进行性恶化者,可采用甲泼尼龙冲击治疗,每次0.5~1.0 g静脉滴注,每日1次,连续应用3次,1周后视病情需要可重复。之后可用泼尼松(龙)1 mg/(kg·d),晨顿服或分次服用,足量服用4~8周后,根据病情改善情况,改晨顿服并逐渐减量,一般需6个月左右控制病情。病情轻中度者,可口服泼尼松1 mg/(kg·d),3~4周后逐渐减量至原始剂量的半量,减量方法依病人病情而异,可每10~15天减总量的5%~10%,如果联合使用环磷酰胺,则泼尼松的减量可加快(每2~4周减量5~10 mg)。2)维持缓解期:缓解期是否需要小剂量糖皮质激素维持治疗尚有争议,多数专家建议少量泼尼松(龙)(10~20 mg/d)维持2年或更长;也有在病情缓解后维持糖皮质激素每日或隔日口服5~10 mg,能较长期时间(1~2年)使病情稳定的经验。3)复发的治疗:多数患者在停用糖皮质激素或免疫抑制剂后可能复发。根据病情轻重,可按初治方案再次用药。如果是在初次治疗期间出现较温和的复发,可暂时增加泼尼松剂量控制病情。

十二、自身免疫性肝炎

自身免疫性肝炎是一种慢性进展性自身免疫性肝病,女性患者多见,临床表现主要为血清转氨酶升高、高丙种球蛋白血症和自身抗体阳性等,组织病理学检查主要表现为界面性肝炎和门管区浆细胞浸润。若未予有效治疗,可逐渐进展为肝硬化,最终致肝功能失代偿导致死亡或需要进行肝移植。

【治疗原则】

单独应用糖皮质激素或联合硫唑嘌呤治疗,单用硫唑嘌呤一般无效。目前自身免疫性肝炎倾向使用联合治疗方案,以减少糖皮质激素相关性不良反应,尤其是对于绝经后妇女或患有骨质疏松、高血压、糖尿病、肥胖或精神状况不稳定的患者建议使用联合治疗方案。多数患者停药后病情复发,对复发患者建议终身小剂量糖皮质激素或硫唑嘌呤维持治疗。对上述联合治疗方案无效或效果不明显的患者,可选用其他免疫抑制剂。肝衰竭药物治疗无效的患者应行肝移植手术。

自身免疫性肝炎糖皮质激素的应用原则:起始剂量一般为泼尼松或泼尼松龙 20～60 mg/d,泼尼松或泼尼松龙 15～30 mg/d 联合硫唑嘌呤 1 mg/(kg·d),一般 50 mg/d,如治疗有效提示病情缓解。此时糖皮质激素剂量逐步减少,每 1～2 周减原剂量的 5%～10%,减至最小剂量维持肝功能正常水平至少 2 年或以上。注意监测药物相关副作用,特别是硫唑嘌呤引起的白细胞减少。

附 风湿免疫性疾病糖皮质激素临床应用规范

糖皮质激素类药物(以下简称糖皮质激素)在临床各科多种疾病的诊断和治疗上广泛应用。为加强糖皮质激素类药物的临床应用管理,促进临床合理用药,保障医疗质量和医疗安全,根据卫生部办公厅 2011 年 2 月颁布的《糖皮质激素临床应用指导原则》,制定我院风湿免疫性疾病糖皮质激素临床应用管理规范。

一、糖皮质激素治疗性应用的基本原则

糖皮质激素在临床广泛使用,主要用于抗炎、抗毒、抗休克和免疫抑制,其应用涉及临床多个专科。应用糖皮质激素要非常谨慎。正确、合理应用糖皮质激素是提高其疗效、减少不良反应的关键。其正确、合理应用主要取决于以

下两方面:一是治疗适应证掌握是否准确;二是品种及给药方案选用是否正确、合理。

(一) 严格掌握糖皮质激素治疗的适应证

糖皮质激素是一类临床适应证尤其是相对适应证较广的药物,但是,临床应用的随意性较大,未严格按照适应证给药的情况较为普遍,如单纯以退热和止痛为目的使用糖皮质激素,特别是在感染性疾病中以退热和止痛为目的使用。糖皮质激素有抑制自身免疫的药理作用,但并不适用于所有自身免疫病治疗如慢性淋巴细胞浸润性甲状腺炎(桥本病)、1型糖尿病、寻常型银屑病等。

(二) 合理制订糖皮质激素治疗方案

糖皮质激素治疗方案应综合患者病情及药物特点制订,治疗方案包括选用品种、剂量、疗程和给药途径等。

1. 品种选择:各种糖皮质激素的药效学和人体药代动力学(吸收、分布、代谢和排出过程)特点不同,因此各有不同的临床适应证,应根据不同疾病和各种糖皮质激素的特点正确选用糖皮质激素品种。

2. 给药剂量:生理剂量和药理剂量的糖皮质激素具有不同的作用,应按不同治疗目的选择剂量。一般认为给药剂量(以泼尼松为例)可分为以下几种情况:(1)长期服用维持剂量:2.5～15.0 mg/d;(2)小剂量:<0.5 mg/(kg·d);(3)中等剂量:$0.5～1.0$ mg/(kg·d);(4)大剂量:>1.0 mg/(kg·d);(5)冲击剂量:(以甲泼尼龙为例)7.5～30.0 mg/(kg·d)。

3. 疗程:不同的疾病糖皮质激素疗程不同,一般可分为以下几种情况:

(1) 冲击治疗:疗程多小于5天。适用于危重症病人的抢救,如暴发型感染、过敏性休克、严重哮喘持续状态、过敏性喉头水肿、狼疮性脑病、重症大疱性皮肤病、重症药疹、急进性肾炎等。冲击治疗须配合其他有效治疗措施,可迅速停药,若无效大部分情况下不可在短时间内重复冲击治疗。

(2) 短程治疗:疗程小于1个月,包括应激性治疗。适用于感染或变态反应类疾病,如结核性脑膜炎及胸膜炎、剥脱性皮炎或器官移植急性排斥反应等。短程治疗须配合其他有效治疗措施,停药时需逐渐减量至停药。

(3) 中程治疗:疗程3个月以内。适用于病程较长且多器官受累性疾病,如风湿热等。生效后减至维持剂量,停药时需要逐渐递减。

(4) 长程治疗:疗程大于3个月。适用于预防和治疗器官移植后排斥反应及反复发作、多器官受累的慢性自身免疫病,如系统性红斑狼疮、溶血性贫血、系统性血管炎、结节病、大疱性皮肤病等。维持治疗可采用每日或隔日给药,停药前亦应逐步过渡到隔日疗法后逐渐停药。

（5）终身替代治疗:适用于原发性或继发性慢性肾上腺皮质功能减退症,并于各种应激情况下适当增加剂量。

4. 给药途径:包括口服、肌内注射、静脉注射或静脉滴注等全身用药,以及吸入、局部注射、点滴和涂抹等局部用药。

（三）重视疾病的综合治疗

在许多情况下,糖皮质激素治疗仅是疾病综合治疗的一部分,应结合病人实际情况,联合应用其他治疗手段,如严重感染病人,在积极有效的抗感染治疗和各种支持治疗的前提下,为缓解症状,确实需要的患者可使用糖皮质激素。

（四）监测糖皮质激素的不良反应

糖皮质激素的不良反应与用药品种、剂量、疗程、剂型及用法等明显相关,在使用中应密切监测不良反应,如感染、代谢紊乱（水电解质、血糖、血脂）、体重增加、出血倾向、血压异常、骨质疏松、股骨头坏死等,小儿应监测生长和发育情况。

（五）注意停药反应和反跳现象

糖皮质激素减量应在严密观察病情与糖皮质激素反应的前提下个体化处理,要注意可能出现的以下现象:

1. 停药反应:长期中或大剂量使用糖皮质激素时,减量过快或突然停用可出现肾上腺皮质功能减退样症状,轻者表现为精神萎靡、乏力、食欲减退、关节和肌肉疼痛,重者可出现发热、恶心、呕吐、低血压等,危重者甚至发生肾上腺皮质危象,需及时抢救。

2. 反跳现象:在长期使用糖皮质激素时,减量过快或突然停用可使原发病复发或加重,应恢复糖皮质激素治疗并常需加大剂量,稳定后再慢慢减量。

二、糖皮质激素临床应用管理

（一）管理要求

1. 严格限制没有明确适应证的糖皮质激素的使用,如不能单纯以退热和止痛为目的使用糖皮质激素。

2. 冲击疗法需具有主治医师以上专业技术职务任职资格的医师决定。

3. 长程糖皮质激素治疗方案,需由相应学科主治医师以上专业技术职务任职资格的医师制定。先天性肾上腺皮质增生症的长程治疗方案制订需三级医院内分泌专业主治医师以上专业技术职务任职资格的医师决定。随访和剂量调整可由内分泌专业主治医师以上专业技术职务任职资格的医师决定。

4. 紧急情况下临床医师可以高于上条所列权限使用糖皮质激素,但仅限于3天内用量,并严格记录救治过程。

(二) 落实与督察

1. 各级各类医疗机构必须加强糖皮质激素临床应用的管理,根据《糖皮质激素类药物临床应用指导原则》结合本机构实际情况制订"糖皮质激素类药物临床应用实施细则"(简称"实施细则")。建立、健全本机构促进、指导、监督糖皮质激素临床合理应用的管理制度,并将糖皮质激素合理使用纳入医疗质量和综合目标管理考核体系。

2. 各级各类医疗机构应按照《医疗机构药事管理规定》和《处方管理办法》规定,药事管理专业委员会要履行职责,开展合理用药培训与教育,督导本机构临床合理用药工作。依据《糖皮质激素类药物临床应用指导原则》和"实施细则",定期与不定期进行监督检查,内容包括:糖皮质激素使用情况调查分析,医师、药师与护理人员糖皮质激素知识调查。对不合理用药情况提出纠正与改进意见。

参考文献:

1. 狼疮肺炎一例误诊分析[J]. 山西医学杂志,2005;34(9):792-793.
2. 糖皮质激素类药物临床应用指导原则. 卫生部办公厅,2011.2.

(解放军第309医院全军骨科中心骨内科 王天天)

第十二章　骨内科相关骨科疾病诊治

解放军第 309 医院全军骨科中心骨内科倡导的是以内科医生为主导,同时联合外科医生、康复医生、心理医生、中医医生、健康教育师的综合诊疗模式。

脊柱压缩性骨折

脊柱压缩性骨折最常见的病因是骨质疏松症。骨质疏松症是以骨组织显微结构受损,骨基质和骨矿盐成分等不断减少,骨小梁变细、断裂、数量减少,骨脆性增加和骨折风险度升高的一种全身性骨代谢障碍疾病,其主要特点是骨矿盐和骨基质下降,导致强度减低,引发骨折危险。

一、骨质疏松症分类

(1) 绝经后和老年性骨质疏松症;

(2) 遗传性骨质疏松症,如成骨不全,高胱氨酸尿症;

(3) 内分泌疾病所致骨质疏松症,如甲状腺功能亢进、性腺功能减退、肾上腺功能亢进、甲状旁腺功能亢进等;

(4) 与饮食有关的骨质疏松症,如缺钙、缺维生素 D、慢性乙醇中毒等;

(5) 药物所致的骨质疏松症,如长期服药激素、免疫抑制剂等;

(6) 失用性骨质疏松症,如长期卧床、太空宇航员等;

(7) 特发性骨质疏松症;

(8) 其他疾病所致的骨质疏松症,如多发性骨髓瘤、淋巴瘤等。

二、临床诊断

(1) 临床表现

脊柱变形和疼痛是骨质疏松脊柱骨折最典型的临床表现。患者可有腰背部酸痛,负重时腰背部疼痛症状加重或活动受限,严重时可能出现翻身、起坐行走困难。患者可以在没有明显外伤或轻微外伤后发生椎体的脆性骨折,严重者可出现身高的变矮及驼背的现象。椎体的压缩性骨折可以导致胸廓的变形,腹部受压,进而影响患者的心肺功能及消化功能。单纯的骨质疏松椎体骨折一般不会引起神经根症状,主要表现为骨折椎体的局部疼痛,查体局部触诊及叩诊疼痛明显,没有明显根性症状。但在胸椎骨折时,可以出现相应的肋间神经痛。

（2）影像学检查

影像学检查可以确定骨折部位、类型、移位的方向与程度,大约有30％的脊柱压缩性骨折可以通过 X 线诊断。但在部分腰背部疼痛的骨质疏松骨折的患者,如果 X 线检查无法明确椎体骨折部位,磁共振检查可以明确骨折椎体的所在。合理的应用 CT 和磁共振检查,对椎体的骨折、维系结构的骨折的显示,尤其是在鉴别诊断方面有较大的价值。CT 三维成像技术对骨折局部情况显示清晰,磁共振检查对鉴别新鲜骨折和陈旧骨折具有重要的价值。

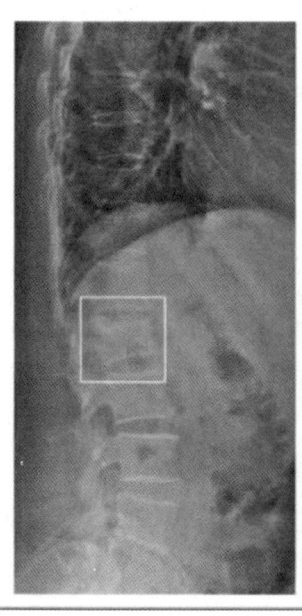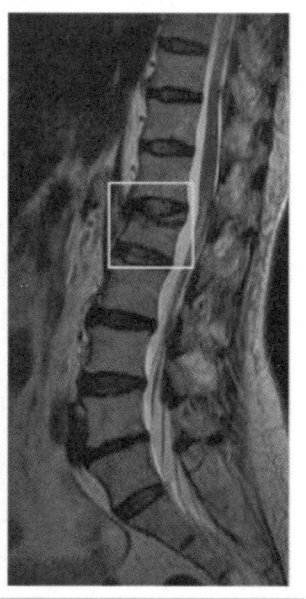

（3）骨折特点

脊柱椎体骨折是最常见的骨质疏松性骨折,且大多为压缩性骨折,其中

30%~60%是因为跌倒所致。组织学可以观察到骨质疏松患者的松质骨存在大量显微骨折,当其达到一定数量时,松质骨的力学强度明显下降,导致骨折。脊柱椎体骨折的诊断率非常低,只有30%的脊柱椎体骨折可以通过X线片得到诊断。椎体骨折变形可分为粉碎性、楔形变和双凹样变3种形式。楔形变的发生率最高,主要集中在脊柱胸段和胸腰段,而双凹样变多发生的腰段,3种变形在引起下腰痛方面的差异无统计学意义($P>0.05$)。约20%的患者发生骨折时临床无任何不适症状,只是在体格检查拍摄X线片时偶然发现,因而实际患病人数远远大于已确诊人数。椎体压缩性骨折也能引起重大并发症,包括腰背部疼痛、身高变矮、脊柱后凸畸形,甚至死亡。多发性胸椎骨折可能导致限制性肺病,腰椎骨折可引起便秘、腹痛、腹部饱胀及食欲减退等。

三、治疗

脊柱骨折微创椎体强化术:脊柱骨折后,患者因疼痛、椎体不稳,常需要卧床休息,这样患者活动减少,骨量进一步丢失,骨折的发生率明显增加。选择非手术的保守治疗就会陷入"卧床休息—活动减少—骨量进一步丢失—再发生骨折"的恶性循环。所以,纠正患者脊柱畸形,缓解局部疼痛,争取早期功能锻炼,防止进一步的骨量丢失,改善生活质量,具有重要的意义。经皮椎体成形术与经皮椎体后凸成形术成为治疗脊柱压缩性骨折的主要经皮椎体强化术。

手术适应证和禁忌证:严格掌握手术适应证和禁忌证是手术成功的关键。

主要的适应证为:原发性骨质疏松症引起的椎体压缩性骨折患者,多见于绝经后妇女和老年人,疼痛症状持续不能缓解或长期卧床可能引起并发症的患者,这是最主要也是最常见的适应证;近期发生骨质疏松椎体骨折(<36个月)或继发性骨质疏松症的患者中较易出现骨密度减低或骨质变脆的患者。

有下列情况之一将视为禁忌证:无疼痛的骨质疏松椎体压缩性骨折或椎体骨折不是主要疼痛原因;感染性疾病或全身性感染存在的情况;向后方凸出的骨块,必须先对向后凸出的骨块进行治疗前的评估,这是因为这些骨块可能在椎体强化治疗时被挤压进入椎管;椎体压缩程度超过75%时;病变椎体周壁,特别是后壁骨质破坏或不完整者,脊柱椎体骨折合并神经损伤者;凝血功能障碍或有出血倾向的患者；严重心肺疾病患者或体质极度衰弱不能耐受手术者。

(1) 术前准备

患者入院后应完善相关常规检查，如血、尿、便三大常规，凝血功能，血生化、血型及心电图等，心电图异常者还应行心脏超声检查，排除手术禁忌证，患者术前还有常规使用抗骨质疏松症药物治疗。

(2) 术后处理

局麻患者术后卧床休息1小时，1小时后可在协助下坐起。密切观察患者的生命体征和神经功能检查。术后1天，如患者疼痛明显减轻，可鼓励患者适当下床活动。手术部位24～72小时期间可能会出现疼痛，可继续给予止痛药物治疗，观察3～4天，如患者生命体征平稳，疼痛症状明显缓解后，可安排出院。

(3) 术后康复

患者手术完成后，可指导患者进行腰背肌的功能锻炼，减少腰背部屈曲及负重活动，纠正不良生活及工作方式。避免大幅度腰部转体动作及弯腰活动，避免久坐久站，养成良好的生活习惯。

四、小结

骨质疏松症导致的脊柱椎体压缩性骨折是影响老年人健康的重大危险因素之一，主要是由骨质疏松后椎体骨组织显微结构受损，骨基质和骨矿盐成分等不断减少，导致椎体的生物力学性能降低所致。但骨质疏松症的真正发病机制有待进一步研究，或许基因探索会为研究其发病机制带来曙光。经皮椎体强化技术是目前治疗骨质疏松性椎体压缩性骨折最为有效的手术方法，创伤小，可即刻缓解患者的疼痛，提高患者的生活质量。但椎体内的填充剂仍需改进，研究一种最终能被自身骨取代的填充剂是未来的发展方向。

参考文献：

1. Edidin AA, Ong KL, Lan E, et al. Mortality risk for operated and nonoperated vertebral fracture patiens in the medicare population[J]. J Bone Miner Res, 2011, 26: 1617-1626.

2. Wang G, Yang H, Chen K, et al. Osteoporotic vertebral compres-

sion fractures with an intravertebral cleft treated by percutaneous balloon kyphoplasty[J]. J Bone Joint Surg(Br),2010,92:1553—1557.

3. Wang G,Yang H,Meng B,et al. Post-traumatic osteoporotic vertebral osteonecrosis treated using balloon kyphoplasty[J]. J Clin Neurosci,2011,18:664—668.

4. 王根林,杨惠林,姜为民.球囊扩展椎体后凸成形术治疗骨质疏松性椎体骨折后骨坏死[J].中华外科杂志,2010,48,593—596.

5. 杨惠林,王根林.应重视经皮椎体后凸成形术的过度治疗问题[J].中华骨科杂志,2010,30(10):983.

股骨头坏死的诊断及治疗

一、概述

股骨头坏死(osteonecrosis of femoral heal,ONFH)又称股骨头缺血性坏死(avascular necrosis),是骨科领域常见难治性疾病。全世界现有股骨头坏死患者2 000多万例,其中我国有500万~750万例,在我国股骨头坏死已取代髋关节结核的位置,居髋关节疾病的首位。国际骨循环学会(association research circulation osseous,ARCO)及美国医师学会(American Academy of Orthopaedic Surgeons,AAOS)对ONFH的定义为:股骨头血供中断或受损,

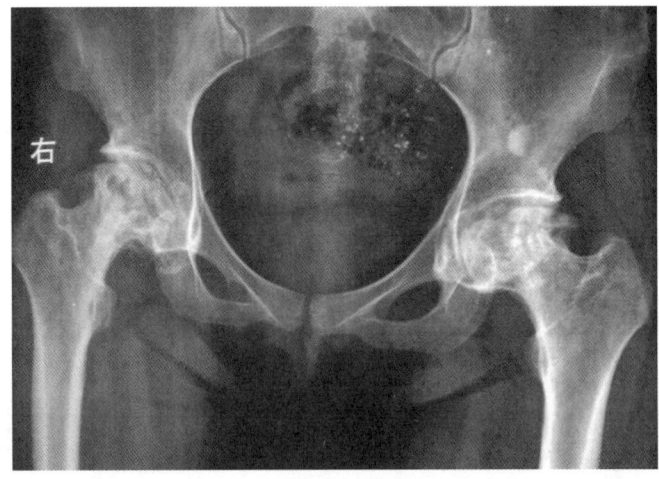

引起骨细胞及骨髓成分死亡及随后的修复,继而导致股骨头结构改变,股骨头塌陷,引起患者关节疼痛,关节功能障碍的疾病,是骨科领域常见的难治性疾病。ONFH可分为创伤性和非创伤性两大类,前者主要是由股骨颈骨折和髋关节脱位等髋部外伤引起,后者在我国的主要病因为皮质醇类的应用,酗酒、减压病及特发性等。

二、诊断标准

1. 临床症状、体征和病史:以腹股沟、臀部和大腿部位为主的关节疼痛,髋关节内旋、外旋及屈曲等活动受限,常有髋部外伤、使用皮质醇激素及酗酒等病史。

2. X线片改变:股骨头坏死早期股骨头出现密度增高(硬化)和透光区(囊变);随着病情的进一步发展,会出现典型的新月征;晚期可出现股骨头塌陷,关节间隙变窄和严重的骨关节改变。

3. CT扫描改变:股骨头内可见硬化带包绕坏死骨、修复骨或软骨下骨断裂。

4. 磁共振:股骨头坏死区可见T1WI显示带状低密度影或T2WI显示双线征。

5. 核素骨扫描:股骨头坏死早期可见灌注缺损(冷区);随着病情的发展,热区中可有冷区,呈"面包圈样"改变。

6. 骨组织活检:显示骨小梁内的骨细胞空陷窝大于50%,且累及邻近多根骨小梁,骨髓坏死。

符合两条及两条以上即可确诊,除去1、5条外,其余符合一条即可诊断。

三、鉴别诊断

许多髋关节疾病与股骨头坏死类似,应予以鉴别。

1. 髋关节骨性关节炎:常见于中老年,由透明软骨的退行性改变、软骨软化等引起,多累及双髋关节,引起髋关节刺痛。当关节间隙变窄,出现软骨下囊性变是可能会混淆,但其CT表现为硬化合并囊性变,磁共振以低信号为主,由此可以鉴别。

2. 特发性暂时性骨质疏松症:多见于中青年患者,多以单髋关节发病。典型症状为无明显诱因突然出现髋关节疼痛和跛行,关节活动度轻度受限。磁共振的 T1WI 为弥漫低信号,T2WI 为高信号,范围可累及整个股骨头,甚至可累及大转子。X 线片提示转子部骨量减少。该病为自限性疾病,经过 4～12 个月保守治疗可痊愈,磁共振检查病变部分可恢复正常。

3. 类风湿性关节炎:多见于中老年女性,多累及双髋关节,X 线片提示:股骨头保持圆形,但关节间隙变窄、消失。常见于股骨头关节面积髋臼侵蚀,易于鉴别。

4. 骨软骨病:多见于青少年,髋关节有反复撞击或轻中度创伤病史,疼痛部位位于腹股沟部,内旋活动受限。磁共振显示病变部位 T1WI 低信号,T2WI 高信号,位于股骨头前或中部关节面下;CT 显示软骨下骨硬化,有时可见骨软骨片。

5. 强直性脊柱炎累及髋关节:常见于青少年男性,多为双髋关节受累,该病的特点为 $HLA-B_{27}$ 阳性,股骨头可保持圆形,但关节间隙变窄、消失甚至融合,此类患者长期服用皮质醇类激素时,可合并股骨头坏死。

6. 软骨母细胞瘤软骨母细胞瘤可发生在股骨头内,多见于儿童后青少年时期,男性多于女性,男女比例为 2～3:1。该病好发于长骨的骨骺,常单侧发病。磁共振显示 T2WI 呈现高信号,CT 显示为不规则骨破坏。

7. 软骨下不全骨折:多见于中老年女性,常伴有股骨头骨质疏松。表现为行走时无明显诱因突发髋关节疼痛,不敢负重。髋关节内旋活动受限,部分患者可出现屈曲活动受限。CT 显示骨折部分骨小梁断裂或疏松,磁共振显示股骨头外上部,T1WI 片状低信号,T2WI 高信号,抑脂像周围病灶呈现骨髓水肿的高信号。

8. 骨梗死:该病常累及双侧髋骨关节,其病变的不同时期有不同的影像学表现,磁共振的表现为 1)急性期:病变中心 T1WI 呈现出与正常骨髓等信号或略高信号,T2WI 呈现出高信号,病变边缘呈现出长 T1、长 T2 信号;2)亚急性期:病变中心 T1WI 呈现出与正常骨髓等信号或略低信号,T2WI 呈现出与正常骨髓等信号或略高信号,病变边缘呈长 T1、常 T2 信号;3)慢性期:病变部位 T1WI 和 T2WI 均呈现低信号。

四、股骨头坏死分期

股骨头坏死已经确诊,应作出准确的分期,以制定合理的治疗方案,目前国际上常用为 ARCO 分期。

ARCO 分期	
0 期	骨活检结果与缺血性坏死一致,但其他所有检查均正常
Ⅰ 期	骨核素扫描阳性或/和磁共振阳性,依赖股骨头累及的位置,病变再分为内侧、外侧及中央
ⅠA	股骨头受累<15%
ⅠB	股骨头受累 16%~30%
ⅠC	股骨头受累>30%
Ⅱ 期	X 线片提示股骨头斑片影,骨硬化,囊肿形成及骨质疏松
	股骨头受累<15%
ⅡA	股骨头受累 16%~30%
ⅡB	股骨头受累>30%
ⅡC	新月征,依赖股骨头受累位置,病变可分为内侧、外侧及中央
Ⅲ 期	新月征<15%或股骨头塌陷为<2mm
ⅢA	新月征 16%~30%或股骨头塌陷为 2~4mm
ⅢB	新月征>30%或股骨头塌陷为>4mm
ⅢC	X 线片提示股骨头关节面变扁,关节间隙变窄,髋臼出现硬化
Ⅳ 期	囊性变及边缘骨赘

五、股骨头坏死的治疗

股骨头坏死的治疗方案应根据患者股骨头坏死的分期及患者的自身的具体情况选择治疗方案。

1. 非手术治疗

用于股骨头坏死早期的患者

(1) 保护性负重:患者可使用拐杖减少负重,但不建议使用轮椅。

(2) 药物治疗:非甾体抗炎止痛药、改善循环及改善骨代谢等药物均有一定的效果。

(3) 物理治疗:包括红外线疼痛治疗、中频电疗及磁疗等,对缓解疼痛及促进骨修复有一定的益处。

2. 手术治疗

由于股骨头坏死进展速度快、非手术治疗效果不佳,多数患者需要手术治疗。手术的方式大体可分为:1)保留患者自身股骨头为主的修复、重建术;2)人工髋关节置换术两大类。具体可分为以下几种。

(1) 骨头髓心减压术:该手术方式可以刺激减压针道周围的血管形成,增强坏死骨的爬行替代，但是这种修复方式往往仅限于局部，其爬行替代不完全。随着近年来自体骨髓干细胞移植技术的广泛应用，其对于治疗股骨头坏死方面，也有很好的应用价值。股骨头髓心减压联合干细胞移植可取的良好的治疗效果。

（2）不带血运骨移植术应用较多的有经股骨头颈灯泡减压植骨术，经股骨转子减压植骨术等，应用的只顾材料主要包括自体骨、异体骨及人工骨。

（3）截骨术：该手术方式是将坏死的骨移除股骨头负重区，临床常用的有内翻/外翻截骨、经股骨转子旋转截骨术。该术式以不改建骨髓腔为原则。

带血运自体骨移植：自体骨移植可分为髋关节骨瓣移植及腓骨移植。髋关节周围带血管蒂骨瓣移植可分为：1)带旋股外侧血管升支髂骨瓣移植术；2)旋股外侧血管升支臀中肌支大转子骨瓣移植术；3)带旋股外侧血管横支的大转子骨瓣移植术；4)带旋髂深血管蒂的髂骨瓣移植术。髋周带血管蒂骨瓣手术创伤小、疗效确切，为增加股骨头内的支撑，手术的同时可联合植入金属棒，可有效地避免术后股骨头塌陷，该方法中短期效果佳，远期效果待确定。

人工关节置换术：当股骨头一旦塌陷较重，出现关节功能严重丧失或疼痛较重时，应选择人工关节置换术。一般认为非骨水泥型或混合型假体的中、远期效果优于骨水泥型假体。股骨头坏死的人工关节置换与其他疾病所致需人工关节置换相比，需注意以下几点：1)该类患者长期服用皮质醇类激素，感染风险大大提高；2)该类患者长期不负重、骨质疏松等原因导致假体穿入髋臼；3)激素、酒精不仅仅会导致股骨头受损，也会导致全身骨质受损，因此因长期服用皮质醇类激素及酗酒导致的股骨头坏死人工关节置换远期效果不如其他原因所致的股骨头坏死关节置换。

参考文献：

1. Kim YH, Kim JS, Park JW, et al. Hybrid andcementless total hip replacements in patiens younger than fifty year of age were similar after eighteen year[J]. J Bone Joint surg, 2011, 93(22)：21—23.

2. Matthies A, Underwood R, Cann P, et al. Retrieval analysis of 240 metal-on-metal hip components, comparing modular total hip replacement with hip resurfacing[J]. J Bone Suerg, 2011, 93(3)：307—314.

3. Wang YS, Zhang y, Li JW, et al. A modified technique of bone

grafting pedicled with femoral quadratus for alcohol-in-duced osteonecrosis of the femoral head[J]. Chin Med J. 2010,123(20):2847－2852.

4. Zhao D, Cui D, Wang B, et al. Treatment of early stage osteonecrosis of the femoral head with autologous implantation of bone marrow-derived and cultured mesenchymal stem cells[J]. Bone, 2012, 50, (1): 325－330.

5. 李子荣.进一步提高股骨头坏死保存自身关节的疗效[J].中华关节外科杂志,2011,5(4):410－412.

骨性关节炎

一、概述

骨性关节炎(osteoarthritis,OA)是一种以关节软骨的变性、破坏及骨质增生为特征的慢性关节疾病,多累及手小关节和负重关节。临床上以关节疼痛、畸形和活动受限为特点,常伴有继发性滑膜炎。大体可分为原发性骨性关节炎和继发性骨性关节炎两类,前者可能与患者年龄、创伤、炎症、肥胖、代谢障碍等有关,后者可继发于任何关节损伤和疾病,如膝关节半月板损伤等。

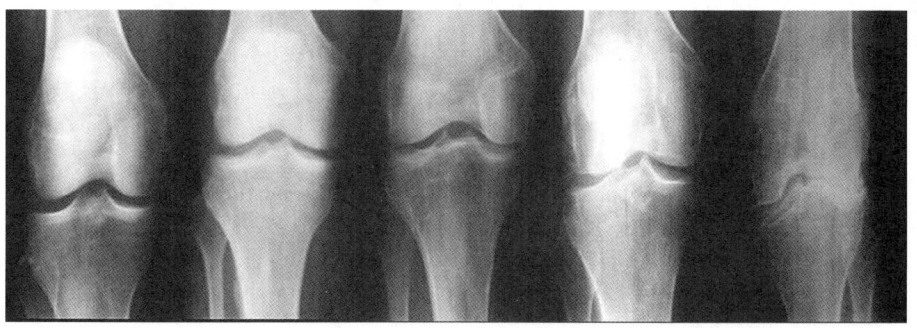

二、病因

虽说原发性骨性关节炎为病因不明者,继发性骨性关节炎为继发于某种明确的病因,但有时二者很难区分,尤其是发展到晚期时,二者的临床表现、病理表现均相同。

1. 年龄　骨性关节炎的发病率随着年龄的增高而增加。骨和关节软骨随着年龄的增长,无机物含量逐渐增加,弹性和韧度都变弱。绝经后的女性激素失调可能是导致骨与软骨加速老化的原因。

2. 创伤　关节软骨富有弹性和耐磨的特性赋予关节具有传导载荷、吸收震荡以及润滑关节的功能。剧烈的活动、膝外翻或内翻、某些劳动会使整个关节和关节局部形成过高的压力,导致软骨基质的纤维网状结构和薄壳破坏,使软骨发生退行性改变,退变的软骨产生的基质减少,更加剧软骨退化。

3. 肥胖　欧洲的流行病学调查结果显示体重指数(body mass index, BMI)与膝关节骨性关节炎首次症状的出现与年龄呈正相关。肥胖患者在非负重关节骨性关节炎的发病率高于正常人群。

4. 其他因素　种族及遗传等因素。

三、临床症状

1. 关节疼痛及压痛:疼痛是本病主要的症状,早期为轻微间歇性隐痛,活动多时疼痛症状加重,休息后症状可缓解,疼痛症状常与天气变化有关。病情严重时可呈现持续性疼痛,甚至出现撕裂样或针刺样疼痛,晚期出现活动受限,出现静息痛,且常会出现夜间痛。关节局部有压痛,伴关节肿胀时尤为明显。

2. 关节僵硬:在早晨起床时可出现关节僵硬,活动后可缓解。早期患者的关节僵硬在气压降低或空气湿度增加时加重,一般不超过 30 分钟,活动后可缓解;晚期症状逐渐加重,受累关节活动范围减小,甚至固定为某一姿势。

3. 关节肿大:手部关节肿大变形明显,可出现 Heberden 结节和 Bouchard 结节。部分膝关节骨赘形成或关节积液也会引起关节肿大。

4. 骨摩擦音(感):由于关节软骨破坏、关节不平,关节活动时出现骨摩擦音(感),多见于膝关节。

5. 关节无力、活动障碍:关节疼痛、活动度下降、肌肉萎缩及软组织挛缩等症状可引起关节无力,行走时腿软或关节绞锁、不能完全伸直或活动受限。

四、影像学检查

早期骨性关节炎 X 线片可见骨赘形成,但关节间隙正常;中晚期可表现为软组织肿胀,关节间隙不同程度变窄,关节边缘骨赘形成,关节表面不平整,软骨下有硬化和囊腔形成,关节腔内游离体形成。根据X线片表现,骨性关节炎可以分为四级:Ⅰ级为显著性可疑的小骨赘形成;Ⅱ级为有明确的骨赘,但关节间隙没有改变;Ⅲ级为有关节间隙中等程度变窄;Ⅳ级为关节间隙明显减小,伴软骨下骨硬化。

五、鉴别诊断

1. 强直性脊柱炎:脊柱骨性关机炎需与强直性脊柱炎相鉴别。强直性脊柱炎的特点为:(1)青年男性多见;(2)主要为炎性下腰痛;(3)多伴肌腱末端炎;(4)X线可见骶髂关节炎;(5)脊柱早期为椎体小关节模糊,晚期为竹节样脊柱;(6)部分的强直性脊柱炎患者的 HLA-B$_{27}$ 阳性。

2. 类风湿性关节炎

鉴别点	类风湿性关节炎	骨性关节炎
发病年龄	30～50岁为发病高峰	随着年龄的增长而发病而增加(>40岁)
诱发因素	HLA-DR$_4$	年龄、创伤及肥胖等
起病	缓慢,偶为急性	缓慢
全身症状	有	几乎没有
晨僵	大于30分钟	小于30分钟
受累关节	多关节对称性,四肢小关节受累	好发于远端指间关节、膝关节、髋关节和颈、腰椎
皮下结节	有	无
Heberden 结节	无	有
Bouchard 结节	无	有
RF	阳性	阴性
X线特征	软组织肿胀、关节间隙变窄,关节变形,半脱位,强直	骨赘,骨硬化,可有关节间隙变窄

3. 痛风性关节炎:本病多发于中年以上男性,常表现为反复发作的急性关节炎,最常累及第一跖趾关节和跗骨关节,也可侵犯膝、肘、踝、腕及手关节,表现为关节红、肿、热和剧烈疼痛,血尿酸可升高,关节腔滑液中可以找到尿酸盐结晶。慢性患者可以出现肾脏损害,在关节周围和耳廓等部位可以出现痛风石。

六、治疗

骨性关节炎随着年龄的增长,结缔组织退变老化,一般来说是不可逆转的,但适当的治疗可以达到阻断恶性循环,缓解或解除症状,增加活动范围,增强关节稳定性,进而达到延缓病变的目的。

1. 一般治疗

注意保护关节,避免过度负重活动或损伤,可采用适当的康复治疗。对于肥胖患者,减肥也有一定的治疗效果。严重时物理疗法可以缓解疼痛。

2. 药物治疗

非甾体抗炎止痛药物可以缓解骨关节炎患者疼痛症状,对于早期患者,有研究表明已有口服药物,可参与软骨代谢,防治病情进一步发展。关节内注射透明质酸钠,是利用它的流变学特性作为黏弹性物质的补充,起到润滑关节,保护关节软骨的作用。关节内注射皮质醇类激素药物,虽然可以在短期内缓解症状,但对关节软骨是一种损害,随着注射次数的增加膝关节症状会逐渐加重,故一般情况下不应使用。

3. 手术治疗

外科手术的目的为:(1)进一步明确诊断;(2)减轻或消除患者疼痛;(3)防止或矫正关节畸形;(4)防止关节破坏进一步加重;(5)改善关节功能。

对于骨性关节炎早期患者可行关节清理术,在关节镜下清除关节内的炎性因子、游离体及增生的滑膜等。晚期出现畸形或持续疼痛,生活不能自理时,可行手术治疗,必要时可选择人工关节置换术。

参考文献:

1. Altman RD. New guidelines for topical NSAIDs in the osteoarthritis treatment paradigm[J]. Curr Med Res Opin, 2010, 26(12): 2871—2876.

2. Hochberg MC. American College of Rheumatology 2012 recommendations for the use of nonpharmacologic and pharmacologic therapies in osteoarthritis of the hand hip and knee[J]. Arthritis Care Res(Hoboken), 2012, 64(4): 455—474.

3. Zhang W, Nuki G, Moskowiz RW, et al. OARSI recommendations for the management of hip and knee osteoarthritis: part Ⅲ: changes in evi-

dence following systematic cumulative update of research published through January 2009[J]. Osteoarthritis Cartilage, 2010, 18(4): 476-499.

4. Saag KG. American College of Rheumatology 2008 recommendations for the use of nonbiologic and biologic disease—modifying antirheumatic drugs in rheumatold arthritis[J]. Arthritis Rheum, 2008, 59: 762-784.

(解放军第309医院全军骨科中心骨内科 王天天)

第十三章　骨内科疾病检查及治疗手段

骨科疾病有200多种,其中70%的骨科疾病都属骨内科范畴。随着社会经济的发展,人口老龄化的趋势日益显著。特别是老年骨内科疾病逐渐演变为骨内科研究和治疗的重点,比如骨质疏松症、骨质疏松性骨折、肾性骨营养不良性骨病(如老年肾性营养不良性骨病)、非炎症性骨坏死(如老年人特发性骨坏死、特发性股骨头缺血坏死等)、老年代谢障碍引起的骨关节病(如痛风性关节炎等)、混合型周围神经病及神经病样综合征(如多发性周围神经炎、创伤性周围神经病等)、其他老年骨内科病(如颈椎病、骨性关节炎等)、骨折的延迟愈合、骨肿瘤及骨科手术后的康复治疗等。随着科学技术发明,新的检查手段和治疗方法的不断涌现,骨内科的范畴得到了不断的补充和扩展。

一、病史和查体

骨内科概念提出之初,首先强调的是对诊断有极其重要价值的病史采集和体格检查。在病史采集方面应该包括以下内容:一般情况、疼痛的位置、性质、变化规律和疼痛的原因、疼痛局部的肿胀情况、是否存在畸形和创口。体格检查方面包括:全身检查和骨内科检查两个方面。全身检查包括患者的神志、营养状态、精神状态、肤色、活动能力和步态等,并针对病变的部位进行触诊、叩诊、听诊、视诊。以上两个方面构成了骨内科诊断的基石。即便是现代先进的CT、MRI和超声等检查也无法取代病史采集和体格检查在骨内科诊断中的重要作用。

二、检验

随着检验医学的发展,不断有新的针对骨骼、关节和肌肉的生化标志物被发现应用于临床,扩充了骨内科诊断的手段,比如新的骨转换生化标志物,如前Ⅰ型胶原氨基末端前肽(PINP)和Ⅰ型胶原C末端肽交联物(β-CTX)用于骨质疏松症的诊断和鉴别诊断;新的免疫标志物用于关节炎的鉴别诊断等。

三、影像诊断技术

1. X线

X线检查目前仍然是骨内科中应用最为广泛的影像学技术,它具有经济、快速、安全和广泛开展等特点,能够提供病变部位、范围、性质、程度和周围组织的毗邻和作用关系的信息,可以为诊断和治疗提供重要的参考。用于骨内科的诊断和鉴别诊断,比如X线片上发现双侧股骨中段存在对称性的骨皮质中断、不连续,需要考虑为假骨折时,几乎可以肯定存在骨软化症。近年来数字X线影像片提高了X线照片的分辨率,使病变显示得更为清晰。此外,使用造影剂的关节造影、脊髓造影和周围血管造影等对了解病变的腔内形态、轮廓和血供等具有一定的参考价值,但是,随着CT和MRI的广泛应用,造影技术正在被替代。

2. CT

计算机断层扫描和重建的技术,在骨内科的诊断中日益广泛应用。该检查技术的优点在于:可以清楚地显示组织之间的毗邻关系、了解是否存在骨折和周围软组织的血肿、了解关节及其软骨的轮廓和形状、了解脊柱损伤、显示骨质破坏的范围,以及小关节和椎弓根的损伤情况。因此,CT已常规用于骨折、关节疾病和脊柱疾病的检查和诊断。

3. 磁共振

磁共振技术包括普通MRI、增强MRI和磁共振血管造影(MRA)技术,由于其独特的优势被广泛用于骨内科的诊断和鉴别诊断中。MRI技术的优势在于影像中软组织的对比明显、显示清晰、层次分明,有利于区分骨骼的不同成分、肌肉、肌腱、血管和神经组织,并且能清晰地显示关节腔内和脊髓腔内的结构,能了解组织的肿胀和血供情况。MRA技术根据组织的流空效应可以得到近似血管造影的图像,有助于了解组织的血供情况。以上技术常被用于软组织病变、关节病变和脊髓病变的诊断。

4. 核素显像

核素显像技术包括骨显像和特殊标记的软组织显像。在骨内科中应用最为广泛的是骨显像。骨显像的优点是敏感性高,缺点是特异性差。骨显像被广泛地用于骨肿瘤和肿瘤骨转移的诊断和疗效检测。骨显像有利于确定骨骼中各类病变的病变范围和累及部位,特别是对肿瘤骨转移部位的确定,一些代谢性骨病如甲状旁腺功能亢进症、骨软化症、纤维异常增殖症和 Paget 骨病等疾病,累及骨骼病损范围的确定。生长抑素受体显像有助于发现位于骨骼、肌肉或其他软组织中的间叶组织肿瘤,有利于肿瘤诱发骨软化症的尿磷酸盐性间叶组织肿瘤的发现和诊断。

5. 骨骼的定量测定

骨骼的定量测定技术:自 20 世纪 60 年代以来先后开发的骨骼定量测定技术包括单光子吸收测量仪(SPA)、双光子吸收骨矿测量仪(DPA)、定量 CT (QCT)和双能 X 线骨密度测量仪(DXA),对骨矿盐含量可以精确测量。其中,DXA 被 WHO 推荐作为骨质疏松症诊断和骨量变化疗效监测的金标准。定量骨超声检查也可以反映骨骼的基本特性,用于骨质疏松症的筛查。新近发展的显微 CT 和外周定量 CT 技术,可以准确地反映骨骼的微结构,进而推算其力学特性。

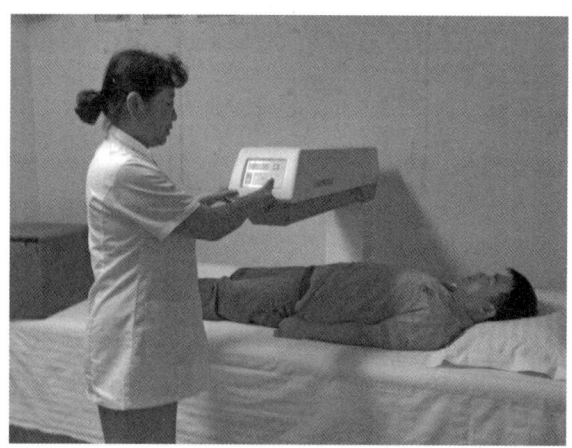

四、骨内科疾病的治疗

骨内科的治疗手段几乎包括除手术以外的所有针对骨内科疾病的治疗手

段,包括感染性疾病采用抗生素治疗;肿瘤性疾病的化学治疗和放射治疗;针对肌肉、骨骼和关节疾病的免疫治疗和镇痛治疗。近年来针对骨质疏松症的药物防治方面取得了重大的进展。由于对骨转换及其调节机制的深入了解,近40年来,不断有以抑制骨吸收和促进骨形成为主要作用机制的药物被开发和应用于临床。比如已经在中国上市的骨吸收抑制剂有雌激素、降钙素、选择性雌激素受体调节剂和双膦酸盐,正在研发的有组织蛋白酶K抑制剂和RANKL抗体等。在中国上市的骨形成促进剂有甲状旁腺激素类似物和正在研发的骨硬化素抗体等,其他的抗骨质疏松药物还有锶盐、维生素D类似物和维生素K等。

骨内科的治疗手段还包括手法治疗、透视引导下或直接肾上腺皮质激素或增生剂注射、治疗性锻炼、药物治疗、营养药物、草药和(或)顺势疗法为基础的治疗。手法治疗包括推拿、软组织按摩、肌筋膜放松、头部按摩和脊柱按摩治疗。手法治疗已经存在有4 000多年的历史,在古代泰国和古埃及亦已存在。现代医学之父希波克拉底曾使用牵引和杠杆技术治疗脊柱疾病。

1. 增殖疗法

增殖疗法是指通过注射某种物质促使正常的细胞、组织或器官增殖。包括生长因子刺激增殖治疗,比如在关节中注射低浓度(≤10%)的葡萄糖可有效地治疗关节炎。这样是因为在关节腔中注射葡萄糖后可以刺激诸如血小板衍生的生长因子(PDGF)、转化生长因子β(TGF-β)、表皮生长因子(EGF)、碱性成纤维细胞生长因子(bFGF)和结缔组织生长因子(CTGF)等因子的分泌。

2. 富含血小板的血浆

是一种新的促使肌肉骨骼疾病愈合和缓解疼痛的新的治疗手段,此种疗法对于膝、肩、髋和脊柱部位的骨关节炎有良好的效果,如肩袖撕裂、足底筋膜炎、前交叉韧带损伤、骨盆疼痛和不稳定、背颈损伤、网球肘、踝部扭伤、肌腱炎和韧带扭伤。此种治疗是将自体高浓度的血小板注入病损的周围。通过血小板启动对损伤的修复和吸引关键的干细胞促使损伤愈合。PRP治疗对于缓解疼痛、促使损伤修复和恢复功能等方面皆有显著疗效,并可能减少采用外科手术治疗此类疾病。

3. 硬膜外注射

硬膜外注射糖皮质激素能有效治疗某些腰背疼痛、颈部疼痛,以及根性疼痛(由于脊神经炎症导致的上肢或下肢疼痛)。下肢根性疼痛,也被称为坐骨神经痛。当存在脊柱或椎间盘突出、关节骨刺、瘢痕组织时,这些部位的神经会受到刺激,发炎红肿,形成炎症反应的恶性循环。糖皮质激素是一种强大的抗炎药物,减少炎症和肿胀,使用后可以打破这一恶性循环,缓解疼痛。硬膜外腔是脊髓和脊神经周围的空囊。与硬膜外麻醉类似,在硬膜外注射抗炎或其他止痛药物可以有效地缓解腰背疼痛、颈部疼痛和根性疼痛。

4. 针灸治疗

针灸治疗在公元前1 000年的《黄帝内经》中即有描述,在我国针灸治疗不断被发扬光大,国际上大多数有替代疗法的医疗中心都设有针灸治疗,特别是对骨骼肌肉疾病的治疗具有良好的效果。针灸治疗主要的功效包括:缓解疼痛、促进愈合和神经内分泌调节等多方面的作用。目前,针灸疗法已经在全球范围内普遍开展,特别是在骨内科疾病的治疗中发挥极大的作用。

肌肉骨骼系统作为机体的一部分,受到全身其他系统的调节,同时肌肉骨骼系统也会影响并调节全身其他系统。因此,骨内科的发展必然受到其他学科的影响,并相互交融。内分泌系统中激素对骨骼的发生、发展和衰老具有重要的调节作用。比如雌激素对骨骼的成熟和维持骨重建发挥重要的作用,同时,骨骼所分泌的多种非胶原蛋白,可能发挥调节能量代谢的作用。新近发展的骨骼免疫学(osteoimmunology),OPG-RANK-RANKL系统代表了骨骼系统和免疫系统的相互调节作用。以DNA直接测序和全外显子测序等遗传方法揭示了多种之前未知的遗传性骨病的致病基因。以上学科与骨内科的交融,改变了骨内科许多疾病的诊断和治疗方法,推动了骨内科的学科发展。

(解放军第309医院全军骨科中心骨内科　王　亮　何　岩)

第十四章 骨内科常用检查及化验

一、常用检验项目：

骨骼是一种专门的结缔组织,主要由糖蛋白和蛋白多糖组成。骨纤维主要是由Ⅰ型胶原蛋白形成,含大量的矿物质(羟磷灰石)。骨架功能的完整性和强度是通过骨纤维高度交联的结构来维持的。骨代谢的速率、小梁连接的程度、皮质及骨膜大小及骨骼形态均参与形成骨的质量。骨代谢活跃,不断地修复和重建,高度同步,贯穿人的一生。当骨吸收增强导致骨组织的骨量减少、微结构变化时骨质疏松便发生了,最终导致骨的易脆性增加从而增加骨折风险性。

成骨细胞、破骨细胞和骨细胞是体内骨平衡主要的调节器,它们通过各种调节信号紧密相连,调节骨形成和骨吸收,除了众多的特异性功能外,还合成骨基质蛋白(如胶原、骨钙素、软骨素)和蛋白酶(如胶原酶)。大多数骨标志物与细胞外基质蛋白合成和降解有关。有机的骨基质主要部分是由Ⅰ型胶原(约90%)、黏多糖、硫酸软骨素、Ⅲ型和Ⅴ型胶原组成的。因此,大多数骨标志物是Ⅰ型胶原的前体或降解产物。对于在骨代谢的过程中出现的骨标志物通常被分为骨形成标志物和骨吸收标志物。

近年来,骨基质的细胞组分已经被分离鉴定出来,并分为骨形成标志物和骨吸收标志物两大类。快速、可靠、非侵入、经济适用的骨标志物检测方法已发展起来,大大提高了检测的敏感性和特异性。它们的主要优点是能够动态地反应成骨细胞、破骨细胞代谢活性的实时信息。其中测定的生物化学骨标志物为临床医生分析骨代谢提供重要依据。

1. 骨代谢标志物

骨代谢的生化指标可在血液或尿液中检测到,骨形成和骨吸收标志物选择性的组合可以相应的表达成骨细胞和破骨细胞的代谢活性。骨转换指标反应的是整个骨架的功能状况,有些指标是非特异性的,也就是说存在于骨以外的组织,会受到非骨骼因素的影响。因此,检测结果应该综合整个临床情况和每一个标记物的性质和来源进行全面的分析解释。

(1) 骨形成标志物:以骨形成标志物为特征的分子显示了成骨细胞的活性和细胞外基质蛋白的合成。

骨钙素(OC)又称为骨谷氨酰基蛋白(BGP),是含 49 个氨基酸,分子量为 5 669 的小蛋白,为人骨中主要的和最多的非胶原蛋白,占骨组织中非胶原蛋白的 15%～20%,占总蛋白的 1%。骨钙素是在 $1,25(OH)2D_3$ 刺激下由成骨细胞合成,骨钙素与羟磷灰石有较强的亲和力,约 50%沉着于骨基质,其余 50%进入血循环。对于成人它仅由成骨细胞和齿胚细胞合成。因此,几乎血液中所有的 OC 来自成骨细胞。骨钙素的主要生理功能是维持骨的正常矿化速率,抑制异常的羟基磷灰石结晶的形成,抑制软骨矿化速率。骨钙素是反应骨代谢状态的一个特异和灵敏的生化指标,监测血中骨钙素浓度,不仅可以直接反应成骨细胞活性和骨形成情况,预测患骨质疏松和骨折风险的大小,而且对药物治疗前后的动态变化有一定的参考价值。

碱性磷酸酶(ALP)是一种含锌的糖蛋白,广泛存在于人体各组织器官中,其中以肝脏含量最多,其次是肾脏、胎盘、小肠、骨骼等。人体各组织 ALP 同工酶可分为三类,即胎盘 ALP、肠 ALP 和肝、骨、肾 ALP 同工酶。骨碱性磷酸酶(B-ALP)是碱性磷酸酶的亚型,由成骨细胞产生。它存在于成骨细胞膜结合物,可以从细胞膜衍生出的基质管中找到。这些导管对于骨形成过程非常关键。血清骨碱性磷酸酶(B-ALP)在反应成骨细胞活性和骨形成上则有较高特异性。B-ALP 测定不仅在骨病早期诊断中有价值,而且对疗效的评价和预后的判断均有重要价值。

Ⅰ型前胶原肽(procollagen peptide Ⅰ)是骨形成指标,由骨细胞的前体细胞合成,含 N-和 C-端延伸肽(即 PICP 和 PINP),这些肽又称为前肽。在前胶原转变为胶原纤维质期间,每合成一个胶原分子,就会有一个分子的 PINP(N 端延伸肽)产生,PICP 和 PINP 构成Ⅰ型前胶原分子外部的末端。对于Ⅰ型胶原翻译后的三维螺旋结构的形成负有责任。在细胞外的进程和纤维形成期间，Ⅰ型胶原在骨骼中合成同时也被分解成 PICP 和 PINP，被酶切断后释放入血并从肾脏排出。因而 P1NP（Ⅰ型前胶原-N端前肽）血中水平在一定范围内是反应成骨细胞活动和骨形成及反应Ⅰ型胶原合成速率的特异指标，是具有真正意义的骨形成标志物。

因为含Ⅰ型胶原的其他组织，如皮肤、牙齿、角膜、血管、纤维软骨和肌腱都比骨周转慢，血液中的 PICP 和 PINP 几乎都来源于骨。但它们受肝功能改变的影响，可以被肝吸收，通过上皮细胞甘露糖受体结合而被清除。PINP 检测不受饮食的影响，有报道称与组织定量参数相关的 PINP 优于 PICP。

PINP 是在成骨细胞的内质网上合成，经高尔基复合体分泌运出细胞，内切肽酶使分泌出来的前胶原水解，使其羧基及氨基端的附加肽段消除，则生成原胶原，众多的原胶原再聚合生成骨的胶原纤维。前胶原水解下来的氨基端附加肽段称前胶原Ⅰ型 N-端肽（PINP）。其含量代表了Ⅰ型胶原的合成量，是衡量机体骨形成活动的一个高灵敏指标。

（2）骨吸收标志物

抗酒石酸盐酸性磷酸酶（TRACP）属于酸性磷酸酶的一种，主要由破骨细胞释放，其分子量为 34 000，与其他亚型酸性磷酸酶相比，它不能被酒石酸抑制。TRACP-5b 亚型是破骨细胞衍生物，因此是骨特异性标志。在骨吸收过程中，该分子进入血循环中并且可以由亚型特异性免疫学方法检测，血中的水平反映破骨细胞活性及骨吸收的状态。

交联 C-端肽（CTX）作为Ⅰ型胶原降解过程中的特异产物，其分为 3 种不同形式，分别为 CTX-MMP、α-CTX、β-CTX，研究发现，β-CTX 敏感性、特异性、准确性均较高，其含量水平的高低反映了机体骨吸收的变化情况。

目前，国际骨质疏松基金会推荐Ⅰ型原胶原氨基端前肽（PINP）和Ⅰ型胶原羧基端肽 β 特殊序列（β-CTX）为敏感性较好的两个用于骨质疏松疗效监测的指标，这也被纳入《2011 年中国原发性骨质疏松症诊治指南》。

（3）PTH

PTH 是 84 个氨基酸组成的直链多肽，它与钙、磷代谢有关，是人体内维持血钙浓度的主要激素，细胞外液钙离子浓度即使轻微降低，也可以引起 PTH 分泌的增加，使肾脏排磷增加，促进钙的重吸收。PTH 升高可见于甲状旁腺机能亢进症及肿瘤产生过多的异位激素 PTH 所致。

二、检测骨转换标志物的意义

1. 骨转换标志物在骨质疏松诊断中的临床应用

骨转化标志物经常应用于临床实验,并且为骨质疏松症的诊疗提供有价值的信息。比如在老年骨质疏松患者分型中的应用:

原发性骨质疏松分为绝经后(Ⅰ型)和老年性(Ⅱ型)骨质疏松,可以从年龄、性别、骨折部位和骨转换标志物来进行鉴别诊断。绝经后骨质疏松患者,多数表现为骨形成与骨吸收的生化指标均增高即高转换型,骨丢失明显大于骨形成,骨转换加快,血清 PTH 大多数正常或偏低。老年性骨质疏松患者年龄多在 70 岁以上,骨形成与骨吸收标志物多为正常范围或降低,为低转换型。血清 PTH 有升高的趋势,主要是与年龄因素有关。

原发性骨质疏松与继发性骨质疏松的鉴别诊断:原发性骨质疏松是因绝经和年龄增长引起的退行性的骨质疏松,其生化的特点主要表现为血清钙、磷和 ALP 一般在正常范围内,而由内分泌代谢系统疾病,如肾脏疾病、肝脏疾病、骨肿瘤、甲状旁腺功能亢进、甲状腺功能亢进、维生素 D 状态、性腺机能减退等引起的继发性骨质疏松血清钙、磷和 ALP 多有 1~3 项异常,或增高或降低。

2. 诊断作用

目前世界卫生组织建议使用双能 X 线吸收测定法测定脊柱和股骨近端的骨密度来作为诊断骨质疏松症及其严重程度的金标准。尽管 BMD(骨密度)有方法局限性,特别是由于部分老年人已有腰椎的退行性变化,但单独的 BTM(骨代谢标志物)不适合用于估算骨流失,需与 BMD 联合使用。

3. 预测骨质流失

(1)骨质疏松的高危人群包括骨高转换率和低骨密度者及有骨折史,如有骨质疏松家族史的患者、绝经后女性、卵巢切除患者、糖皮质激素治疗患者、甲状腺功能亢进及其他内分泌代谢疾病患者。(2)绝经后女性每年大约有 1%~2%的骨流失,但是其中有 30%的人骨流失的速度更快。对绝经后女性的纵向研究发现两个特征:高骨转换率和正常或低于正常的骨转换。骨转换标记物的连续检测可以有效识别骨流失十分迅速的妇女,这对她们很重要,因为这个群体对抗骨吸收药物的反应更迅速。另外,有研究表明在双膦酸盐治疗期间 BTM 和 BMD 水平之间有显著的相关性,且这种相关性随着年龄的增加而增强。(3)近期骨折患者,骨吸收明显增高,绝经后骨折患者骨吸收剂骨形成标志物均明显高于绝经前,70岁以上男性骨折患者骨吸收标志物增高,而骨形成标志物有降低倾向。(4)长期制动骨吸收加剧者。骨质疏松的高危人群包括骨高转换率和低骨密度者及有骨折史的患者,如有骨质疏松家族史的患者、绝经后女性、卵巢切除患者、糖皮质激素治疗患者、甲状腺功能亢进及其他内分泌代谢疾病患者。

4. 预测骨折风险

BMD被广泛应用于预测骨质疏松性骨折,但是脆性骨折患者中只有30%～50%的患者检测结果高于骨质疏松诊断阈值。有证据表明,通过检测单一或者组合的BTM发现的高骨代谢率,与骨折风险的增加有关,快速骨丢失者骨折风险增加2倍。低骨量合并快速骨丢失者骨折风险增加3倍。骨折风险与骨吸收指标密切相关,而骨形成指标相关性较低。骨密度与骨吸收标志物联合应用,可提高骨折风险预测灵敏度。但是骨标志物的单独使用能否预测骨折风险还未确定。WHO推荐使用骨折风险评估模型(FRAX)对患者未来10年骨折风险进行评估,以便选择进一步的干预措施。但目前FRAX并没有包括所有的风险因素。由于各方研究的不统一,BTM到目前为止并没有被包括在FRAX里。现在有必要对BTM进行研究以确认能否将其添加至FRAX,从而增加FRAX的灵敏度和特异性。

5. 骨质疏松治疗药物的疗效监测和评价

骨质疏松治疗的有效性可通过应用双能X线吸收仪连续监测BMD来评估,但是可检测到的骨量改变是很小的,只有到12～24个月之后才会显现出来,此外他们只能检测骨骼中非常小的一部分。DXA的再现性也受机器、操作者的错误及患者可变性(重量或退行性变)的影响。由于BMD的变化相对较慢,至少要两年才能观察到明显的改变。

检查骨密度及骨代谢的标志物了解患者是否存在骨丢失或快速骨丢失以及骨转换的速率,决定是否需要采取适当的预防和治疗措施。另外一方面,BTM还呈现出更实质性和更直接的全局性效应,他们可以同时衡量治疗前检测骨代谢标志物,并且可以将患者分为高、低两个骨重塑组。有助于决定每个组用什么药、用药剂量及个体化的治疗方案,并根据用药前后骨转换的情况及时修改治疗方案,能尽早提供是否继续治疗的依据,具有改变早和变化大的特点。比如,骨吸收标志物TRACP、CTX的检测值高于标准值上限,推荐选用双磷酸盐类、雷尼酸锶、地诺单抗、激素替代疗法、选择性雌激素受体调节剂等以降低 BTM 水平而发挥作用的药物,3~6 个月内,BTM 水平可以降低 40%~60%。因此,BTM 的应用之一是得到治疗获得成功的早期信号。而由研究发现合成代谢剂如甲状旁腺素已经可以刺激成骨细胞的活性。对于低转换型的患者,如(Ⅱ型)骨质疏松患者,建议选用特立帕肽等促进骨形成类的药物治疗。骨形成标志物在开始使用特立帕肽治疗后的早期增加有点延迟,但是骨吸收标志物的增加是显著的。糖皮质激素性骨质疏松症骨代谢标志物表现为骨形成生化指标低下,而骨吸收成生化指标升高,推荐早期选用双膦酸盐类抗骨质疏松药物为预防及治疗的一线用药。

骨质疏松治疗后检测骨标志物,如 3~6 个月后复诊时可重复进行测量。并且很有希望能间接反映骨密度的增加。同时,BTM 的变化为临床医生提供评价治疗效果的依据,还可以用来鼓励患者并坚持治疗。BTM 在患者停药期间的监测也是很有用的,并有助于决定什么时候应该重新开始治疗。但是,药物选择应该综合判断骨代谢标志物检测值、患者背景、症状、合并症的有无、药物的禁忌、以往的治疗经过等。最近骨标志物标准化工作组提出建议要规范骨标志物(如 CTX、PINP 等)的研究,期望在未来制造商使用国际参考标准校准试验,以建立较恰当的参考范围。希望改进的研究反过来会帮助寻找出正对骨质疏松症或者其他骨代谢疾病的更优化的标志物,以更好地指导临床。

同时,骨质疏松治疗药物进行Ⅱ期和Ⅲ期临床评价,为期 1 年以上,在治疗前、治疗后 6 个月及 1 年进行骨密度的检查,评价治疗效果是非常重要的,但并不能代替用骨代谢标志物来评价药物对骨转换的影响。因此,除了药物安全性的检查和血清钙、磷、ALP 的一般检查,应分别选用 1 个以上的骨吸收和骨形成的生化指标。骨吸收指标推荐用 CTX、TRAP-5b,骨形成指标推荐使用完整的骨钙素、B-ALP 或 PINP。如能选用 2 个以上的指标和增加检测的次数(至少 3 次,及治疗前、治疗后 6 个月及 1 年),并加强质量控制。骨吸收指标对抗骨吸收药物的疗效更有意义,此外,最好使骨代谢标志物水平维持在生理范围内,对增强骨强度有利。

骨质疏松患者治疗重点在于将 BTM 浓度值控制在标准范围内。BTM 确切功用在于可以在 BMD 改变能被评估之前用于疗效监测,BTM 的早期变化可用于衡量抗骨吸收治疗的临床疗效,增加患者的依从性,评估治疗不应答患者,判断骨质疏松治疗失效后的重新治疗时机。

三、血标本的采集和注意事项

骨代谢标志物测定值在每个人身上一天内均有波动,所以,推荐早晨空腹时采血。但是,血清中 CTX 受饮食影响,而 PINP、BAP 检测则不受饮食影响。同时,骨代谢生化指标是反映机体代谢的具有活性的物质。它的生物活性的维持是在特定的机体环境中,一旦环境条件改变,特别是在离体的状态下,容易失去其生物活性,如骨钙素多肽片段,检测骨钙素时应在血清中最好加入一些稳定剂或取血后 1~2 h 分离血清于-20 ℃或-80 ℃保存。

应该注意的是,血清 $1,25(OH)2D_3$ 有明显的季节差异,在夏秋季明显高于春季。骨质疏松治疗药物亦对骨代谢生化指标有影响,$1,25(OH)2D_3$ 可促进骨钙素的分泌。为了避免某些药物的影响,在检查前应停用抗骨质疏松药物数天后再取血。

参考文献:

1. 薛延.老年骨质疏松患者骨代谢标志物的检测与应用[J].中华老年医学杂志,2006,25(6),410-413.

2. 王亚春,孙绍骞,王锐,等.雌激素和骨标志物与绝经后妇女骨质疏松的关系[J].中国妇幼保健,2015,30(27),4675-4676.

3. 杨永红,林明春,夏凤琼,等.骨标志物 OC、CTX-1、BAP、tP1NP 的检测在骨质疏松症中的临床应用[J].中外医学研究,2015,13(27):162-164.

4. 张晓娜,李忠信.监测骨折愈合的生物化学骨标志物[J].中国全科医学,2016,9(1):65-67.

5. 王金华,石红卫.绝经后女性骨标志物与骨质疏松症的相关性研究[J].中国妇幼保健,2015,30(17),2732-2733.

6. 许莲娥,张中书,施益群,等.老年人血清 PTH RIA 及其临床意义[J].放射免疫学杂志,1999,12(1):8-11.

7. 骨标志物与维生素学术讨论会会议纪要[J].实用老年医学,2015,29(7):61.

8. 日本骨质疏松症学会.合理使用骨质疏松症诊疗的骨代谢标志物指南(周丽珍,向青,刘忠厚译)[J].中国骨质疏松杂志,2004,10(4):397-404.

9. 中华医学会骨质疏松和骨矿盐疾病分会.原发性骨质疏松诊治指南

[J].中华骨质疏松和骨矿盐疾病杂志,2011,4(1):2—17.

10. 陈红,徐霖,吴立兵,等.糖皮质激素治疗 SLE 对骨代谢标志物的影响分析标记[J].免疫分析与临床,2015,22(10):1004—1007.

(解放军第 309 医院全军骨科中心骨内科　陈　琼)

骨内科常用的检查项目

1. 双光能 X 线骨密度检测仪

骨密度测量是利用 X 线和其他技术对人体骨矿含量、BMD 和全身体质成分进行无创性定量分析的方法,也是目前临床诊断骨质疏松症的主要检查手段。此外,骨密度测量对骨质疏松性骨折危险性的预测以及治疗后的疗效评估也具备重要作用。双光能 X 线骨密度测量最早在 20 世纪 60 年代由 Jacobson 开始使用,至 20 世纪 80 年代逐渐得到广泛应用,是目前临床应用最为广泛也最为成熟的骨密度测量技术。

(1) 基本原理

骨密度使用两种不同能量的 X 线进行扫描,测量中可以得到两个线性衰减值,理论上可以消除周围软组织及骨内脂肪对测量值的影响,可测量全身任意部位骨骼的 BMD,以腰椎和髋关节最常用,但 DXA 的基本原理是根据骨和均匀组成的软组织两种成分,而由于腰椎周围的脂肪分布不均匀,可导致椎骨骨含量误差高达 10%,双光能 X 线吸收测量法所测得的是面密度,单位为 g/cm^2。

(2) 骨密度仪的优缺点

优点:骨密度由于具有检测时间短、电离辐射剂量小、实用、操作简单、费用低的特点,且由于分辨率的提高,使测量值的准确性都有提高,兼其有相对完善的流行病学资料,并因此成为了 BMD 测量的金标准,在过去的 20 年里,用 DXA 测量得到的脊柱和髋部 BMD 成了骨质疏松诊断和药物开发的主要评价手段。

缺点:骨密度存在以下缺点:①无法区分皮质骨和松质骨,所得到的测量值反映的是皮质骨和松质骨的总和,当骨质疏松症早期时,无法敏感地反映出松质骨的骨量变化,因此,DXA 对早期骨质疏松症的诊断意义不大;②骨密度是二维扫描测量,所测得的是面骨密度,而不是真正意义的骨密度。由于骨骼的形状、大小或位置(即检测时 X 线的方向)的不同,均会使计算得到面积骨密度结果存在非常大的差异;③骨密度可因测量部位退行性改变(骨质增生、硬化等)和周围软组织内钙化(如腹主动脉钙化)的影响,使测量值产生误差,从而得到偏高的 BMD。

(3) 双能 X 线骨密度主要用途

①根据骨密度、骨强度、骨质量、骨弹性诊断骨质疏松。②确定骨折区域预测骨折危险性。③椎体骨折风险评估和成分测试。④骨科人工髋关节置换术后评估。⑤矫形评估。⑥临床科研小动物实验。⑦儿童检测。⑧药物疗效评估。⑨骨质疏松患者跟踪随访。⑩骨质疏松病流行病学调查等。

(4) 双光能 X 线骨密度的适应证

成人适应证:

①女性 60 岁以上男性 65 岁以上,无其他骨质疏松的危险因素;②女性 60 岁以上男性 65 岁以上,有一个或多个骨质疏松的危险因素;③有脆性骨折史或者脆性骨折家族史的男、女成年人;④各种原因引起的性激素水平低下的男、女成年人;⑤X 线摄片已有骨质疏松改变者;⑥接受骨质疏松治疗进行疗效监测者;⑦有影响骨矿代谢的疾病和药物史。

儿童适应证:

10 岁以上,缺钙者,软骨病,家族糖尿病史,先天性骨骼神经疼痛,发育迟缓者。

2. 多普勒血管检测仪

多普勒血管检测仪为下肢缺血诊断,可较好评估外周血管功能状态,避免糖尿病足截肢的发生,操作简单,检查无创,信息可靠。它是踝部胫前或胫后动脉收缩压的比值,正常值应 ABI≥0.97,正常值为 1.0~1.3,临床上可无或仅有轻微缺血症状,踝肱指数<0.9 可出现明显的间歇性跛行、静息痛、甚至坏疽,踝肱指数可提示患肢动脉病变的严重程度,一般低于 0.6 即可有静息痛。

意义:

一般情况下,踝肱指数大致反映下肢动脉的狭窄程度,但是糖尿病、严重下肢动脉粥样硬化患者的动脉壁广泛钙化,当气袖内压力超过动脉压时动脉仍不能关闭,所以测得压力明显升高,踝肱指数也会相应升高或正常,即造成假象,某些患者同时合并上肢动脉病变,肱动脉压可能降低,也导致踝肱指数升高或正常。

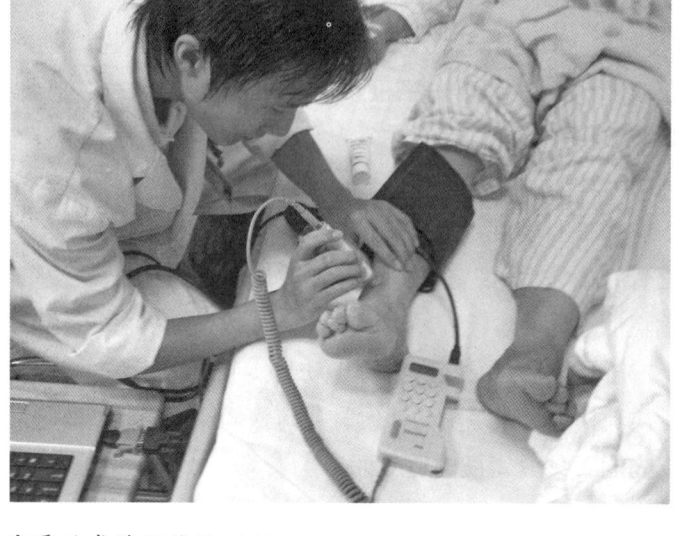

3. 数字震动感觉阈值检测仪

数字震动感觉阈值检测仪,是一种可以通过微米级震动刺激探头无痛性,测量人体任何部位的皮肤或黏膜上有髓鞘感觉神经纤维的功能,震动感觉阈值用于定量检查糖尿病周围神经病变之深感觉障碍的程度,神经损害的早期诊断,可以诊断神经病学、职业医学、糖尿病足防治、男女性功能等疾病的日常感觉障碍。

临床应用:

糖尿病周围神经病变检查,糖尿病足风险筛查;神经内、外科感觉神经检查,职业病鉴定;术后感觉神经恢复功能评定,药物治疗效果评价;评价急、慢性中毒事件;男性功能障碍(早泄)—阴茎敏感神经检查。

4. 循环检测仪

微循环检测仪是在显微镜固定倍数结合计算机图像处理技术、CCD数码成像技术和光学显微技术于一体的显微分析处理系统,临床上主要应用于人体手指甲襞部位、眼镜球结膜、嘴唇、舌头等部位微循环的观测,观测其微循环的变化,包括微血管、血流等变化,广泛用于多种心脑血管疾病如高血压、中风、糖尿病、类风湿性关节炎等疾病的微循环改变的观测,指导临床用药及预后干预治疗,起到了早期诊断、临床监护,预示治疗效果的作用。

临床应用:

免疫功能的程度、多种心脑血管疾病如高血压、心脏供血不足、末梢供血不良、血液回流不良、头痛、冠心病、微循环障碍、肿瘤、长期慢性缺血、中风、糖尿病、风湿病、类风湿性关节炎、缺血性疾病、老年性的动脉硬化、高血脂、严重疲劳、血液含氧量下降及供养不足、血管的脆性增加及大面积出血。

5. 动态血压检测仪

动态血压的临床应用：

（1）动态血压避免了情绪、运动、进食、吸烟、饮酒等因素影响血压，较为客观真实地反映血压情况。

（2）动态血压可获知更多的血压数据，能实际反映血压在全天内的变化规律。

（3）对早期无症状的轻高血压或临界高血压患者，提高了检出率并可得到及时治疗。

（4）动态血压可指导药物治疗。在许多情况下可用来测定药物治疗效果，帮助选择药物，调整剂量与给药时间。

（5）判断高血压病人有无靶器官（易受高血压损害的器官）损害。有心肌肥厚、眼底动态血管病变或肾功能改变的高血压病人，其日夜之间的差值较小。

（6）预测一天内心脑血管疾病突然发作的时间。在凌晨血压突然升高时，最易发生心脑血管疾病。

（7）动态血压对判断预后有重要意义。与常规血压相比，24 小时血压高者其病死率及第一次心血管病发病率，均高于 24 小时血压偏低者。特别是 50 岁以下，舒张压<16.0 kPa(105 mmHg)，而以往无心血管病发作者，测量动态血压更有意义，可指导用药，预测心血管病发作，进行过 24 小时动态血压监测的高血压患者的血压管理情况；对比动态血压、家庭血压以及诊室血压诊断高血压以及预测心脑血管并发症的临床应用价值。

6. 胰岛素泵

胰岛素泵治疗是采用人工智能控制的胰岛素输入装置，通过持续皮下输注胰岛素的方式，模拟胰岛素的生理性分泌模式从而控制高血糖的一种胰岛素治疗方法。内装有一个放短效或速效胰岛素的储药器，外有一个显示屏及一些按钮，用于设置泵的程序，灵敏的驱动马达缓慢地推动胰岛素从储药器经输注导管进入皮下。输注导管长度不一，牢固地将泵与身体连接起来。

（1）模拟生理胰腺分泌功能，更好地控制血糖，改善 HbA1c 水平。

（2）使用短效或速效胰岛素，同一部位小剂量持续输注，克服了常规注射方法。许多人选择腹部作为胰岛素给药部位，这个部位操作简便，且胰岛素吸收稳定，也可选择臀部、大腿外侧以及手臂三角肌等部位。

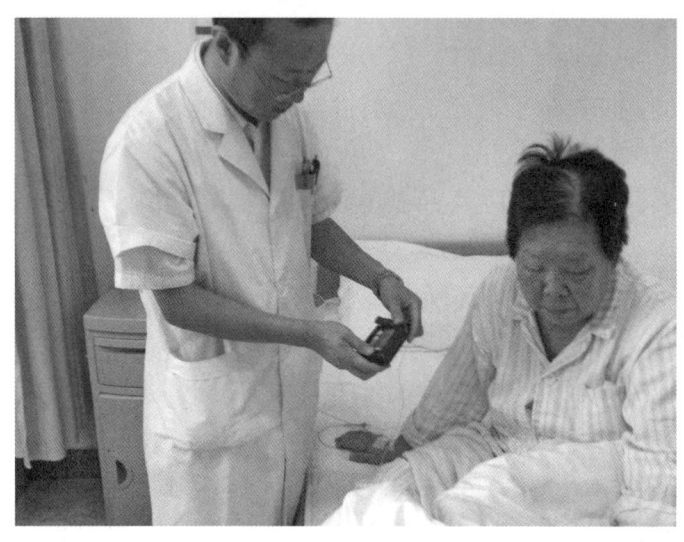

胰岛素泵体积缩小，便于携带，操作简便，易学易用，剂量调节精确稳定，因而在临床中得到广泛的使用。目前胰岛素泵技术更趋完臻，可更精确地模拟生理性胰岛素分泌模式。简而言之，胰岛素泵通过人工智能控制，以可调节的脉冲式皮下输注方式，模拟体内基础胰岛素分泌；同时在进餐时，根据食物种类和总量设定餐前胰岛素及输注模式以控制餐后血糖。

胰岛素泵由4个部分构成：含有微电子芯片的人工智能控制系统、电池驱动的机械泵系统、储药器、与之相连的输液管和皮下输注装置。输液管前端可埋入患者的皮下。在工作状态下，泵机械系统接收控制系统的指令，驱动储药器内的活塞，最终将胰岛素通过输液管输入皮下。

7. 动态血糖监测仪（CGMS）

不间断的监测患者1天中每时每刻血糖值，及时发现低血糖和高血糖，仪器每10秒钟从探测器接受一次反映血糖变化的电信号，将每5分钟的电信号平均值转换成血糖值存储起来。

CGM在临床上能有效反映人体血糖值。动态血糖监测主要是通过微型皮下传感器、动态数据记录仪、葡萄糖数据分析软件等，在每24小时内测定、记录受试者数百个血糖值，并绘制出全体连续、完整的血糖值分析图，能够监

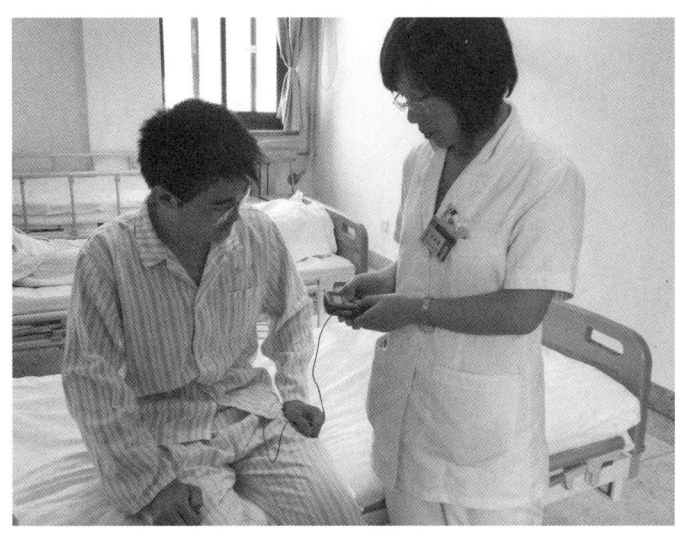

测到许多难以发现的问题(无症状性低血糖、黎明现象、餐后高血糖等),可反映患者全体血糖波动特点,了解到血糖波动的趋势、幅度及频率等信息变化,为相关疾病的早期筛选、诊断、个体化治疗方案的制定、药物疗效的评估以及靶器官损伤的判断提供可靠的依据。

(解放军第309医院全军骨科中心骨内科　刘　莹)

超声在骨骼系统的应用

超声诊断由于其良好的软组织分辨力,对软组织的早期病变的诊断、预后有实际的临床意义,与CT、MRI比较,超声具有无创、简便、迅速、廉价及短期内可重复检查等优点,并能实时观察肌腱、韧带、软组织等组织的病变,而且对四肢内软组织异物均可得到满意图像,做出明确诊断,有时还可提供其他方法无法得到的重要信息。因此,超声对肌肉骨骼及软组织疾病的诊断愈来愈显现出重要性。

一、肌骨超声应用现状

肌骨超声(musculoskeletal ultrasound,MSKUS)是指应用于肌肉骨骼系统的超声诊断技术,有别于腹部心脏、腹部与妇产等传统常用超声应用领域。

是随着高频超声探头分辨率的显著提高而发展起来的一种新技术,具有价格低廉、无创、操作简单迅速、短期内可反复检查、能实时动态监测等优点,对浅表肌肉骨骼系统疾病是一种非常理想和重要的辅助诊断工具。肌骨超声在风湿科的应用始于 20 世纪末,欧美国家在制定肌骨超声扫描的基本方法及技术推广方面做了大量工作,已经获得许多循证学证据。超声在 RA 病程早期阶段可清晰显示关节滑膜、积液、软骨形态、骨质表面、关节周围肌腱及腱鞘等结构,目前在我国风湿病学领域该技术正快速发展。1972 年,Mcdonald 等利用超声诊断技术鉴别腘窝囊肿和小腿静脉血栓,标志着 MSKUS 正式走上临床医学舞台。在经历了四十余年的不断发展后,MSKUS 已成为与 X 线、CT 和 MRI 并列的肌肉骨骼系统主要临床影像诊断技术之一,广泛应用于骨关节外科、风湿科、康复科、神经外科等专业领域。特别是在欧美,MSKUS 甚至已逐渐成为上述专业临床医师的必备技能,被誉为医师的另一个"听诊器"。国内 MSKUS 的应用与研究随着临床与影像科室的日益重视而蓬勃发展,但由于起步较晚,基础较为薄弱,以及受肌骨系统疾病诊断传统观念的影响,MSKUS 的培训与推广较国外相对滞后。肌骨超声技术肌骨超声是随着高频超声探头分辨率的显著提高而发展起来的一种新技术,具有价格低廉、无创、操作简单迅速、短期内可反复检查、能实时动态监测等优点,对浅表肌肉骨骼系统疾病是一种非常理想和重要的辅助诊断工具。肌骨超声在风湿科的应用始于 20 世纪末,欧美国家在制定肌骨超声扫描的基本方法及技术推广方面做了大量工作,已经获得许多循证学证据。超声在 RA 病程早期阶段可清晰显示关节滑膜、积液、软骨形态、骨质表面、关节周围肌腱及腱鞘等结构,目前在我国风湿病学领域该技术正快速发展。

二、肌骨超声的优势与局限性

优势:相对于其他影像学手段,MSKUS 具有以下几个优势。首先是实时(Real-time)动态影像;超声可实时观察体内组织器官的运动情况,非常适用于与运动密切相关的肌骨系统;超声可在患者主动、被动或抗阻运动状态下实时显示关节、骨骼、肌肉及肌腱的形态变化与相互间作用,有助于运动性疾病及撞击综合征的诊断;肌骨超声无明确禁忌证,无放射性损伤,操作简便,可以在床旁检查,检查时可同时进行医患之间的互动与交流,对于医患双方来说都比较舒适,易于接受;肌骨超声可一次对多个关节进行检查,对于多关节病变省时而高效;而且肌骨超声易于双侧关节对比检查,便于发现某些细微的病变;此外,肌骨超声还可用于介入性操作的引导,达到"可视化"操作,提高穿刺成功率和诊治效果的目的。

局限性:主要在于超声波无法穿透骨骼,视野受限,无法对整个关节的解剖结构进行全面完整的显示。另一局限是操作者依赖性,肌骨超声检查的效果与操作者的经验密切相关,而且该技术的教育培训难度相对较大。

三、肌骨超声在肌骨系统组织中的应用

肌肉骨骼系统病变包括肩部、肘部、手腕部、膝部、足踝部、髋部等部位的肌肉、肌腱是否有损伤、撕裂、炎症及肌腱病等,滑囊及腱鞘是否有炎症,关节腔内是否有积液,周围软组织是否有肿物及淋巴水肿等改变。

1. 肌肉病变的肌骨超声应用

肌骨超声可清晰显示骨骼肌的结构。声像图上其纹理由纤维脂肪间隔的高回声(长轴为线状、短轴为点状)和肌实质的低回声构成。肌骨超声可用于评价一系列肌肉病变,包括拉伤/撕裂、血肿、骨化性肌炎(特别是在 X 线无特殊表现的病变早期)、肌炎、筋膜室综合征、横纹肌溶解、肌疝以及肿瘤等。肌骨超声独特的实时动态成像特点,可在肌肉运动状态下进行显像。某些病变(例如肌疝)在肌肉静息松弛状态下表现隐匿,而在肌肉运动或紧张情况下则变得明显,超声甚至能显示其变化的动态过程(例如肌肉组织穿过薄弱的筋膜疝入至周边的软组织)。绝大多数肌肉病变,不论是占位性的还是运动相关的,其来源都是创伤。由于致病因素和病变位置的不同,损伤的范围也大不相同。例如,肌肉的微小撕裂可能出现正常肌纹理的中断和局部的血肿;而在肌—腱连接处的较大撕裂,血肿可能会沿筋膜延伸。值得注意的是,对较小的肌肉损伤,通常建议在受伤后 24～48 h 进行肌骨超声检查,而对于单羽肌则需要更早(12 h)。多个研究使用肌骨超声检测 ICU 危重病患者的肌肉纹理,通过测量肌肉回声强度、横截面积、厚度以及肌纤维羽状角,了解肌肉废用情况,认为其数据具有较高的可靠性,对指导临床治疗具有较强的实用价值。通过对肌肉形态及纹理改变的显示,肌骨超声可敏感检测肌肉创伤性病变,具有较高的诊断准确率,并便于对其动态变化进行监测,可作为肌肉创伤诊断和随访的首选影像学检查。MSKUS 虽可早期检出肌肉炎性肌病与肌肉内肿瘤性病变,但诊断敏感性与特异性低于 MRI,不过肌骨超声声像图改变可较好地反映

病程变化,是评价疗效和监测病程的良好手段。近年来,MSKUS在评价肌肉功能中的作用逐渐得到重视。

2. 肌腱病变的肌骨超声应用

肌腱由大量相互交织、相互连接的胶原纤维束平行分布构成。在长轴切面上,肌腱表现为条带状高回声结构,内部结构纹理为纤维状,周边为高回声线状的腱膜。短轴切面上,肌腱表现为圆形或椭圆形结构,内部为代表腱内结缔组织纤维均匀分布的密集点状结构。按严重程度不同,肌腱病变包括肌腱腱病、腱内或部分撕裂、到更严重的全层撕裂或完全撕裂等。目前肌骨超声已广泛应用于肩袖病变、网球肘、高尔夫球肘、跟腱病等大量病变的诊治。肌腱变性可呈局限性或弥漫性,声像图上表现为不均匀或边界不清的低回声而肌腱本身体积并不缩小;部分撕裂则表现为肌腱内局部缺损,界限相对更清晰。完全断裂可见肌腱完全离断,断端因肌肉收缩而回缩移位或失去张力呈皱褶样改变。肌腱、腱鞘炎声像图表现包括腱鞘积液、滑膜增厚、正常纤维状纹理的消失、肌腱实质或边界回声的模糊(代表水肿)和多普勒血流信号的增加。肌腱端炎是血清阴性脊柱关节病的典型临床特征,也见于其他风湿性疾病。MSKUS能清晰显示肌腱端软组织炎症改变以及骨皮质损伤,其对于肌腱端病的辅助诊断作用近年来越来越受到临床重视。声像图表现包括肌腱端局部增厚、钙化、内部血流增多、骨质增生与破坏以及肌腱端旁滑囊积液等。与肌肉检查相似,由于能提供实时动态影像,肌骨超声也是肌腱病变的首选影像检查。肌骨超声可有效诊断肌腱病变,并准确判断病情,对临床选择保守或手术治疗方案具有重要意义。但肌腱腱病治疗(如手术)后,其声像图表现在相当长时期内并不随功能的改善而好转,因此不能用于手术疗效评估和术后随访。有研究表明,超声检出肌腱/腱鞘炎可能是类风湿性关节炎的早期表现。此外,部分研究者针对腱端病二维与血流超声的不同表现进行半定量分级,形成腱端病超声评分系统,可量化反映腱端病的病变程度,可用于银屑病性关节炎、弥漫性特发性骨肥厚的诊断和疗效评估。

3. 关节病变的肌骨超声应用

肌骨超声可显示正常关节的骨骼轮廓以及覆盖于关节面的透明软骨。正常情况下滑膜隐窝内可见少量液体。覆盖关节的滑膜组织纤薄、轮廓规则,而关节囊表现为线状高回声。检查者可通过轻微被动或主动关节活动的动态检查定位关节囊。肌骨超声可用于检测类风湿关节炎(rheumatoldarthritis,

RA)滑膜炎、肌腱/腱鞘炎和骨侵蚀等病变。滑膜炎表现主要包括滑膜增生和积液,前者在声像图上表现为不可压缩的低回声结构,而后者主要表现为可压缩的低无回声结构。骨侵蚀表现为垂直于两个切面均可探及的骨质缺损。能量多普勒血流检测可显示增生滑膜内增多的血流信号以证实血管翳的存在,提示炎症的活动性,并与临床、实验室指标、MRI 以及病理学检查有良好相关性。利用声像图特点,肌骨超声还有助于 RA 与其他类型关节的鉴别诊断,包括化脓性关节炎、骨关节炎、痛风性关节炎和银屑病关节炎等。

4. 肌骨超声在风湿病(RA)临床诊治中的应用

超声在国内 RA 诊治领域已经快速发展,以 MRI 为对照,超声检查对 RA 关节各种病变诊断准确率较高。

(1) 早期诊断:1987 年美国风湿病学会(ACR)修订的 RA 分类标准及 2010 年 ACR/欧洲抗风湿病联盟(EULAR)颁布的 RA 分类标准均要求至少一个关节有明确的临床滑膜炎(关节肿胀),但有部分患者仅表现为关节疼痛,无明确关节肿胀,而实验室检查提示有类风湿因子(RF)和(或)抗环瓜氨酸肽(CCP)抗体阳性,这部分患者如何诊断及治疗是医生需面对的问题。对于疑似 RA 但采用目前临床标准无法确诊的患者可采用超声检查了解是否存在滑膜炎及骨侵蚀以便于早期诊断及采取合理措施。国内研究发现 RA 患者膝关节超声检查出滑膜增生和骨破坏的阳性率分别为 77.5% 和 50%,X 射线检查出病变阳性率为 20%;指关节超声检查滑膜增生和骨破坏的阳性率分别为 72.9% 和 44.3%,X 射线检查出病变阳性率为 16.7%。两种检查方法之间差异有统计学意义,提示高频超声检查能发现早期 RA 滑膜增生和骨破坏等病变,为 RA 的早期诊断提供了一种简便、有效的方法。

(2) RA 活动度评估

RA 的治疗目标是严格控制的达标治疗,即达到缓解或降低疾病活动度以减缓病情发展。目前国际上已提出多个临床缓解标准,其中以 DAS28 标准应用最为广泛。但缓解本身是一个复杂的概念,有研究显示,对同一群 RA 患者采用不同缓解标准达到的缓解率有差异,现有标准受到了一定质疑。Aletaha 等在研究中发现临床缓解 RA 患者应用超声检查仍可发现存在亚临床滑膜炎,并逐渐出现关节损害。Foltz 等发现达到临床缓解或降低疾病活动度的 RA 患者中 88.1% 存在亚临床滑膜炎。因此进一步制定了影像缓解定义,包括严格的影像学缓解:滑膜厚度的灰度等级(grey scale,GS)=0 和能量多普勒

(power doppler,PD)=0;宽松的影像学缓解标准即低影像学活动度:GS≤1和PD≤1。另外,只基于PD的缓解:PD=0,低活动度PD≤1。李拾林等发现DAS~28评分、ESR、CRP与超声滑膜炎、CDE评分之间均存在非常显著的相关性,ESR与关节腔积液及骨侵蚀评分之间也存在相关性。在RA随访过程中若能结合影像学缓解标准可更加准确评估疾病活动度。

(3) RA关节病变的超声表现

RA的关节病变主要表现为:关节积液、滑膜增生、腱鞘炎和骨侵蚀。在第七届风湿病学临床实验结果评估大会上,超声工作组对RA关节病变的超声表现定义如下:①关节积液,关节内的异常低回声或无回声,加压可变形和移动,无多普勒血流信号;②滑膜增生,关节内异常的低回声区(也可为等回声和高回声),加压后不变形、无移动,可有多普勒血流信号;③腱鞘炎,两个相互垂直的平面上观察到增宽的腱鞘内低回声或无回声,有或无积液,可有多普勒血流信号;骨侵蚀,两个相互垂直的平面上观察到关节的骨皮质回声中断。

(4) RA的肌骨超声评分系统

肌骨超声可通过以下3个评分系统对RA的各种关节病变(关节积液、滑膜增生、滑膜血流、腱鞘炎/腱旁炎、骨侵蚀)进行评估,进而明确病变的部位、范围和程度。

超声二分类评分系统:二分类评分法为定性评估系统,即判断有或无关节病变,分别用"1"和"0"表示。Szkudlarek等以动态MRI为金标准,采用二分类评分法对15例RA患者和3名健康对照者的第2~5掌指关节的能量多普勒超声(power Doppler ultrasound,PDUS)检查结果进行评估,发现PDUS诊断滑膜炎的敏感度为88.8%,特异度为97.9%。

超声定量评分系统:超声定量评分系统主要通过灰阶超声(grey scale ultrasound,GSUS)测量滑膜厚度、多普勒超声测量滑膜血流的彩色像素百分比(即滑膜血流的像素与滑膜组织的像素之比)和阻力指数(resistance index,RI)对滑膜炎进行定量评估。

总之,肌骨超声评分系统可快速、有效、准确地反映RA患者的疾病活动性和疗效,对RA患者的病情监测及预后评价具有重要意义,但对于预测RA患者关节结构破坏进展和疾病复发等方面的应用价值还有待进一步深入研究。肌骨超声评分系统的推广应用和不断发展、完善将为RA患者的诊疗提供更多的帮助。

四、肩关节周围软组织损伤的超声诊断

肌骨超声诊断和肌骨疼痛的超声引导治疗逐步成为康复医学、运动医学和疼痛医学一项重要的诊断和治疗手段。随着超声在肌骨疾病应用的不断进展,目前其在国外已被公认为诊断肩关节周围软组织损伤的一项重要检查手段。

肩袖损伤的超声诊断

肩袖由四个肌腱组成,包括肩胛下肌腱、冈上肌腱、冈下肌腱和小圆肌腱。冈上肌腱、冈下肌腱和小圆肌腱止于肱骨大结节,这三条肌腱形成肩袖的上后部分,肌腱之间分界不明显。肩胛下肌腱止于肱骨小结节,组成肩袖的前部分。肱二头肌长头肌腱位于肩胛下肌腱与冈上肌腱之间,为区分肩胛下肌腱和冈上肌腱的解剖学标志。超声诊断肩袖撕裂具有较高的敏感性和准确性,有经验的超声检查医生可为临床提供准确的信息以决定手术方案的选择。肩袖撕裂可分为完全撕裂和部分撕裂,完全撕裂可导致盂肱关节腔与肩峰下滑囊相通,而部分撕裂则不会引起上述异常相通。

1. 肩袖部分撕裂:肩袖部分撕裂根据病变的部位可分为以下三类:滑囊侧撕裂、肌腱内部撕裂、关节侧撕裂。肩袖撕裂的发生多开始于冈上肌腱的易损区(肱骨结节附着处近端约1cm处),其诊断标准为肌腱局部纵切和横切均可见低回声病灶或高、低混合性回声病灶。肩袖部分撕裂的患者可合并肱骨大结节前面不规则改变,表现为骨皮质小的缺损、骨破碎或骨刺形成。肱骨大结节的改变不仅见于肩袖部分撕裂,也可见于肩袖完全撕裂,其原因不明。肩袖部分撕裂时,有时还可见肱二头肌长头肌腱腱鞘内有少量积液或三角肌滑囊内少量积液。

2. 肩袖完全撕裂:肩袖完全撕裂可根据所累及的肌腱数目或撕裂的范围进行分类。测量撕裂的范围时应从横切面与纵切面上分别测量,两个切面所测得的较大值作为评估撕裂范围的数值。由于冈上肌腱宽约 2.0 cm,如撕裂范围从肱二头肌腱向后延伸范围>2.0 cm,则撕裂不仅累及冈上肌腱,还累及到冈下肌腱。

参考文献:

1. 华兴.肌骨超声的应用现状与发展趋势[J].第三军医大学学报,2015,

37(20):2005-2015.

2. McDonald D G, Leopold GR. Ultrasound B-scanning in the differentiation of Baker's cyst and thrombophlebitis[J]. Br JRadiol, 1972, 45(538):729-73.

3. Schiffenbauer A. imaging: seeing muscle in new ways[J]. Curr OpinRheumatol, 2014, 26(6):712-716.

4. Carli A B, Turgut H, Bozkurt Y. Choosing the right imaging method in muscle hernias: musculoskeletal ultrasonography[J]. J Sports Sci, 2015, 33(18):1919-1921.

5. Järvinen T A, Järvinen T L, K riäinen M, et al. Muscle in-juries: optimising recovery[J]. Best PractRes ClinRheumatol, 2007, 21(2):317-331.

6. 邹锐. 肌骨超声及其在类风湿关节炎诊治中的应用进展[J]. 实用医院临床杂志,2016,13(1):118-120.

7. 王月香,毕胜. 肩关节周围软组织损伤的超声诊断[J]. 中国康复医学杂志,2012,27(5):397-399.

8. Teefey SA, Rubin DA, Middleton WD, et al. Detection and quantification of rotator cuff tears. Comparison of ultrasonographic, magnetic resonance imaging, and arthroscopic findings in seventy-one consecutive cases[J]. J Bone Jolnt Surg Am, 2004, 86-A(4):708-716.

9. Papatheodorou A, Ellinas P, Takis F, et al. US of the shoulder: rotator cuff and non-rotator cuff disorders[J]. Radiographics, 2006, 26(1):e23.

10. iannotti JP, Ciccone J, Buss DD, et al. Accuracy of office～based ultrasonography of the shoulder for the diagnosis of rotator cuff tears[J]. J Bone Jolnt Surg Am, 2005, 87(6).

11. 李亚梅,贾功伟,虞乐华,等. 肌骨超声评估颈椎钩椎关节增生的效度研究[J]. 实用医院临床杂志,2014,11(5):30-32.

12. Wakefiled Rj, Balint PV, Szkudlarek M, et al. Musculoskele talu ltrasound including definitions for ultrasonographic pathology[J]. J Rheumatol, 2005, 32(12):2485-2487.

13. 吕斌,肖芳,袁媛,等.超声与 MRI 在诊断类风湿关节炎病变的比较[J].重庆医学,2015,44(29):4151-4153.

14. 李萍,刘吉华,徐文坚,等.早期类风湿性关节炎腕关节病变超声与 MRI 对比研究[J].中国超声医学杂志,2010,26(4):363-366.

15. 李健,李晓峰,张莉芸,等.简化的关节彩色多普勒超声评价类风湿关节炎疾病活动度的有效性研究[J].中国当代医药,2013,20(14):124-125.

(解放军第 309 医院全军骨科中心骨内科　陈立英)

肌电图在骨内科的应用

一、概述

肌电图是神经系统检查的延伸,在神经肌肉疾病的诊断和鉴别诊断中发挥着重要作用,尽管近年来组织化学、分子生物学、基因监测和影像学检查飞速发展,上述技术仍难以取代肌电图检测。该项技术包括一系列检查方法,最为常用的包括神经传导测定、复神经电刺激和常规肌电图。目前常用的检测方法包括神经传导速度、常规肌电图、重复神经电刺激、皮肤交感反射等。其操作相对简单无创,易于临床开展,在用于诊断疾病的同时可用于疾病随访;并可作为肌肉神经活检前的筛选手段。

二、临床应用

通过此检查可以确定周围神经、神经元、神经肌肉接头及肌肉本身的功能状态。

通过测定运动单位电位的时限、波幅,安静情况下有无自发的电活动,以及肌肉大力收缩的波型及波幅,可区别神经源性损害和肌源性损害,诊断脊髓前角急、慢性损害(如脊髓前灰质炎、运动神经元疾病)、神经根及周围神经病变(例如肌电图检查可以协助确定神经损伤的部位、程度、范围和预后)。另外对神经嵌压性病变、神经炎、遗传代谢障碍神经病、各种肌肉病也有诊断价值。此外,肌电图还用于在各种疾病的治疗过程中追踪疾病的恢复过程及疗效。

利用计算机技术,可作肌电图的自动分析,如解析肌电图、单纤维肌电图以及巨肌电图等,提高诊断的阳性率。

肌电图检查多用针电极及应用电刺激技术,检查过程中有一定的痛苦及损伤,因此除非必要,不可滥用此项检查。另外,检查时要求肌肉能完全放松或作不同程度的用力,因而要求受检者充分合作。对于某些检查,检查前要停药,如新斯的明类药物应于检查前16小时停用。

三、描述方法

记录肌肉动作电位的曲线(电描记图)称为肌电图。缩写为 EMG。实际使用的描记方法有两种:一种是表面导出法,即把电极贴附在皮肤上导出电位的方法;另一种是针电极法,即把针电极刺入肌肉导出局部电位的方法。用后一种方法能分别记录肌肉每次的动作电位,而根据从每秒数次到二、三十次的肌肉动作电位情况,发现频率的异常。应用肌电图还可以诊断运动机能失常的原因。平常所用的针电极称为同心电极,它是把细针状电极穿过注射针的中心,两者绝缘固定制成的。

四、肌电图检查

肌电图是记录神经和肌肉生物电活动以判断其功能的一种电诊断方法。检查时将电极插入肌肉,通过放大系统将肌肉在静息和收缩状态的生物电流放大,再由阴极射线示波器显示出来。肌肉在正常静息状态下,细胞膜内为负电位,膜外为正电位;肌肉收缩时,细胞膜通透性增加,大量正离子转移到细胞内,使细胞膜内、外与静息时呈相反的电位状态。于是收缩与未收缩肌纤维间产生电位差,并沿肌纤维扩散,这种扩散的负电位称为动作电位。

一个运动神经原及其触突支配的肌纤维为一个运动单位。触突支配的肌纤维数目差异极大,少到3～5条,多达1 600条。当电极插入肌肉瞬间,可产生短暂的动作电位的爆发,称为插入电位。其后,肌肉在松弛状态下不产生电位变化,示波器上呈平线状,称为电静息。

当肌肉轻度收缩时,肌电图上出现单个运动单位的动作电位,这是脊髓前角 α 细胞所支配的肌纤维收缩时的综合电位活动,其时限为 2～15 ms,振幅 100～2 000 μV。动作电位波里可为单向或多相,4 相以下为正常,5 相波超过 10% 时为异常。在肌肉用力收缩时,参加活动的运动单位增多,此时运动单位的动作电位互相重叠而难以分辨,称为干扰相。

用两根针电极插入同一肌肉,两者距离大于一个运动单位的横断面直径时,则每个电极记录的动作电位仅 10%～20% 同时出现,这种同时出现的电位称为同步电位。但在一些小肌肉(手的骨间肌、伸指短肌等)电位易于扩散到整个肌肉,同步电位置就会超过 20%。

神经损伤后,插入电位的时限明显延长,可达数秒甚或数分钟,且出现连续排放的正相峰形电位。这种情况见于损伤后 8～14 天,也见于神经再生期。肌肉放松时,肌电图上本应表现为电静息,但神经损伤后却出现多种自发电位:

1. 纤颤电位:常是一种无节律的双相棘波,时限为 0.2～3 ms,振幅 5～500 μV,多在神经损伤 18～21 天后出现。若神经损害不恢复,肌肉变性后纤颤电位也随之消失,称为"病理性电静息";

2. 正尖波:为一正相关性主峰向下的双相波,仅见于失神经支配的肌肉。时限 5～100 ms,振幅 50～4 000 μV。早于纤颤电位发生,约在伤后 1～2 周即可见到;

3. 束颤电位:是一种时限 2～20 ms、振幅 100～4 000 μV 的近似于正常运动单位动作电位的自发电位。只有同纤颤电位同时发生才有病理意义。当脊髓前角细胞病变或慢性周围神经损伤后,未受损害的运动单位的神经元触突代偿性增生,长入病变部分的肌纤维,导致其电位时限和振幅均明显增加,形成巨大的多相电位。

肌电图不单能诊断神经损害的程度,估计预后,还可鉴别肌肉萎缩是神经源性或肌源性,抑或废用性萎缩。后者在用力收缩时,除运动单位动作电位振幅减小、多相电位轻度增多,此外呈正常肌电图表现。这点不单对治疗有意义,还是劳动力鉴定时的重要参考资料。

五、评价腰椎间盘突出症的临床价值

腰椎间盘突出是临床上以根性坐骨神经痛为主要症状的常见疾病。利用肌电图检查中相关指标的变化,了解在腰椎间盘突出症患者的诊断、指导治疗方案和疗效评价方面起到客观的评价作用。肌电图不仅可以验证影像学检查,而且对神经根的损害的定位具有更高的敏感性,肌电图检查不仅能作为腰椎间盘突出症的辅助诊断措施,还可以指导治疗方案及评价预后。

腰椎间盘突出是指椎间盘退行性病变使椎间盘的纤维环破裂,髓核连同残存的纤维环和覆盖其上的后纵韧带向椎管内突出,刺激和压迫邻近的脊神经根或脊髓所表现的一种综合征。影像学检查只能反映神经根的结构改变及受压迫程度,无法对神经根受损的部位、程度、范围给予评价。肌电图检查可了解神经根损害的程度和神经功能状态。肌电图检查可帮助区别病变是神经源性或是肌源性。对于神经根受压迫的诊断,肌电图更有重要的诊断价值。目前的临床肌电图检查多采用针电极插入肌肉检测肌电图,其优点是干扰小、定位性好、易识别,其主要是收集表面电极检测双下肢运动传导速度,感觉传导速度,F 波和 H 反射进行系统的分析。H 反射是电刺激胫后神经,冲动由感觉纤维传入脊髓,再触发前角运动神经元引起肌肉收缩的单突触反射。它反应感觉、运动神经的全长和神经元的兴奋性。是检查 S_1 神经根的敏感指标。F 波反应运动神经轴索及脊髓前角神经元的兴奋性。胫神经 F 波反应胫神经、坐骨神经及 L_4-S_3 神经元细胞的兴奋性。周围神经传导速度检查对神经根损害的诊断敏感性较低,因为外周神经由多条神经根组成,大多数根性病变只损伤部分神经根,至少50%的运动轴索丧失才能造成复合肌肉动作电位明显降低。

神经损害的肌电图阳性指标为:①肌肉松弛时出现纤颤电位或正锐波。②轻用力收缩时出现多相波。

参考文献:

1. 崔丽英,刘明生.十年来我国临床神经电生理学研究进展:肌电图与脑诱发电位[J].中国现代神经疾病杂志,20101,10(1):74—76.

2. 刘明生,崔丽英,管宇宙,等.肌电图广泛神经源性损害和肌萎缩侧索硬化的诊断[J].中华神经科杂志,2012,45.

3. 中华医学会神经病学分会神经肌肉病学组,中华医学会神经病学分会.肌电图及临床神经电生理学组与中华医学会神经病学分会神经免疫学组中国慢性炎性脱髓鞘性多发性神经根神经病诊疗指南[J].中华神经科杂志,2010,43(8):586—588.

4. 赵朝晖,吴占勇,魏运动,等.神经电生理检查对早期腰骶神经根病诊断的临床意义[J].河北医药,2010,32(6):707—708.

5. 朱干,张盛强,何风春.腰椎间盘突出症治疗方法与肌电图变化的相关性研究[J].中国骨伤,2004,17(3):167—168.

6. 李归宿,刘海全,秦兆江.腰椎间盘突出症肌电图检查临床研究[J].当代医学,2009,15(6):91-92.

(解放军第 309 医院全军骨科中心骨内科　陈立英)

第十五章　骨内科疾病理疗

19世纪开始科学家们将物理概念,如力学、流体力学、光学、电学及热力学的知识深入到生理学领域,研究生命体的各种现象,即出现了生物物理学。现代科学技术不断发展,人们发现当作用于生命体的各种外界物理条件发生变化时,生命体同时发生各种微小的信号改变,由细胞到组织、器官乃至整体,物理与生命个体的这些千丝万缕的联系慢慢被人们揭示,各种生物物理技术便应运而生。人们逐渐将这些新兴的生物物理技术运用于医学治疗各种疾病,简单地说,它们是利用电、光、声、磁、力等各种物理因子治疗疾病的方法,即为生物物理治疗。它们被广泛运用在各个系统的疾病治疗,尤其在骨内科治疗方面,骨质疏松、骨关节炎、类风湿性骨关节炎、骨坏死、强直性脊柱炎以及骨病术后的预后取得了较好的疗效。

一、低强度脉冲超声

低强度脉冲超声是一种波动形式,也是一种能量形式,它是一种机械力,能产生一定的力学刺激,从而影响骨质和骨形态学。1994年,美国食品药品管理局批准使用低强度脉冲超声治疗新鲜骨折,2000年批准低强度脉冲超声治疗骨不连。近年来,不断有国内外研究证实低强度脉冲超声有促进脊柱融合、肌腱与韧带损伤修复的作用。脉冲电磁场是由电流通过赫尔姆兹线圈所产生的具有脉冲间歇的电磁效应,利用脉冲发生器的可调性可产生特定频率、大小、长度的脉冲电流,从而产生特定的脉冲电磁场。20世纪70年代以来,就有不断的文献资料,证明低强度脉冲超声可用于骨折不愈合。

二、体外冲击波

体外冲击波是一种不连续波峰在介质中的传播,这个波峰导致介质的压强、温度、密度等物理性质的跳跃式改变,是一种通过物理学机制介质(空气或气体)传导的机械性脉冲压强波,该设备将气动产生的脉冲声波转换成精确的弹道式冲击波,具有良好的软组织穿透能力,聚焦在特定区域、特定部位,能量集中。通过治疗探头的定位和移动,可以对多运动系统急慢性损伤所引发的疼痛产生良好的镇痛效果,主要适应证包括各种肌筋膜疼痛综合征、足底筋膜炎、跟腱末端病、髌腱末端病、网球肘、肌腱钙化、骨折延迟愈合、骨不连等。

三、热疗或冷疗

生活中人们常因伤痛需要应用热疗或冷疗,这是最简单的生物物理治疗方法。古人借助阳光来缓解病痛,热疗用来保暖、解痉、镇痛、促进血液循环、减轻局部组织充血、促进炎性反应消散或局限。粗盐中药疗法(本科室的特色)作为热疗中的典型,它是一种利用加热的粗盐中药袋敷在患部的理疗方法。粗盐中药疗法在软组织损伤、局部疼痛中的应用较常见,近年逐渐用于骨折、腰椎间盘突出症、关节炎、颈椎病的治疗,类似于热疗、冷疗可以减轻局部充血、出血及疼痛,控制炎性反应的扩散、降低体温。目前多用于急性运动损伤的紧急处置中,也可以用于运动损伤的康复。

四、光疗法

大自然中最普遍的光,成为生物物理治疗,便成了光疗法。从古印度的自然光,到现在的红外线、紫外线、可见光以及激光,具有抗菌、消炎、镇痛等作用,是目前普遍存在的治疗方法。

五、功能性电刺激

功能性电刺激是模拟细胞电生理现象,借助人工电流对肌肉进行刺激,引起肌肉活动的生物物理疗法。它具有改善或恢复被刺激肌肉或肌群功能的作用,在20世纪60年代便成为运动系统领域重要的物理治疗方法之一。

六、高压低频电流

它依赖于电生理研究的发展而产生,它具有峰值电流高、脉冲宽度窄等显著特点,在运动系统可以作为运动创伤或运动系统功能康复的辅助性治疗方法。

七、振动波疗法

是以振动波形式的机械刺激作用于人体,这种方法主要有对骨质疏松的预防和治疗作用,效果良好。

八、其他方法

目前生物物理治疗方法除了上述冲击波、磁场、超声波、电刺激、热刺激之外,还有交流电(alternating electric current,AC)、脉冲信号疗法(pulsed signal therapy,PST)等。

骨内科开展项目

一、磁场疗法

磁场疗法是指磁场作用于人体的局部或全身,使磁力线透入人体组织,以达到治疗疾病的方法,又称"磁疗法"。我国是世界上最早采用磁疗治病的国家,早在秦汉时期,人们就开始用天然的磁石治病。《神农本草经》《本草纲目》等中华医药典籍已经有磁石治病的记载。国外运用磁疗技术治疗疾病也较早,各种磁疗器械,如磁床、磁疗仪等,早已在临床中得以运用。

磁场治疗技术在运动系统疾病治疗领域中的运用开始于20世纪50~60年代日本学者Yasuda、Fukada对骨组织电效应的发展。随着各国科学家对骨组织电效应研究的不断深入,电和电磁场对于细胞和组织生物学效应也被很好地证实。电磁对生物体的作用及影响也越发引起人们的广泛重视,并推进了各种磁场治疗的基础和临床研究,各种电磁场仪器及设备正逐渐被广泛地应用于肌肉骨骼系统的康复治疗。

(1) 作用原理

磁场通过对机体的细胞和组织产生一系列生物学效应,从而对机体产生治疗作用。磁场的生物学效应主要体现在对体内各种金属离子的作用。磁场可以调控蛋白和酶中的过渡金属离子的酶活性,进而影响酶参与化学反应,调节机体一系列生理和生物变化过程。在磁场的作用下,血液中的带电粒子荷电能力增强,红细胞表面负电荷密度增大,由于各种电荷间的静电斥力增加,促进红细胞聚集性减弱,从而降低血液的黏度,血液中其他荷电离子,如钾、钙、钠、氯等在磁场的作用下,荷电能力增强,提高离子移动速度,促进血液循环。

此外,磁场对骨和软骨组织具有独特的力学刺激敏感性。研究证实低频脉冲磁场能诱导骨组织局部细胞因子的变化,从而影响细胞膜的钙离子通道和钙代谢,增加局部钙离子浓度,局部钙离子浓度的升高可使诱生型一氧化氮合酶活性升高,从而促进骨中一氧化氮的生成。高浓度一氧化氮通过抑制骨钙素(BGP)生成,从而达到抑制骨吸收,延缓骨量丢失,相对促进骨形成的目的,以此调控骨的代谢过程。

(2) 临床应用

骨性关节炎:骨性关节炎,又称退行性关节炎,是最常见的骨关节疾病。原发性骨性关节炎发病机制不明,其主要特点为关节软骨变性,同时在软骨下及关节周围有新生骨形成。传统治疗方法主要是采取休息、牵引及服用非甾体类抗炎镇痛药物的保守疗法,收效甚微。近十年来,随着电磁技术理论的建立和发展,许多临床工作者及研究人员采取辅助磁疗治疗该类疾病,获得了肯定的疗效,不少患者疼痛、僵硬及功能障碍等症状得以明显缓解。例如,通过交变磁场对膝关节炎的患者进行临床治疗时,发现磁场治疗能有效改善患者早期的疼痛症状,其镇痛作用机制考虑可能与促进血液循环,改善组织营养,纠正缺氧、缺血及水肿,分解转化致疼痛物质,降低末梢神经兴奋性及阻滞感觉神经的传导等有关。

骨折:目前已有的大量临床实验表明,磁场刺激对于治疗无骨质缺损的骨折不愈合及延迟愈合有一定的促进作用。磁场治疗适合多种部位骨折的治疗,如长骨(股骨、腓骨等)、不规则骨(舟骨)等有较好的效果,这些部位也是骨折不愈合及延迟愈合的好发部位。目前,各种电磁场骨折治疗仪在临床上有了一定的应用,市场上已经有了各种不同类型的磁疗仪。

骨质疏松:骨质疏松症是一种骨量减少、骨微结构改变、骨脆性增高、力学强度下降,对载荷承受力降低而易于发生骨折的系统性疾病。从 20 世纪 80

年代脉冲电磁场被引入骨质疏松治疗以来,国内外研究者做了大量的基础及临床研究。Stanosz等通过在绝经后妇女的临床随机对照研究试验中发现,磁场治疗可以通过显著提高其体内雌酮、雌二醇含量从而进一步增加骨矿物质含量,改善骨质疏松的症状。国内外学者在建立卵巢切除后雌性大鼠骨质疏松症模型研究中发现,通过生物力学对骨质具有明显改善作用。在体外实验中,发现其促进成骨细胞功能分化,增强成骨细胞的细胞外基质矿化。

股骨头坏死:股骨头坏死,又称为股骨头缺血性坏死(avascular necrosis of femoral head,ANFH),为常见的骨关节病之一。局部创伤、滥用激素药、过量饮酒是引起股骨头坏死的创建原因。其共同的核心问题是患者血液黏稠度增加、关节腔压力增高造成股骨头微循环障碍,最终导致骨细胞营养中断,继而缺血、变性、坏死,骨髓细胞脂肪化。国内研究者发明了仿生脉冲电磁场骨质疏松仪,经动物实验证实能有效改善骨的力学强度,并且已经用于临床。应用该技术进行股骨头缺血坏死治疗,可以明显改善股骨头坏死的症状并缓解进程。一些学者尝试采用旋转磁场治疗股骨头坏死,亦取得满意疗效。利用股骨头坏死动物模型行磁场治疗,结果表明磁场可降低血脂含量,改善血液黏稠度,抑制股骨头内骨髓细胞的脂肪化,改善股骨头内的微循环,降低髋关节腔内压力,同时也促进骨细胞的生长和功能,最终有效抑制股骨头坏死病情的发展。

二、骨质疏松治疗仪

该理疗是利用磁场镇静止痛、消肿、消炎的治疗作用迅速缓解腰背部疼痛等骨质疏松临床症状。同时利用磁场的磁-电效应(非热效应)产生的感生电势和感生电流,改善骨的代谢和骨重建,通过抑制破骨细胞、促进成骨细胞的活性来阻止骨量丢失、提高骨密度。

治疗原理:

采用特定低频脉冲电磁场,作用于人体的颈椎至骨盆的躯干部位,治疗老年性骨质疏松、腰椎间盘突出、腰椎病、颈椎病及相关症状,疗效显著而持久。

适应证:

腰椎病、颈椎病及原发性继发性骨质疏松引起的各种临床疼痛感,包括腰背部屈伸时肋间神经痛、双腿酸胀乏力、四肢放射痛、静息痛、叩击痛、压痛、起

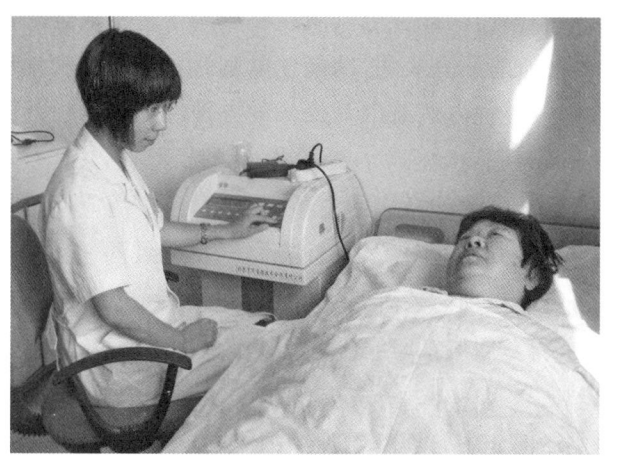

坐痛、前屈后仰痛、步行痛、小腿抽筋等；老年性骨质疏松症；各类骨折、骨折延迟愈合、先天性骨缺损、关节固定失败、骨坏死等。

禁忌证：

带有心脏起搏器、心血管支架的患者；体内植入易受磁场影响的金属部件的患者；孕妇、急性出血、癌症病人等，禁止使用本仪器治疗。治疗中若有明显不适者，请暂停或不要进行治疗。

三、功能性电刺激

功能性电刺激（functional electrical stimulation，FES）是一种模拟正常的神经－肌肉接头的电生理反应，通过人工设定的低频脉冲电流，对一组或多组肌群进行刺激，诱发肌肉活动，已达到改善或恢复被刺激肌肉或肌群功能的神经肌肉电刺激方法。与功能性电刺激相对应的是铍铜电刺激，普通电刺激应用较早，也较广泛，最常见于关节损伤时肌力的恢复。而功能性电刺激最早可追溯到 20 世纪 60 年代，美国医师 Liberson 使用电刺激腓神经矫正偏瘫患者足下垂的步态，以辅助患者步行，当时称之为"功能性电疗法"，1962 年正式命名为"功能性电刺激"。受制于时代的局限，当时的电刺激应用范围比较窄，仅用于轻度瘫痪、尚存运动功能的患者。20 世纪 80～90 年代，步行器与电刺激的成功融合使得截瘫患者终于可以自由地选择迈步动作，实现了真正意义上的"截瘫行走"，半个多世纪以来，功能性电刺激的应用范围逐渐扩大，在辅助心脏起搏和聋哑人听力的恢复等领域亦有应用。

对于运动系统而言,功能性电刺激主要应用于骨折或运动神经损伤后肌肉功能的恢复。最近有研究表明,功能性电刺激对于肌腱和骨质的改变也有积极作用。目前,功能性电刺激因其操作的方便性和临床疗效的可靠性越来越广泛地应用于骨科和运动医学治疗的各个领域,除此,功能性电刺激在治疗中枢神经系统损伤所导致的瘫痪中有重要突破,已广泛应用于颅脑外伤所致的瘫痪、呼吸及排尿功能障碍以及急性脊髓损伤所致的运动功能障碍。最近几十年对神经细胞电生理学的研究使功能性电刺激成为治疗肌肉功能障碍的重要辅助手段,一部分肌肉甚至肌群恢复运动成为可能。

工作原理:

功能性电刺激的作用原理基于神经细胞的电生理特性,神经细胞的兴奋是由细胞膜静息电位和动作电位所决定的,人体中细胞电位的变化可影响其生长、增生,并参与创伤的愈合。当组织损伤后细胞膜内外电位的变化会形成电流,若存在外加电场,根据其强度的大小会对细胞的生长移动产生不同程度的影响。另外,电厂也可能通过影响酶的活性、细胞膜离子通道的开闭影响整个细胞的功能。这种对细胞的调控作用会产生刺激后宏观的、远期的效应,进而影响功能障碍组织、器官的恢复。

具体来说,功能性电刺激对人体运动系统的影响主要体现在以下几个方面:

对骨密度的影响:功能性电刺激对骨密度丢失有明显的抑制作用,特别是对发生在急性脊髓损伤后的骨密度丢失效果显著。其机制是此种治疗方法使用外界增加的刺激改变损伤区域的微环境,影响骨的生长。在局部损伤时,肌肉的失用使得骨骼承受力下降,骨质密度减弱较为明显,再次发生骨折的风险增大。通过刺激肌肉,使骨骼肌群能在骨折恢复过程中保持活动状态,使原有骨骼受到周期性应力刺激,从而避免了骨质过多丢失。

对肌肉的影响:在骨折或中枢神经系统损伤所致的瘫痪中,肌肉异常可表现为肌张力增高、反射亢进,或肌张力减低、腱反射消失两种情况。无论哪种情况,由于运动减少都会导致肌肉的失用,不可避免的产生萎缩,甚至水解、肌细胞坏死。在肌肉失神经支配时予以电刺激可以维持一定的肌力和肌肉体积,最大限度改善的临床常见的是神经性肌萎缩。应用电刺激防止肌肉萎缩的机制尚需进一步研究,目前认为可能的原因是:①电刺激可能逆转长期失神经肌肉的退行性变,激活肌母细胞活性,一方面促使尚未萎缩的肌纤维增粗和肌纤维再生,另一方面还可以使肌肉兴奋-收缩耦联的细胞器再生,从而防止肌萎缩;②高频电刺激能保留快肌纤维(Ⅱ型),甚至转化一些慢肌纤维(Ⅰ型),使其具有快肌纤维的特性。同时还可降低快肌纤维的易疲劳性,从而保持肌肉的收缩性防止肌萎缩。

对骨肌腱连接点的影响:功能性电刺激通过改变骨、软骨、肌肉细胞的电生理,改变局部微环境等原因使骨与肌腱联合处重新构建,从而恢复运动功能。其对运动功能的修复可能是因为软骨细胞的增生促进新骨形成,从而重建纤维软骨带的过度结构。已有实验研究证实功能性电刺激可加快骨-肌腱连接点的早期修复,但此种对肌腱的而修复作用机制有待于进一步探究。有学者在家兔的髌骨—髌骨肌腱结合部损伤早期的研究中证实,功能性电刺激具有增加局部承受应力刺激以加速损伤部位塑性重建的作用。

对血管再生的影响:在骨损伤修复过程中,新生血管形成需要一系列调节因子,其中最重要的是 VEGF 和 bFGF。近年来离体和在体实验证明,功能性电刺激的电流可使血管平滑肌细胞的 VEGF 表达增强。这种人工调节后的脉冲式电刺激通过增强 VEGF 的表达,使血管内皮细胞定向生长、迁移和排列。另有实验证明,这种方法可使大鼠缺血肢体的毛细血管密度增加,说明功能性电刺激可能在促进骨损伤修复的血管再生方面起到积极作用。

临床应用

功能性电刺激旨在帮助患者恢复肢体功能,目前主要应用于中枢神经系统损伤所致的四肢不全瘫痪、完全瘫痪、截瘫的康复治疗;脑血管意外等导致的肩关节半脱位;肢体损伤所致的肢体活动受限;长期卧床缺乏活动人群以及预防神经系统所导致的失用性肌肉萎缩等方面。针对上述情况,功能性电刺激仪已在临床广泛应用,其主要包括三大类:①早期单通道电刺激仪,如腓神经电刺激仪,通过矫正足下垂而改善偏瘫患者的步态;②多通道电刺激仪,由于瘫痪患者常是多肌群受累,随着技术的进步,多通道电刺激仪应运而生,它可以序贯地刺激不同肌群,从而使失用肢体发生协调动作,其中,功能性电刺激脚踏车系统作为代步工具已较普遍,通过顺序性的、强度梯度性的刺激膝关节和踝关节的运动使患者完成踏车动作以重建下肢功能;③助动器,国外的研究者依据功能性电刺激原理已经开发出一种电子装置,可帮助截瘫患者缓慢行走,相对于下肢,由于上肢动作精细,助动器的发展相对落后,但是可辅助上肢瘫痪患者完成喝水、梳头等动作的助动器也已出现。

由于功能性电刺激的应用范围广泛，各种仪器和电流参数差异较大，常用的功能性电刺激仪的脉冲电流为方波或双向指数波，波宽为 0.1～1.0 ms，脉冲群宽度为 0.8～1.8 s，频率为 20～100 Hz，条幅两用梯形波，上升时间为 0.5～1.5 秒，下降时间为 0～1.0 秒。而功能性电刺激的刺激方式主要有三种：

1. 表面刺激

此种方式的特点及优点是方便简洁、无创无痛，适应性广泛，不需要再次手术取出体内的电极。但是，因其在体外进行刺激，定位可能不准确，可能强度过大会对皮肤造成伤害，使得患者极不舒适。另外，此种刺激方式往往需要患者长期住院治疗。

2. 经皮刺激

此种方式是经过皮肤穿刺进体内的电击方法，其优点是刺激方向准确，电量可以控制。此种方法需要严格的消毒，操作过程仍有感染、损伤血管、形成血肿的可能，另外，有创操作需要患者承受更多的痛苦，不适宜进行长期治疗。

3. 全植入刺激

此种方式是通过手术在体内植入电极进行小电量的刺激，优点是能够进行准确定位，疗效可靠，感染率较低。小电量刺激不仅可以保证更高的刺激选择性，还可以避免很多不适感。其常见的并发症主要包括技术性和生物学并发症，常见的技术性并发症有电极移位或破裂、脉冲发生器与电极连接松动、脉冲发生器或电池耗竭；常见的生物学并发症包括感染、切口或电极放置点疼痛、血肿及过敏反应等。

但是，是否适合功能性电刺激治疗首先取决于上神经单位受累的广泛程度，上神经单位受累广泛则一般电刺激治疗效果欠佳，例如颈脊髓损伤、高位四肢截瘫、双手不能扶拐者，此时刺激股四头肌达到预期康复目的困难较大；另外，软瘫患者也不适用于功能性电刺激，但伤后数年仍用此疗法帮助康复。同时，应用功能电刺激治疗效果不佳者，原因可能与并发症的存在有关。并发症存在使得治疗效果变差，常见的并发症包括肌肉组织痉挛、肌痉挛、骨异化、脊柱畸形等。全身因素如营养不良、高龄或其他严重病理状态和经济条件受限等也会影响患者的恢复。

三、电脑中频治疗仪

电脑中频治疗仪是利用中频电刺激理论,常见的 19 种处方存储于仪器内部电脑中,在一个治疗处方内,多次变换治疗波形、频率参数,使人体亲身感受到推、拿、按、敲、拨、滚动、震颤等感觉,20 分钟内可以引起肌肉做 1 000 余次各种收缩、慢收缩、阵挛性收缩和强制性收缩,电极片具有透热功能,可以在治疗的同时。达到热敷的效果,也可以将药液涂在电极表面,选择相应的处方,就可以进行药物导入治疗。

适应证:

促进局部血液循环:中频作用 10~15 分钟后,局部开放的毛细血管数增多,血流速度及流量均增多,局部血液循环改善。

镇痛:中频电刺激对感觉神经有抑制作用,可使皮肤痛阈上升,故有明显镇痛作用。

消炎:中频电对一些慢性非特异性炎症有较好的治疗作用,能加速炎症产物的吸收和排除,局部组织的营养和代谢增强,免疫防御功能从而得到提高。

软化瘢痕、松解粘连作用:中频电刺激能扩大细胞与组织的间隙,使粘连的结缔组织纤维、肌纤维、神经纤维等活动而后得到分离。

锻炼肌肉:预防肌肉萎缩,提高平滑肌张力,调整自主神经功能。

热敷:电极有透热功能,对局部皮肤能达到一定的舒适度。

禁忌证:

孕妇和哺乳期的妇女。

身体创伤、流血及皮肤疾病,皮肤过敏者。

合并有心脑血管、肝肾和造血系统等严重原发性疾病者、精神疾病者。

患有恶性肿瘤者。

体温超过 38 度以上者。

四、空气压力治疗仪

空气压力治疗仪通过对多腔气囊有顺序反复放气,对肢体远端到肢体近端进行均匀有序挤压。气囊充气时,在套筒的横截面上产生全方位、柔和的空气压迫力,穿上腿套,依次从脚、小腿、膝、大腿施压,从而将下肢的血液送回至心脏,促使血液更加活跃。

适应证：

预防：改善静脉回流不良、增加下肢缺血性疾病的血流灌注，骨折合并浮肿、外伤、类风湿性关节炎、原发性或继发性淋巴水肿、术后引起的肿胀。治疗肢体水肿，缓解肢体酸胀、疼痛、沉重感、间歇性跛行、预防静脉血栓、改善糖尿病引起的足部麻木、感觉迟钝、发冷、肌力减退、肌肉萎缩、运动乏力，改善微循环周围神经病变等。

禁忌证：

急性静脉血栓，安有人工心脏者，急性炎症性皮肤病，心功能不全，深部血栓性静脉炎，肺水肿，丹毒，静脉癌，不稳定性高血压。

五、超声波药物导入治疗仪

治疗原理：

穿透力可达体内 8 到 12 厘米；内生热理化效应快，机理明确，全程智能无障碍治疗，安全明确，单频移动头，利用超声波三大效应对人体进行物理治疗，治疗的部位和治疗头上放入一次性电极片字母两片，子片内含治疗药物（本药棉里面含有活血化瘀的中药成分，主要针对痛症及炎症、术后促进胃肠蠕动。主要成分：朱砂根、石楠藤、香加皮、两面针、肿节风、虎杖、五味藤等）。

一、高频机械效应：1.可引起组织细胞内物质运动，从而显示出一种微细的按摩作用，镇痛作用。2.可产生细胞浆流动，细胞质颗粒振荡、旋转、摩擦。3.可刺激细胞半透膜的弥散过程，引起扩散速度和膜渗透性改变。4.促进新陈代谢，加强血液和淋巴循环，改善组织营养，改变蛋白合成率，提高再生机能等。

二、温热效应：1.增加毛细血管网的开放数；增强血液循环，加强代谢。2.改善局部组织营养，增强酶的活力。3.降低肌肉和结缔组织张力，缓解痉挛及减轻疼痛。4.促进侧支循环的建立。5.有利于淤血的吸收。

三、理化效应：1.提高膜的渗透作用，使药物更容易进入病菌内。2.可使细胞内钙水平增高，成纤维细胞激活后蛋白合成增强，血管通透性增加，血管形成与胶原张力增加等。3.可使氧化酶，去氢酶失活，促进转化酶作用。4.可影响血流量，使白细胞移动，促进血管生成，胶原合成及成熟疤痕溶解等。

适应证：

1. 活血化瘀消炎镇痛：用于腰腿病、颈椎病、关节病、骨质增生、肌肉关节酸痛、肿胀、四肢麻木、肌肉痉挛、风湿及类风湿性关节炎、肩周炎、腰椎间盘突出,关节韧带损伤和慢性劳损、跌打损伤等病的治疗。

2. 用于脑中风后遗症的肢体运动障碍恢复。

3. 适用于前列腺炎、前列腺增生的治疗。

4. 用于美容及减肥。

禁忌证:

1. 脑溢血患者:非稳定期禁用,后遗症患者须在医生监护下使用。

2. 经期妇女慎用,孕妇的腹部禁用。

3. 暴露的脑组织、严重脑水肿、颅内高压禁用。

4. 活动性肺结核,严重支气管扩张禁用。

5. 化脓性炎症,急性败血症,持续高热禁用。

6. 出血倾向,消化道大面积溃疡禁用。

7. 急性心脑血管疾病患者禁用。

8. 对热过敏区域、感觉迟钝区域、血循环不良区域、性腺部位慎用。

9. 有内固定患者,骨折断端未骨性愈合的患者慎用。

10. 处于成长期的儿童骨端禁用。

11. X线、镭,以及同位素治疗期间及随后的半年内禁用。

12. 冠心病患者的左肩部、高度近视患者的眼部及其邻近区、交感神经节及迷走神经部位、安装有心脏起搏器、有大出血倾向者禁用。

13. 恶性肿瘤(为治疗癌症特殊设计的聚焦超声例外)禁用。

治疗时皮肤有温热和轻微针刺的感觉是正常反应,如果皮肤感到灼热不能忍受或人体不能适应则应降低超声功率档位或者停止治疗。超声的适应能力大小是由人的耐受力和不同病因而决定的,与治疗效果没有必然联系。在治疗时有皮肤发热的感觉,但能接受,此情况是因为人体或病变组织对超声波接受能力较差,使用时需要将超声档位调低,先使用低档位进行治疗,当人体可以接受超声强度后再使用高一档位的超声进行治疗。

六、特定电磁波红外照射治疗仪

仪器治疗原理是使用特定红外波长的红外线照射,与人体自身释放的综合电磁波谱相吻合,从而易为人体的核苷酸信息高分子所吸收,这种被吸收的电磁波可促进人体内不稳定结构的解体,增强人体的自身调节机制及免疫力。

适应证：

软组织损伤、腰肌劳损、坐骨神经痛、肩周炎、风湿性关节炎、小儿腹泻等疾病的辅助治疗。

不适宜治疗的病人：皮肤知觉迟钝、习惯性头痛、装有心脏起搏器、除颤器或其他电子植入物患者，必须在医生指导下进行。

禁忌证：

转移性肿瘤、高热患者、闭塞性脉管炎、眼病、恶性肿瘤、血管代偿功能不全、活动性结核、软组织急性感染、妊娠期等禁用、有出血倾向、皮肤感觉障碍及皮肤过敏者禁止使用，急性损伤72小时内禁止使用。

（解放军第309医院全军骨科中心骨内科　刘　莹）

第十六章 骨内科疾病中医诊治

中医在骨内科疾病诊疗中发挥了愈来愈大的作用。解放军第309医院全军骨科中心骨内科在疾病诊治中开展了一系列中医项目,使患者得到全方位的综合治疗。

一、引言

祖国医学博大精深,源远流长,独具特色,是祖国人民长期同疾病作斗争的极为丰富的经验总结,是我国的四大国粹之一。中医通过长期医疗实践的积累,已逐步形成完整的理论体系。一碗药汤,一根银针,常常能起到立竿见影的效果,因而中医一直被认为是世界上最神秘的医学之一。中医药能生生不息数千年,为人类的健康及繁衍昌盛做出巨大贡献,还能够存在并不断发展壮大至今,其最重要的原因是其临床疗效。近年来中医药在骨内科疾病的诊疗中发挥了愈来愈大的作用,解放军第309医院骨内科以中医的"整体观念"为基础,开展了针刺、拔罐、推拿按摩、刮痧、传统中药口服、中药泡洗、药酒外用、特色盐袋外敷、艾灸等广泛的中医药治疗手段,全方位综合服务于患者,在临床上取得了显著的疗效及患者的一致好评。

二、中医对骨内科疾病的认识及治疗

追溯古籍,中医对骨病有较早的认识和较为详细的文献记载,《黄帝内经》是我国现有医学文献中最早的一部经典著作,记载了筋瘤、骨瘤的病名。也为中医骨病学的形成奠定了坚实的理论基础。进一步阐述了损伤的病因病机是外伤瘀血不散,或者劳伤气血筋骨,外感六淫之邪导致病痛。葛洪首次记载了肉瘤。《诸病源候论》描述了类似骨病继发肿瘤的恶疮、恶肉的临床表现。《五十二病方》记有治瘤赘的方药，对骨病诊断及治疗的文字更是不少，对于伤筋及骨损伤引起的颈椎病、腰腿痛以及关节炎症已有论述。《伤寒杂病论》创立六经辨证理论体系，开创了中医辨证论治的先河，论述了痹痿、腰痛与痈疽的诊治方法，记载的大黄牡丹汤、桃核承气汤等伤科方剂沿用至今。《肘后备急方》根据《内经》"腰为肾之府"的论断，创拟"独活寄生汤"至今在临床广泛应用。《仙授理伤续断秘方》是我国第一部骨伤科专著，对损伤后因风寒湿侵袭形成的痹证主张用汤药熏洗。《备急千金要方》是我国最早的临床百科全书，应用按摩导引法治疗各种筋骨痹痿病症。《外台秘要》收集了自汉代张仲景以后治疗痹证的方剂。收载四物附子汤治疗"风湿百节疼痛，不可屈伸等症"。"金元四大家"也对骨科的发展产生了巨大的影响，他们分别从各自的学术派别出发，对痹证、痿证的病因病机及治法治则提出了精辟的见解。刘河间认为"热甚客于肾部，而气血不能宣通，则痿痹"；张子和对风、痿、痹、厥四病从病因病机方面作了明确的鉴别；李东垣认为痿证的发病大多因于脾胃虚弱；朱丹溪指出"治风之法，初得之即当顺气，及日久即当活血，此万古不易之至理"。当现代各医家在前人的经验基础上总结、归纳出了更系统、完整的理论体系。

综上不难看出，一切理论基础都坚持了中医的整体观念。中医学认为，人体是一个有机的整体，是脏腑与肢节之间的协调统一，既层次分工，又密切合作，既互相促进，又相互制约，以达到阴平阳秘，使其保持动态平衡，维持正常的生命活动。

三、骨内科常用的中医药治疗方法

1. 针刺疗法

针刺疗法是指以中医理论为指导，把针具（通常指毫针）按照一定的角度刺入患者体内，运用"捻转"与"提插"等针刺手法来对人体特定部位进行刺激从而达到治疗疾病的目的（如下图所示）。刺入点称为人体腧穴，简称穴位。根据最新《针灸学》教材统计，人体共有361个正经穴位。针灸处方中腧穴的选择，是以阴阳、脏腑、经络和气血等学说为依据，其基本原则是"循经取穴"，这是根据"经脉所通，主治所及"的原理而来的。因此，在"循经取穴"的指导下，取穴原则包括近部取穴、远部取穴和随证取穴。其主要作用为运行气血，疏通经脉，联系脏腑等。

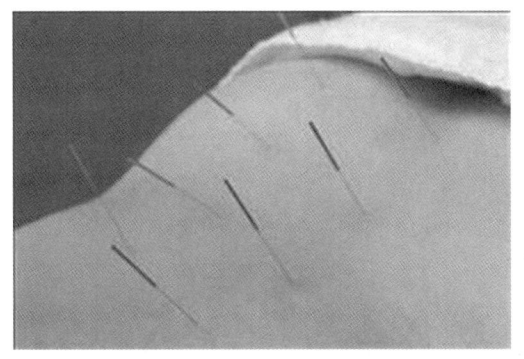

针刺疗法的特点如下：

针刺疗法适用范围广，其主要作用为运行气血，疏通经脉，联系脏腑等，在骨内科，针刺对每种疾病均有效，例如骨关节炎、肩周炎、颈椎病、腰椎间盘突出、强直性脊柱炎、骨质疏松等均可应用针刺治疗取得满意效果。

无毒副作用，针灸没有借助任何外来的药物，而是通过调节机体的阴阳平衡达到治病的效果，不对身体的各脏器功能造成伤害，是一种绿色、环保、效果好的非药物治疗手段。

针灸治病有即时效应，特别是对于一些急性发作性疾病的治疗，有立竿见影的功效，如：落枕、急性腰扭伤等。

针灸治病有累积效应，对于一些慢性疾病的治疗，针灸疗效逐渐积累，最后发挥良好的治本效果，累积时间因人、因病等因素而有所不同。

2. 中药外敷法

中药外敷法是一种古老的给药方式，清代名医徐灵胎曾谓"用膏贴之，闭塞其气，使药性从毛孔而入其腠理，通经贯络，或提而出之，或攻而散之，较之服药尤有力，此至妙之法也"。即利用中药的有效分子，在药引的引导下，透皮、透肉、透骨，直接针对病患深处，一方面清除寒、湿、瘀、毒，快速排除病死组织和有毒有害物质，消除无菌性炎症，缓解疼痛。另一方面，药物通过活血化瘀，溶解骨刺钙化点来达到治疗疾病的目的。经皮给药是指在经皮肤给药后，药物迅速穿透皮肤，进入血液循环起全身治疗作用。传统的中药经皮给药方式主要有中药膏药、中药熏洗和中药擦剂等。随着对经皮给药技术的深入研究，透皮吸收促进剂、离子导入及局部穴位用药等方法先后出现，为改进传统中药经皮给药提供了新的手段。

外敷常用中药

活血化瘀类中药:丹参、当归、赤芍、川芎、红花、蒲黄等活血祛瘀;乳香、没药、延胡索等祛瘀止痛;三棱、莪术、桃仁破血散结。

祛风寒湿类中药:独活、灵仙、大艽、络石藤、海风藤、穿山龙、川草乌、寄生、千年健、五加皮、蛇类等。

适用范围

中药外敷法适用范围广,它专门针对各种骨质增生、椎间盘突出、坐骨神经痛、颈椎综合征、腱鞘炎、肩周炎、各种关节炎等顽固性骨痹症;对骨膜炎、骨髓炎、脉管炎引起的肿胀疼痛及急慢性软组织损伤均有效。

3. 口服传统中药汤剂

本方法是中医最基本的治疗手段,通过望闻问切四诊收集资料后,辨证论治、综合分析,得出治则治法及最终方药。下面以临床最常见的腰腿痹病来举例说明,常分为以下 6 型。

风湿痹阻证

临床表现:腰腿痹痛重着,转侧不利,反复发作,阴雨天加重,痛处游走不定,恶风,得温则减,舌质淡红或黯淡,苔薄白或白腻,脉沉紧、弦缓。

治法:祛风除湿,蠲痹止痛。

方剂:独活寄生汤加减。

药物组成:独活、桑寄生、杜仲、牛膝、党参、当归、熟地黄、白芍、川芎、桂枝、茯苓、细辛、防风、秦艽、蜈蚣、乌梢蛇。

寒湿痹阻证

临床表现:腰腿部冷痛重着,转侧不利,痛有定处,虽静卧亦不减或反而加重,日轻夜重,遇寒痛增,得热痛减,小便利,大便溏,舌质胖淡,苔白腻,脉弦紧、弦缓或沉紧。

治法:温经散寒,祛湿通络。

方剂:附子汤加减。

方药组成:熟附子、桂枝、白术、黄芪、白芍药、杜仲、狗脊、鹿角、当归、仙茅、乌梢蛇。

湿热痹阻证

临床表现:腰腿痛,痛处伴有热感,或患肢节红肿,口渴不欲饮,烦闷不安,小便短赤,或大便里急后重,舌质红,苔黄腻,脉濡数或滑数。

治法:清利湿热,通络止痛。

方剂:清火利湿汤加减。

方药组成:羚羊角、龙胆草、山栀、黄柏、车前草、茵陈蒿、薏苡仁、防己、桑枝、桃仁、苍术、蚕沙、木通。

气滞血瘀证

临床表现:近期腰部有外伤史,腰腿痛剧烈,痛有定处,刺痛,腰部板硬,俯仰活动艰难,痛处拒按,舌质暗紫,或有瘀斑,苔薄白或薄黄,脉沉涩。

治法:行气活血,通络止痛。

方剂:复元活血汤加减。

方药组成:大黄、桃仁、当归、红花、穿山甲、柴胡、天花粉、甘草。

肾阳虚衰证

临床表现:腰腿痛缠绵日久,反复发作,腰腿发凉,喜暖怕冷,喜按喜揉,遇劳加重,少气懒言,面色㿠白,自汗,口淡不渴,毛发脱落或早白,齿松或脱落,小便频数,男子阳痿,女子月经后延量少,舌质淡胖嫩,苔白腻,脉沉弦无力。

治法:温补肾阳,温阳通痹。

方剂:温肾壮阳方加减。

方药组成:熟附子、骨碎补、巴戟天、仙茅、杜仲、黄芪、白术、乌梢蛇、血竭、桂枝。

肝肾阴虚证

临床表现:腰腿酸痛绵绵,乏力,不耐劳,劳则加重,卧则减轻,形体消瘦,面色潮红,心烦失眠,口干,手足心热,小便黄赤,舌红少津,脉弦细数。

治法:滋阴补肾,强筋壮骨。

方剂:养阴通络方加减。

方药组成:熟地黄、何首乌、女贞子、白芍、牡丹皮、知母、木瓜、牛膝、蜂房、乌梢蛇、全蝎、五灵脂、地骨皮。

4. 推拿按摩治疗

中医推拿是以中医的脏腑、经络学说为理论基础,并结合西医的解剖和病理诊断,用手法作用于人体体表的特定部位以调节机体生理、病理状况,达到理疗目的的方法。从性质上来说,它是一种物理治疗方法。古人很早就已掌握用推拿按摩疗法来治疗肢体麻痹不仁、痿症、厥症、湿症和寒热等症。在现代社会,由于推拿按摩经济简便,不需要特殊医疗设备,也不受时间地点气候条件的限制,随时随地都可实行,且平稳可靠,易学易用,无任何副作用,而深受广大群众喜爱的养生健身措施。对正常人来说,能增强人体的自然抗病能力,取得保健效果;对病人来说,既可使局部症状消退,又可加速恢复患部的功能,从而收到良好的治疗效果。下面以我科常见疾病举例说明具体操作方法。

颈椎病的手法治疗

颈椎病又称颈椎综合征,是一种以退行性病理改变为基础的疾患。易引发头、颈、肩、背、手臂酸痛,颈脖子僵硬,活动受限。甚至可放射至头枕部和上肢,有的伴有头晕,重者伴有恶心呕吐,卧床不起,少数可有眩晕,猝倒。肩背部沉重感,上肢无力,手指发麻,肢体皮肤感觉减退,手握物无力,有时不自觉地握物落地等。本病属中医"痹证"范畴,分为肝肾亏虚、风寒湿痹两种类型。主要经络有手三阳,足太阳及督脉。如果这些经络或与这些经络有关的脏器本身出现问题,也会直接影响颈背部的气血的运行,从而导致疾病的产生。

具体推拿治疗手法简述:取坐位,立于其后,用小鱼际自颈上部向肩部推;再用双手拇指自肩井穴向风池穴推,以局部有胀酸感、皮肤发热发红为度。用双手拇指或小鱼际上下来回揉捏颈部两侧及肩、上肢肌肉5分钟。如果颈椎病引起肩关节外上酸痛者:(敲打手阳明经穴位)点按手三里、曲池、鱼际;引起的肩背部(肩胛骨)酸痛者:属手太阳心经,局部按摩的同时敲打肩井、天宗、曲垣、肩贞等。

腰椎病的推拿手法治疗

腰椎病是指因腰椎间盘突出、滑脱、裂变、退变、畸形、不稳定以及腰椎骨质增生和韧带增生等引起的病变。其中主要以腰椎间盘突出症为多。中医上认为腰椎病主要是由肝肾亏虚、筋骨失养;正气不足,痰瘀阻络;气滞血瘀,经脉失畅;风寒湿邪,痹阻经络等原因导致的。

具体推拿手法简介:患者取俯卧位,立其右侧,取以下四种功法来治疗。

功法一:温补命门法

命门的位置:人体命门穴位于腰部,当后正中线上,第2腰椎棘突下凹陷中。方法:用推擦法可使局部发热。主治:腰痛、肾脏疾病、精力减退、疲劳感等。

功法二:敲打尾闾关法

尾闾关:道家养生之重要关卡,多分布于上髎、次髎、中髎和下髎,左右共八个穴位,分别在第一、二、三、四骶后孔中,合称"八穴"。方法:局部按压有酸胀感,用推擦法可使局部发热并向小腹放散。主治:腰骶部疾病、下腰痛、坐骨神经痛、下肢痿痹等病症。

功法三：敲打环跳穴

环跳穴位置：侧卧屈股，股骨大转子最凸点与骶管裂孔连线的外 1/3 与中 1/3 交点处。主治：腰胯疼痛、下肢痿痹等腰腿病证。

功法四：委中阳陵点穴法

阳陵泉：腓骨小头前下凹陷中取之。"筋会阳陵"，故阳陵泉是治疗筋病的要穴，特别是下肢筋病，具有舒筋和壮筋的作用。委中：腘横纹中点，当股二头肌腱与半腱肌肌腱的中间。主治：腰背痛、下肢痿痹等腰及下肢病证。

其他日常功法：

鱼跃：俯卧，两手放在腰部，把上身和两腿同时后伸抬起，做成弓状。注意膝部不要弯曲。尽量在这一姿势下维持一段时间，时间越长越好。昂胸：俯卧，用双手支撑床上，先从头部后仰开始，同时支撑手渐渐撑起而把胸部向上昂起，最后使劲后仰，力度达到腰部为止。平伏休息，重复五至十次。

蹬腿：仰卧，尽量屈曲髋、膝关节，足背勾紧（背屈）。然后足跟用力向斜上方（约四十五度）蹬出后，将大小腿肌肉绷紧，放下还原。两腿交替做二十至六十次。

肩周炎手法治疗

肩周炎是以单侧或双侧肩关节酸重疼痛，运动受限为主症。多发于 50 岁左右的中老年人，所以又称"五十肩""冻结肩"。

肩周炎常见病因之一：肝肾亏虚，气血虚弱，筋脉失养，脉络不通，不通则痛。之二：感受外邪或劳累挫闪，气血阻滞，不通则痛。

具体推拿疗法：患者取坐位，用拇指端点按肩中俞、肩外俞、臑俞、肩髃、肩贞、天宗穴各 1 分钟，以有酸胀感为度。外展其上肢，以其肩关节为轴作环状旋转运动，顺时针、逆时针各 30 次，幅度逐渐加大。用手掌敲肩背，或是敲其疼痛部位，交替敲三十下左右。后嘱患者两肩膀尽力向后牵引，头尽量向前伸。连续做十下，一天两次。

脊椎疼痛

各种原因引起脊柱局部气血运行不畅，导致肌肉疼痛、发紧、沉重不适，均可用推拿手法予以缓解。

具体推拿疗法：患者取坐位，立于患肢侧，略下蹲，将患肢伸直搭于自己肩上，双手抱病肩，两手拇指按于腋下部，其余四指相交于肩上，来回旋转揉动三角肌、腋下诸肌、大圆肌、胸大肌、胸小肌外侧端，并慢慢上抬患臂，每次 3 分钟。

落枕的推拿疗法：

落枕或称"失枕"，是一种常见病，好发于青壮年，以冬春季多见。落枕的常见发病经过是入睡前并无任何症状，晨起后却感到项背部明显酸痛，颈部活动受限。这说明病起于睡眠之后，与睡枕及睡眠姿势有密切关系。

具体手法：患者取坐位，医者以拇指指腹端按揉风府、风池、风门、天宗、肩井穴各 2 分钟，以有酸胀麻木感为度；再用拇指、示（食）指拿住颈部僵硬的肌肉向上提捏 2 分钟；最后以掌擦法擦患侧颈部 2 分钟，以发热为度。

5. 穴位注射

根据中医辨证施治理论，采用小剂量中药或西药注入穴位以治疗疾病的一种方法。此疗法形成于中华人民共和国成立之后的五十年代初期，至今已有近 60 年的历史，其名称经历了封闭疗法、孔穴封闭疗法、经穴封闭疗法、穴位注射疗法三个阶段。穴位注射方法发展经历了四个阶段：从肌肉注射到神经阻滞的初创阶段，推广应用阶段和系统总结阶段，技术成熟应用阶段。历经 60 余年，源于西医注射疗法，渐被中医所兼收，成为一种理论较为完整，科学技术含量较高，用途极为广泛，疗效较为理想，前途极为广阔的疗法。

以中医理论为指导，以中西药药理为基础，经穴位给药，发挥经络腧穴及药物的药效作用，更有利于调整机体的功能状态，从而达到治疗疾病的目的。

穴位注射治疗的操作较单纯针刺复杂，除与针刺相同者外，还必须熟练掌握穴位局部解剖、药物的适应证、配伍禁忌、不良反应等知识。

适应病症广泛，凡临床内、外、妇、儿、五官、骨伤、神经、针灸各科疾病均可用本法治疗，疗效较佳。穴位给药用药量小，可取得与大剂量肌肉注射或口服给药相同或更好的疗效，又可减少用药量，由于用药量较小，药物的毒副作用大为降低，因而安全性较强。

药物作用与穴位局部药物浓度较高，药物在穴位滞留时间较长，使药疗时效及穴位刺激时间延长。穴位注射后，人体可随意活动而不受限制，较针刺的留针节省了治疗时间，补内服药物之不足。特别对体质虚弱、老人及儿童不能服药者更为适宜。

6. 火罐疗法

火罐疗法是利用燃烧时消耗罐中部分氧气，并借火焰的热力使罐内的气体膨胀而排出罐内部分空气，使罐内气压低于外面大气压（统称负压），借以将罐吸着于施术部位的皮肤上（如下图所示）。其力度的大小与罐具的大小和深度、罐内燃火的温度和方式、扣罐的时机与速度及空气在扣罐时再进入罐内的多少等因素有关。如罐具深而且大,在火力旺时扣罐,罐内热度高、扣罐动作快,下扣时空气再进入罐内少,则罐的吸拔力大;反之则小,可根据临床治疗需要灵活掌握。

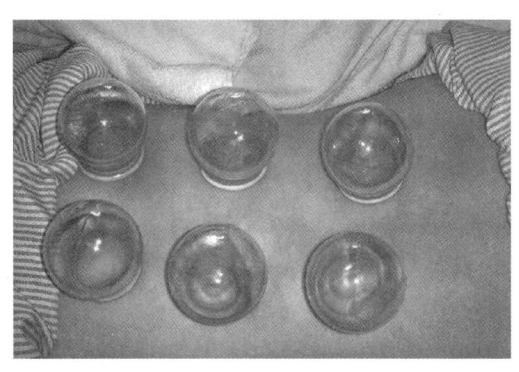

火罐疗法应用于骨科主要有行气活血、祛风散寒、消肿止痛以及扶正气等作用。临床操作中分投火法、架火法、闪火法、贴棉法,其中以闪火法最安全,比较常用。在治疗腰腿病时,一般可采用留罐、走罐法。对气血淤滞型的患者,可在肾俞、大肠俞、次髎等穴使用刺络拔罐法,即拔罐前先用三棱针点刺几下,然后拔罐使之出血,增强活血祛淤的作用。

7. 艾灸

艾灸疗法是以艾绒为主要原料,点燃后放置腧穴或病变部位,进行烧灼和熏熨,通过其温热刺激及药物作用来防治疾病的一种外治方法(如下图所示)。其作用有通经活络、行气活血、去湿逐寒、消肿散结、回阳救逆、防病保健等。历史悠久,治症甚多,寒热虚实皆可用之,有"灸治百病"之说,在骨内科疾病中有较广泛的应用。

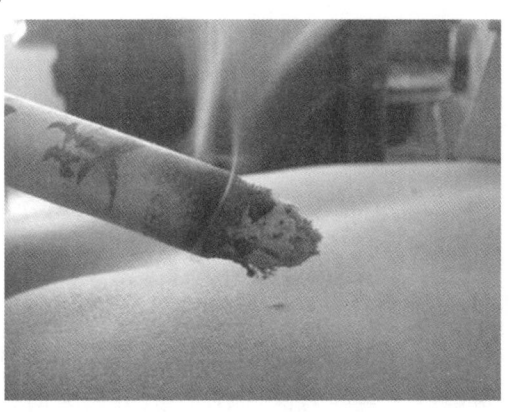

8. 治未病思想在骨内科的应用

治未病包含三种意义：一是防病于未然，强调摄生，预防疾病的发生；二是既病之后防其传变，强调早期诊断和早期治疗，及时控制疾病的发展演变；三是预后防止疾病的复发及治愈后遗症。最早在《素问·四气调神大论》被提出："是故圣人不治已病治未病，不治已乱治未乱"。经过历代医家的临床经验的补充及完善，"治未病"理论得到了丰富。"治未病"理论涵盖了中医养生学、预防医学和治疗学等学科范畴。骨科疾病的治疗，当将"治未病"的思想贯穿其中，注重未病先防，发病之后，则当早期诊治，及时控制疾病进一步发展及传变，病愈后应做好康复，以防病复发。以"治未病"在骨质疏松的应用中举例说明。

中医认为导致骨质疏松的根本原因是肾精亏虚。肾为先天之本，主骨生髓，肾虚精血不足则髓之生化乏源，不能滋养骨骼，骨之失养会导致骨骼脆弱无力。其次，脾失健运是骨质疏松的重要病机，脾虚运化失司会影响胃肠对钙、磷微量元素、蛋白质及氨基酸等营养物质的吸收。而气滞血瘀则是其促发因素，血瘀痹阻脉络，气血津液不能濡养筋骨，筋骨一旦失于濡养便易疏松脆弱。所以到了老年需要及时通过饮食、药物等方法来补充身体所需营养，中医主要有以下三种手段来预防骨疏松。

口服中药：预防骨质疏松有 3 条基本原则：补肾为先、健脾益气、活血通络。并由此衍生出 4 种辨证治疗方法。当患者证型为肾阳虚衰时，用温补肾阳之法，以右归饮为主化裁；当患者证型为肝肾阴虚时，用滋补肝肾之法，以六味地黄丸为主化裁；当患者证型为气滞血瘀时，用行气活血、通络止痛之法，以身痛逐瘀汤为主化裁；当患者证型为气血亏虚时，用健脾益气养血之法，以归脾丸为主方治之。

中医艾灸：近来有关研究表明，艾灸中脘、脾俞、肝俞、足三里等相关穴位，可以防治肝气不足、肝肾阴虚、肾阳虚，充实肾精肾气，从而达到预防骨质疏松的作用。

饮食及运动调理：同时我国绝大多数人食谱中钙含量较低，平均每人每日摄入量比国际推荐量少了 600～800 毫克，建议每天最好饮用 500 毫升以上的鲜牛奶。补钙的同时应注意补充维生素 D，最好多晒太阳，多做适量运动。还要注意多吃富含维生素 C 的食物、新鲜蔬菜和水果，促进钙的吸收，帮助骨质基质的形成。《黄帝内经·素问》说"五谷为养、五果为助、五畜为益、五菜为充,气味合而服之,以补益精气"。《灵枢》说"谷入气满,淖泽注于骨,骨属屈伸、泄泽、补益脑髓,皮肤润泽",都是有一定道理的。当然,根据临床防治状况,患者也可以选用适当的中成药如六味地黄丸、金匮肾气丸等补肾壮骨药服用一段时期,以避免骨质疏松继续发展。

四、本科室特色疾病骨质疏松的中医药诊治介绍

骨质疏松(Osteoporosis)是一种以骨量减少和骨密度下降为特征的代谢性骨疾病,这种进行性的骨疾病容易导致骨脆性的增加和骨折风险的增高。传统中医学认为,应属"痹证""骨痹""骨痿""骨枯"范畴,其中与"骨痿"最为接近。发生骨质疏松症的主要原因是年老体弱、肾气不足、肾阳虚、肾阴虚、筋骨失养、经络不通、气血瘀阻,属本虚标实之疾。因此,中医学理论对骨质疏松症的认识主要从肾、脾、肝、气、血瘀等方面体现,主要分为以下几型:

1. 肾精亏损型

中医理论认为骨质疏松的发生发展与肾精亏损密切相关。肾藏精,主骨生髓,为先天之本。历代医家多从肾与骨的关系出发,认为肾精亏损是骨质疏松症的发病关键。《医经精义》明确提出:"肾藏精,精生髓,髓生骨,故骨者肾之所合也,髓者,肾精所生,精足则髓足,髓在骨内,髓足则骨强"。反映了肾—精—髓—骨之间存在密切联系,肾精充足则骨髓生化有源,骨骼得到骨髓的滋养则坚固有力,若肾精亏损则骨髓失养而致骨质脆弱无力,容易出现驼背、脆性骨折、骨痛、身高变矮、腰膝酸软等症状。《内经》认为"骨者,髓之府""腰者,肾之府""肾主骨""肾主骨髓",说明骨质疏松症病位在肾。《千金要方·骨极》曰:"骨极者,主肾也,肾应骨,骨与肾合……若肾病则骨极,牙齿苦痛,手足疼,不能久立,屈伸不利"。《素问·痿论》云:"肾气热,则腰脊不举,骨枯而髓减,发为骨痿""肾者水藏也,今水不胜火,则骨枯而髓虚,故足不任身,发为骨痿。"《素问·长刺节论》云:"病在骨,骨重不可举……名曰骨痹。"如此看来,无论骨痿、骨痹还是骨极,均以肾精亏损为发病关键。

临床分为肾阳虚证、肾阴虚证。

肾阳虚证

临床表现:神疲乏力、精神不振、活力低下、易疲劳;畏寒怕冷、四肢发凉(重者夏天也凉)、身体发沉;腰膝酸痛、腰背冷痛、筋骨萎软。

治疗:温补肾阳。

方剂:右归丸加减,药物组成:附子 6 g,肉桂 9 g,鹿角胶 6 g,熟地黄 12 g,山茱萸 18 g,枸杞子 9 g,山药 24 g,杜仲 18 g,菟丝子 12 g,当归 30 g。

肾阴虚证

临床表现:腰膝酸软、两腿无力,眩晕耳鸣,失眠多梦;男子阳强易举或阳痿、遗精,妇女经少经闭或见崩漏,形体消瘦,潮热盗汗,五心烦热,咽干颧红;少年白发、梦呓磨牙,尿频,溲黄便干,舌红少津,脉细数。

治法:滋阴补肾。

常用方药:左归丸加减,药物组成:熟地黄 30 g,山药 30 g,山萸肉 20 g,枸杞 12 g,川牛膝 12 g,菟丝子 18 g,龟胶 9 g,鹿角胶 9 g。

2. 脾胃虚弱

脾主运化,是气血津液生化之源,为后天之本。《医宗必读·痿》曰:"阳明虚则血气少,不能润养宗筋,故弛纵,宗筋纵则带脉不能收引,故足痿不用。"反映古代医家很早就认识到脾胃虚弱是骨质疏松症发病的重要病机。《素问·生气通天论》曰:"是故谨和五味,则骨正筋柔,气血以流,腠理以密,如是则骨气以精,谨道如法,长有天命"。说明饮食五味影响骨的生长,且与脾胃功能关系密切,脾健则气血生化有源,四肢才能强健有力,脾虚则无以生髓养骨,导致疾病的发生。《素问·痿论》中说:"脾主身之肌肉",肌肉丰满壮实,乃骨骼强壮的重要保证。《儒门事亲·指风痹痿厥近世差玄说》:"胃为水谷之海,人之四季,以胃气为本。本固则精化,精化则髓充,髓充则足能履也"。强调了胃气的重要性,胃气为本。脾胃功能正常,肾之精气得以充盈,则发挥生髓壮骨之功效。脾胃虚弱,运化乏力,先天之精无以充养,势必精亏髓空而百骸痿废。因而骨质疏松症发生与脾胃虚弱关系密切,脾胃虚弱是骨质疏松症发病的重要病机。

临床表现:病程较长,泄泻时轻时重、或时发时止,大便稀溏,色淡无臭味,夹有不消化食物残渣,食后易泻,吃多后见腹胀、大便多,平素食欲不振,面色萎黄,神疲倦怠,形体瘦弱,舌质淡,苔薄白,脉虚无力。

治法:健脾益胃。

常用方药:归脾丸加减。

药物组成:党参 12 g,龙眼肉 18 g,黄芪 35 g,白术 30 g,当归 30 g,茯神 18 g,远志 16 g。

3. 肝血亏虚

中医基础理论认为肝主藏血,司血海,主筋,主疏泄,濡养各脏腑组织器官,调节人体各种机能活动。"肝肾同源"、"精血同源",肝藏血,肾藏精,肾的精气有赖于肝血的滋养。若肝失调达,肝气郁滞,耗伤阴血,肝血不足,则可导致肾精亏损,使骨髓失养,肢体不用。肝主身之筋膜,筋病及骨,肝血亏虚则骨失所养,导致骨质疏松症。清·叶天士提出"女子以肝为先天"之说,可见肝在女性衰老中的地位尤显突出。女性一生经、孕、产、乳,数伤于血,故易肝血亏虚。且绝经后女性多有情志不遂,肝郁而化火,易灼伤肝阴而致肝血不足。有调查表明,绝经期早的妇女骨密度比正常同龄妇女骨密度低,60岁以后,66%的绝经期早的妇女骨密度低于骨折阈值,而正常妇女60岁以后只有18%低于骨折阈值。《临证指南医案·痿·邹滋九按》所言:"夫痿证之旨,盖肝主筋,肝伤则四肢不为人用,而筋骨拘挛。"说明痿证与肝密切相关。因此,肝血亏虚是女子骨质疏松症的重要因素。

临床表现以筋脉、爪甲、两目、肌肤等失血濡养而见肢体麻木,关节拘急不利,手足震颤;爪甲干枯脆薄;视物模糊、眼花、视力减退,甚至雀盲、眩晕耳鸣;面、舌色淡,苔白、脉细等血虚症状。兼有虚烦多梦,易惊善恐,月经不调等症。

治法:养血补肝。

常用方药:补肝汤加减。

方药组成:生地30 g,当归30 g,川芎12 g,白芍30 g,酸枣仁12 g,川芎12 g,木瓜16 g,炙甘草9 g。

4. 瘀血阻络

血的运行必须依赖气的推动,气旺则血行,气虚则血瘀。骨质疏松症的血瘀是在肾气虚和脾气虚的基础上产生的病理产物。王清任《医林改错》指出:元气既虚,必不能达于血管,血管无气,必停留而瘀"。血液的运行有赖于元气的推动,元气为肾精所化,肾精不足,无源化气,血行无力,必致血瘀。脾主气,脾虚则气的生化乏源而致气虚,气虚不足以推血,则血必有瘀。瘀血阻络也是加重骨质疏松症的因素。《读医随笔》有云:"经络之中,必有推荡不尽之瘀血,若不祛除,新生之血不能流通,元气终不能复,甚有传为劳损者"。瘀血不去,新血不生,脏腑经络失养,不仅在局部产生疼痛症状,而且骨骼失去营养来源,发生骨质疏松。研究发现,雌激素水平下降,患者的血液流变学出现黏、浓、凝聚状态,血浆内皮素水平明显上升,而雌激素水平和Ⅰ型原发性骨质疏松症的发生关系密切。血瘀造成机体微循环障碍,不利于细胞进行物质交换,导致钙吸收不良,骨形成抑制,引发骨质疏松。

临床表现:瘀血阻络常见症状复杂多变,常见腰椎,颈椎,骨关节部位的疼痛、肿块、出血及相应体征。疼痛:疼痛是瘀血常见的症状,特点是刺痛、固定不移、拒按、经久不愈。肿块:外伤出血,可于伤处见青紫色肿块或触到肿块。体内脏腑组织发生瘀血,也在患处多可触到坚硬的肿块。出血:出血也是瘀血常见的症状,特点是血色多紫暗,常夹有血块。体征:舌色紫暗或有瘀点,脉涩,面色黧黑,肌肤甲错,蜘蛛痣、浅表静脉怒张或有瘀斑。

治法:活血化瘀止痛。

常用方药:身痛逐瘀汤加减。

方药组成:秦艽15 g,川芎15 g,桃仁6 g,红花6 g,羌活15 g,没药15 g,当归30 g,五灵脂12 g,香附12 g,牛膝9 g,地龙9 g。

现代药理研究对骨质疏松有独特疗效的常见中药:

淫羊藿、蛇床子、丹参、骨碎补、鹿茸、牛膝、杜仲、黄芪、葛根、熟地、补骨脂、当归、枸杞、山茱萸、菟丝子、肉苁蓉、何首乌、女贞子、牡蛎、续断、龟板、狗脊、仙茅、三七、茯苓、紫河车、麦芽、麦冬、肉桂。

(二)治疗骨质疏松症常见中成药:

左归丸、右归丸、仙灵骨葆胶囊、四物颗粒、密骨片、健骨颗粒、抗增生胶囊、骨康胶囊、金乌骨通胶囊、强骨胶囊、六味地黄丸、身痛逐瘀片、芪茸温肾胶囊、接骨丹胶囊、抗骨疏胶囊、骨松宝胶囊、补肾健骨丸、二至丸、虎潜丸、骨质宁胶囊等。

(三)骨质疏松症引起的腰疼、膝关节疼及全身各处关节疼痛常用外用药物

解放军309医院骨内科,自制"骨内科秘制盐袋"可以局部热疗温经通络;自制"骨内科秘制药油"可以局部外搽清热解毒、活血化瘀、填精补骨;自制"骨内科秘制凡士林药膏"外贴可以舒经通络,化瘀止痛,续筋接骨。

参考文献:

1. 尤志强,林松青,王彬.中医药治疗骨质疏松症的研究概况[J].湖南中医杂志,2015,(12).

2. 陈志明.中医辨证分型治疗骨质疏松症120例[J].时珍国医国药,

2015,(8).

3. 刘玉欢,李振华.中医学对骨质疏松症的认识及治疗进展[J].中国社区医师,2016,(5).

4. 杨志鹏,魏成建,龚双全.骨质疏松症的中医治疗研究进展[J].中国骨质疏松杂志,2015,(11).

5. 孟玥,任艳玲,孙月娇,等.左归丸、右归丸及其拆方对去卵巢骨质疏松症模型大鼠肾脏碱性磷酸酶、骨钙素表达的影响[J].中医杂志,2016,(5).

6. 赵振霞,赵振敏,田玉慧.中医辨治骨质疏松症体会[J].河南中医,2015,(7).

7. 胡献国.骨质疏松症蜜膏方[J].蜜蜂杂志,2016,(3).

8. 郭琴.中医针灸、推拿治疗椎动脉型颈椎病疗效观察[J].亚太传统医药,2016,(3).

9. 杨长森.针药并治腰椎病坐骨神经痛[J].江苏中医药,2002,(9).

10. 何康宏,梁博程,李旭云,等.中药穴位敷贴治疗绝经后骨质疏松症[J].长春中医药大学学报,2015,(6).

11. 赵振霞,赵振敏,田玉慧.中医辨治骨质疏松症体会[J].河南中医,2015,(7).

12. 王玉玲.为何骨质疏松偏爱女人[J].健康博览,2016,(3).

13. 李岳泽,刘梅洁,李鸿泓.中医"治未病"理论在骨质疏松症中的应用[J].中国中医基础医学杂志,2015,(10).

(解放军第 309 医院全军骨科中心骨内科　王　春　翟武杰)

第十七章　骨内科心理治疗

骨质疏松同时也是一种心身疾病,解放军第309医院全军骨科中心骨内科充分发挥心理医生在疾病综合诊疗中的作用,使患者得到综合疾病诊疗及心理教育。

心身疾病(psychosomatic disease)用于描述心理社会因素在疾病发病、发展过程中起重要作用的躯体功能性障碍。是一组发生发展与心理社会因素密切相关,但以躯体症状表现为主的疾病,主要特点包括:心理社会因素在疾病的发生发展过程中其重要作用;表现为躯体症状,有器质性病理改变或已知的病理生理过程;不属于躯体形式障碍。

一、基本知识

1. 心理治疗对骨质疏松症的必要性

美国每年有近100万人发生骨质疏松性骨折,总花费超过13亿美元。虽然骨质疏松症对社会造成的损失很大,但更大的伤害是患者遭受痛苦后内心世界和生活质量的改变,这些改变所引起的心理问题与疾病本身紧密相连。会产生如疼痛、失眠、愤怒、沮丧、依赖、负面自我形象、担心摔伤、害怕外出等一系列症状。

由于骨质疏松症大多在早期没有明显的症状,多数人是在发生了骨折后才发现的。一旦发生骨质疏松症性骨折,就会导致生活自理能力的丧失和生活质量的下降,从而导致精神、心理行为的异常。及时的心理干预不仅能解决患者的负性情绪及心理问题,还能使接受口服药物治疗的骨质疏松症患者的疼痛症状得到更有效的缓解。在内科常规治疗的同时,应用支持性心理干预能有效地稳定患者情绪,消除焦虑、抑郁等情绪,同时也改善了躯体症状,使患者的整体健康水平、生活质量、机体功能、角色功能、情绪功能、认知功能及社会功能提高。这些都说明精神、心理、行为因素在骨质疏松症发病中起着重要作用。

2. 处于更年期的骨质疏松症病人主要有哪些心理问题

女性:绝经后妇女是骨质疏松症的易发人群,由于雌激素水平降低是绝经后骨质疏松症的主要而特殊的原因。雌激素水平下降可引起 $1,25-(OH)_2D$ 的生成和活性降低,肠道钙吸收减少,导致骨钙丢失,出现许多不适。绝经不仅仅使正常的生理发生转变,而且也引起系列心理上的变化。女性朋友们需要有效的应变能力来应对她们整个生命历程中的这些身体、心理的变化。在以往研究中表明绝经期骨质疏松症妇女的疑病症、抑郁症、偏执、精神衰弱、社会内向性、躯体化、强迫、人际关系、抑郁、焦虑、偏执、时间紧迫感,争强好胜、怀有戒心或敌意等表现明显高于普通人群。许多中年妇女对年龄增长有惧怕心理。这种细微的心理变化发生在 35 岁至 40 岁左右,并且在绝经期时达到顶点,引发如下生理症状、精神心理症状:

血压改变:一般表现为收缩压升高,舒张压不高,并且波动十分明显,多数与潮红多汗同时发生。血压升高时可出现头昏、头痛、两眼发胀、胸闷、心慌等现象,与原发性高血压病不同的是这些症状呈阵发性。

潮红出汗:俗称"升火",是由自主神经系功能紊乱造成血管舒缩功能障碍所致。多在烦恼、生气、紧张、兴奋、激动时发生。发作一般比较突然,患者自觉有一股热气自胸部向颈部、脸部上冲,继而出现局部发红、出汗现象,也有少数表现为怕冷、面色苍白。每次发作一般持续几秒钟到几分钟不等,有的几天发作一次,有的一天发作几次。严重时可影响病人的工作、学习、睡眠和身心健康。据统计,此症状发生在绝经前期者约占 20%,绝经后期者约占 80%。

心慌气急:表现为胸前区不适,心慌气急,喉头发急,出现叹气样呼吸,有时也可出现心律不齐、心动过速或过缓。这些症状与情绪有关,与体力活动无关,心电图没有病理性改变。

神经精神症状:有两种表现。一种表现为精神抑郁、失眠多梦、情绪低落、表情淡漠、注意力不集中、常丢三落四、或无端惊恐,胆小怕事,疑神疑鬼,无病呻吟等;另一种表现为精神兴奋,情绪不稳定,易烦躁激动,敏感多疑,喜怒无常,常为一些小事而大吵大闹、争斗不休,哭笑无常,甚至神志错乱,损人毁物。

心理改变：常有孤独、空虚、寂寞感，或疑病感、濒死感；不少人出现自暴自弃、自责自罪心理；有的人疑神疑鬼，终日忐忑不安。这些心理的紊乱有时表现得相当突出，需与神经精神疾病相鉴别。

感觉异常：常见的感觉异常有走路飘浮感、醉感，登高有眩晕或恐惧感。有时皮肤也出现感觉异常，如走蚁感或瘙痒感。还有不少人表现为咽喉部异物感，俗称"梅核气"。患者咽喉部似有异物堵塞，吞之不下，吐之不出，查无体征，久治无效，与精神状态有关，实质是自主神经功能紊乱所致的咽喉部肌肉收缩异常。少数人还可能有嗅觉、味觉、听觉异常。

男性：男性进入更年期年龄段也会出现一定程度上的更年期综合征，但较少被大家所关注，具体表现为：

精神症状：主要是性情改变，如情绪低落、忧愁伤感、沉闷欲哭、或精神紧张、神经过敏、喜怒无常，或胡思乱想、捕风捉影，缺乏信任感等。

自主神经功能紊乱：主要是心血管系统症状，如心悸怔忡、心前区不适，或血压波动、头晕耳鸣、烘热汗出；胃肠道症状，如食欲不振、腹部胀闷、大便时秘时泄；神经衰弱表现，如失眠、少寐多梦、易惊醒、记忆力减退、健忘、反应迟钝等。

性功能障碍：常见性欲减退、阳痿、早泄、精液量少等。

体态变化：全身肌肉开始松弛，皮下脂肪较以前丰富，身体变胖。

3. 骨质疏松症患者引发心理问题的外在因素有哪些

生活质量问题：很多被诊断为骨质疏松症的患者都有疼痛、震惊、怀疑、愤怒、沮丧、失眠和活动受限等症状。这些症状又导致了一些心理问题，包括害怕外出、伤残和依赖等。心理问题最终导致与健康相关的个人生活质量问题。骨质疏松症会导致患者出现焦虑情绪，例如因害怕摔伤或骨折而导致与外界隔绝、不活动、喜爱静坐等，并感到心情沮丧。而心情沮丧会导致更进一步的睡眠障碍、食欲差、自尊心下降等。这些问题都直接影响到病人的生活质量，并影响身体及心理健康。

社会接触减少：在许多病例中，骨质疏松症是一个隐藏的疾病，一般在骨折时才被发现。许多骨折由跌倒引起，75岁以上老人发生于家中的突发性死亡中82%是由跌倒引起的，其中相当一部分人因骨折而残疾。严重的骨质疏松症者日常活动会受到限制，从而减少参与社会活动的机会。在这种情况下，会加重孤独感，进而出现情绪低落，人际敏感，认知功能下降，老年人增加老年痴呆的风险性。

二、常见问题

1. 骨质疏松患者如何进行心理调节？

避免精神紧张：当你发怒时，立刻调整呼吸，做深呼吸运动，全身放松，闭目静心，排除一切杂念，心中默想这样不好。当您愤怒时，找出幽默的情绪，变怒为笑。

表情调节：当情绪过分紧张时，可以有意识的放松面部肌肉，当情绪低落时，可以有意识的强迫自己微笑，这样便能使自己从紧张、忧郁的情绪中解脱出来。

自我暗示调节：自我暗示是把某种观念暗示给自己，当你处于一种紧张兴奋状态时，使用一种能让人平静缓和的语句进行自我暗示，这对缓解紧张状态能产生良好的效果。

想象调节：在床上或椅子上寻找一个舒适的姿势，顺其自然，闭目静思，所思所想最好是以往愉快的事情，也可以是大自然的美好风光，想象自己正在做一件轻松愉快的事情，处于一个轻松愉快的环境中。这种方法可以有效地调节情绪，使你有一个良好的状态去工作与学习。在这个过程中可根据自己的喜好配合能让自己松弛的音乐来达到放松状态。如有条件，可在专业心理机构指导下进行放松训练。

2. 骨质疏松患者日常生活及工作过程中如何调整心理状态？

在身体锻炼方面：有规律地参加身体锻炼，能产生良好的效果并增进健康。通常来讲外表上能保持健康良好的体形可以增强自信心，保持积极的心理状态，在身体锻炼过程中也更容易获得与他人的沟通与支持。绝经后妇女进行适当锻炼时，其血中碱性磷酸酶活性上升，表明成骨活动加强。规律性地锻炼可以增强心血管系统、呼吸系统和骨骼肌肉系统的功能，降低摔伤的危险，增强肌肉弹性和活动范围，保持良好的睡眠习惯，保持一个好的自我形象，减轻沮丧症状。负重锻炼能提供机械刺激来维持并增强骨骼健康。耐力训练能帮助延迟许多与骨质疏松症相关的危险因素，提高肌力及平衡协调能力，改善关节活动度，减少跌倒的发生及提高跌倒时对关节的保护能力。在许多骨质疏松症病人中可见到严重的脊柱后凸，并导致呼吸困难和其他问题。适当的后展运动和体位训练可以减轻脊柱后凸，端正姿势可以增加肺活量，降低可能发生摔伤的危险。

在环境方面:改善生活和工作环境,减少紧张刺激。要避免长期紧张而繁重的工作,注意劳逸结合,有张有弛,必要时可减轻学习或工作量。待疾病缓解后,再恢复原来的学习和工作。骨质疏松症患者的居室环境应舒适安全,能最大限度提高患者的生活质量,并允许他们为其他活动保留体力。患者应在可能的情况下少走台阶,起居室移到房屋的中心位置,重新整理日常用品,使患者能更容易拿到,尽量移除妨碍他们运动的不必要的摆设装饰,浴室、厕所应方便,地板应防滑,生活环境选择合理,以提高生活的总质量。

在工作方面:当你感到疲乏和心烦时,暂时放下工作,给自己一个喘息的机会。例如,当电话铃响,先做个深呼吸,再接听。向窗外眺望,让眼睛及身体其他部位适时的获得松弛,可以暂时排解工作上面临的压力,你甚至可以起身走动,暂时避开低潮的工作气氛。

在生活方面:躺在床上时应尽量放松自己。可以听听抒情音乐放松自己,并想象自己随着音乐漂浮。成功地入睡的关键在于减少你的注意力,避免过分压迫自己。深呼吸、伸展肌肉(体操)、瑜伽术可能有帮助。引导式呼吸法和渐进式松弛法对失眠很有帮助。另外睡觉前可进行脚部按摩,缓解神经衰弱和失眠疲劳。大部分人处于压力状态时,会发生某部位肌肉紧绷的现象。缓解肌肉紧绷的方法是找出受害的肌肉——通常是颈背肌肉及上半部背肌,然后用手掌按压它们。

三、心理治疗

1. 骨质疏松症骨折患者的心理历程

骨折后患者会经历以下几个阶段的心理历程,作为患者和家属,只有认识和掌握患者的心理变化和规律,根据不同阶段特点制定出不同的应对方案,才能多多帮患者疏通心理障碍,达到事半功倍的治疗效果。

震惊阶段:骨折后,首先是震惊,震惊是对创伤做出的应激反应,这是患者在突然遇到重创后,在认知、情感等方面未来得及做出反应与调整的表现,处于一种麻木、冷漠、茫然状态、无任何反应,有时可能出现一些毫无目的、下意识的动作与行为。如毫无意识的惊厥、四肢惊颤动作等,此阶段可能持续数小时或数天。

否定阶段:由于外伤的突然而至所造成的巨大打击,大大超出了患者的心理承受能力,于是患者自然而然的采取了心理防卫机制,对创伤予以否认,不相信医生说的那么严重,从而不配合治疗或拒绝治疗,或对治疗漠不关心。如患者拒绝打石膏、牵引、做手术等。此状态也可持续数小时或数天。

抑郁阶段:随着时间的推进,患者对病情的了解逐渐深入,当认识到自己所受到的创伤将造成伤残时,常常会产生抑郁反应,表现出心情沉重、悲观、失望。此期间可穿插痛苦、悲哀、焦虑、愤怒、埋怨等情绪。有的甚至对生活失去兴趣,对前途失去希望,也可能出现自杀的想法或行为,如患者在治疗时说:"不想活了,这样活着还不如死了好。"等。此阶段可持续数天或数周。

依赖阶段:经过住院治疗和各种功能康复训练,一般的患者都能达到生活自理,机体功能得到恢复,回归家庭、社会。但部分患者不能积极配合治疗,不努力锻炼,自己失去信心,日常生活活动不愿独立,而是让护士或家人为其做各种生活琐事,依赖心理特别强,不愿出院,或出院时就想着入院。这是患者心理的一种倒退现象,其心理障碍是他们没有勇气带着病残去面对社会,此阶段又称对抗独立反应阶段。

承认适应阶段:患者经过一段时间的住院治疗及康复训练后,逐渐认识到疾病存在的现实和日后将面对的一系列问题,所以开始主动配合治疗,积极进行各种康复锻炼,此阶段是康复治疗的最佳时机。

2. 骨质疏松症骨折患者的心理调节

镇静和否定阶段的心理调节:

心理社会支持系统:心理社会支持系统会增强病人的健康状况。被诊断为骨质疏松症的患者都会面对接受诊断的震惊,因此帮助他们克服这种恐惧非常重要,可寻找患有同样疾病的支持人群为他们提供有关骨质疏松症及他们各自疾病的发展情况的信息,帮助他们澄清对疾病的错误认知,并形成正确面对疾病的勇气和信心;鼓励他们参加户外锻炼并参与有意义的社会活动;鼓励他们的家庭成员支持并改善病人的居住环境等。

教育:预防疾病和促进身体健康计划在成功的老年生活中起重要的作用。骨质疏松症的诊断不会限制他们享受老年生活,对绝经期女性早期监测骨密度、性激素变化,及时发现和治疗相应疾病,对预防、延缓骨质疏松症的发生有重要意义。增强患者战胜疾病的意识,了解什么是骨质疏松症、什么是并发症、何时处于危险期、骨质疏松症怎么预防等方面的信息,十分重要。

抑郁阶段心理调节

识别抑郁患者早期经常出现一些躯体化症状,如食欲下降,胃部不适,心慌,胸闷等,而往往就诊于内科系统,如果医生没有及时分辨,在一定程度上延误了对抑郁症状的早期治疗,导致抑郁状态的加重,影响到患者的生活质量,并出现一些不可挽回的事件。所以早期发现是非常重要的。下面给大家提供一份美国心理学家贝克博士设计的一份抑郁症筛选自我评定量表,虽然这是份粗略的检测,但他有利于了解目前你自身的精神情况,为做好预防抑郁症打下基础。

请在符合你情绪的项上打分(没有 0,轻度 1,中度 2,严重 3)。

1. 悲伤:你是否一直感到伤心或悲哀?
2. 泄气:你是否感到前景渺茫?
3. 缺乏自尊:你是否觉得自己没有价值或自以为是一个失败者?
4. 自卑:你是否觉得力不从心或自叹比不上别人?
5. 内疚:你是否对任何事都自责?
6. 犹豫:你是否在做决定时犹豫不决?
7. 焦躁不安:这段时间你是否一直处于愤怒和不满状态?
8. 对生活丧失兴趣:你对事业,家庭,爱好和朋友是否丧失了兴趣?
9. 丧失动机:你是否感到一蹶不振做事毫无动力?
10. 自我印象可怜:你是否以为自己已衰老或失去魅力?
11. 食欲变化:你是否感到食欲不振或情不自禁地暴饮暴食?
12. 睡眠变化:你是否患有失眠症或整天感到体力不支昏昏欲睡?
13. 丧失性欲:你是否丧失了对性的兴趣?
14. 臆想症:你是否经常担心自己的健康?
15. 自杀冲动:你是否认为生活没有价值,或生不如死?

测试结果评判标准:

0—4 分,没有抑郁症

5—10 分,偶尔有抑郁情绪

11—20 分,有轻度抑郁症

21—30 分,有中度抑郁症

31—45 分,有严重抑郁症

经过以上的测试,大家对照最终的分数,如果没有抑郁症的倾向那么请你保持好现在的状态,快乐的生活;如果有抑郁症的倾向,那你就放下心中的包袱,调整好自己的心情,重新看待自己,继续前进;如果你已经患上了严重的抑郁症,建议你马上到医院进行检查和咨询,认真听取医生的建议并进行治疗。

如何防治抑郁

自我调节:给抑郁正确定位,抑郁是一种感觉,一种情绪。当一个人在感觉上认为自己处于危险的境地,或认为自己正在受到一种对将发生倒霉事情的担心,是抑郁者自身的"一厢情愿"。抑郁者喜欢把那些未发生的事情想象得极其糟糕,其实,现实生活的发展状况远比人们想象得要好得多。有些人认识到这一点后,对某事的抑郁就很快减轻了许多。而那些养成抑郁习惯的人,总喜欢反复琢磨某事,琢磨时又不停地朝坏处想,结果是越琢磨越害怕,越思考越悲观,"狼"还没有来,自己倒先吓个半死。其实,就其抑郁本身的性质而言,它是主观的而非现实发生的,我们完全可以改变它。

积极、乐观地思考:要改掉一种坏习惯,就必须有针对性地培养一种好习惯。一位哲学家说过,要想使一块地不长杂草,最好的办法是种上五谷杂粮。大脑是一片沃土,好的东西不去占领它,坏的东西必定乘虚而入。凡事都要有信心,要充分相信自己的能力,只要我们养成自信、乐观的思考习惯,为我们的生活、心态定好位,多从有利于自己身心健康上想一些,我们的生命就会少一些悲观色彩,多一些灿烂色彩。

忘掉不愉快的事情:一个名叫维克多·弗兰克的精神病学博士曾经在纳粹集中营中被关押了很多日子,饱受凌辱。集中营里,每天都有人发疯。他强迫自己不再想那些倒霉的事,而是刻意想一些使自己愉快的事情。当他从集中营被释放出来时,他的朋友不相信,一个人可以在魔窟里保持如此年轻的面貌!的确,在很多时候,一个人的精神可以击败许多厄运。烦恼容易使人老,愉快的心情却滋养着生活的活力。学会忘记,因此,改变抑郁的一个好办法就是:转移自己的注意力,全心全意地做你要做的事,并对你所做的事产生极大的兴趣。俗话说,"无事生非",转移自己的注意力,就要让自己在"正经事"上忙碌起来,脑子也就没有工夫思考那些烦恼了,久而久之,我们在不知不觉的奋斗中就学会了善待自己并积极进取。

善借外力:每个人都需要他人的关爱。当你心情郁闷时,不妨去访问亲人或者要好的朋友,听听他们看法和意见。如这些意见和打算比较合理,尽管按

照这些建议行动即可,没有必要再费一番精力想过来想过去。对患有严重抑郁症的人来说,借助专科医生的指导是非常必要的,及时地指导是一种有效而节约的方式。无论在自身健康还是家庭经济上,千万不要讳疾忌医,这样只会拖垮自己的身体。

转移自己的注意力:自己在全身心地干一件事情的时候,我们丝毫没有感觉到外面的嘈杂环境。可见,人的注意力是有限的。同理,当你注意一件痛苦的事情时,就难以注意到其他愉快的事情。

多参加集体活动和适量体育运动:参加集体活动和体育运动,不仅有强身健体的作用,而且有陶冶情操,调整心理的功效,还能在与人交往中增强良好的社会适应能力,有利于摆脱抑郁的心情。

药物治疗:现代医学观点认为,如果有肯定的抑郁存在,不论是原发还是继发,也不论是否与其他疾病同病,均应予以抗抑郁治疗。目前临床上常用的抗抑郁剂有传统的三环类(TCAs)及新型的选择性五羟色胺再摄取抑制剂(SSRIs)。TCAs类常用的药物有:多塞平,阿米替林,米帕明,氯米帕明等。SSRIs类的药物则具备疗效与TCAs类药物相当,而不良反应少,依从性好,使用方便的特点。常用的药物有:氟西汀,帕罗西汀,舍曲林,氟伏沙明,西酞普兰。治疗抑郁起效时间为10-14天,最佳疗效出现在4-8周。由于抑郁障碍复发率高,因此,在抑郁症状消除后,还要维持治疗一段时间,美国精神疾病协会、WHO精神卫生合作中心等一致推荐抗抑郁疗程应至少持续6个月。

3. 依赖阶段和承认适应阶段心理调节:

进入康复阶段心理调适方法:主动对自己的病情和康复程度进行了解,并于专业人士制定适合自己的康复计划;放平心态,不要对康复时间和康复程度有过高预期,认真配合执行康复训练;逐渐对自己出院后的社会生活有一个评估和规划;争取家人或陪同人员的鼓励和支持。在这一阶段,可能由于重新面对社会角色和躯体康复过程中功能的重塑,可能会出现伴发躯体不适的情绪问题,如焦虑症,如何调试自我情绪状态,对于康复和康复后的生活质量均有非常重要的作用。

焦虑症状的早期识别正常焦虑

焦虑是一种情感表现,当人们面对潜在的或真实的危险及威胁时,会产生这样一种情绪反应。例如在某场考试前出现适度的焦虑紧张,这属于正常反应。人们对焦虑和恐惧的感受同疼痛一样,都是一种保护性表现。病态焦虑和焦虑症状区别于正常焦虑反应有四项标准：①自主性；②紧张；③时间；④行为。自主性指情绪反应源自"本身"，是患者的内心体验；紧张指压抑的程度，痛苦水平已超出了他（她）所能承受的能力，开始寻求解除的办法；时间指症状是持续的，而非短暂的适应反应；行为是焦虑影响了日常生活的应对，正常社会功能（工作、学习等）被破坏，或有特殊的行为，如回避或退缩，这种焦虑便是一种病态。在临床上，我们称病态焦虑为焦虑症状。

较常见的焦虑症状有：①与处境不相符的痛苦情绪体验：为不确定的客观对象和具体而固定的观念内容的提心吊胆、不安和恐惧或无名焦虑。有些患者反复呈现不祥预感，总是担心出现最坏结局，可谓"杞人忧天"式的忧虑。患者常表现伤感、易于流泪和哭泣，以致误诊为抑郁症，实际上是患者因焦虑而感到痛苦的表现。②精神运动性不安：表情紧张、双眉紧锁、姿势僵硬不自然、坐立不安、来回走动，甚至奔跑呼叫，时有不自主的震颤或发抖。③躯体性焦虑：多系自主神经系统功能紊乱表现，其症状是许多患者就诊综合医疗机构各个科室的原因。

焦虑症状常被躯体症状所掩盖，在急诊室常见，焦虑症常见的躯体症状涉及多个系统和脏器，如心脏（心跳加快、心律不齐、心悸、心前区沉闷感）；血管系统（颜面、肢端苍白、潮红、手足湿冷，血压升高）；肌肉系统（腿膝颤抖、发软，坐立不安，关节疼痛，四肢发麻）；呼吸系统（过度换气，气道缩窄感，气短、窒息感）；胃肠道系统（喉梗阻感、吞咽困难、呃逆、呕吐、胃痛、腹胀、腹泻）；自主神经系统（出汗、瞳孔扩大、尿频）；以及中枢神经系统［眩晕、眼花、视物模糊、视力受损如复视、头痛、失眠、注意力不能集中、疲劳、虚弱、人格解体和现实解离（不真实感）］等。

焦虑症的病因学

神经生物学异常：杏仁体和海马等脑区是兴奋及焦虑感的神经生理基础（先天或获得性），这些脑区的情感记忆是长期的、可被特定情景激发，但也可通过心理治疗、精神科药物等对前额皮质等部位作用而得到抑制。并且，焦虑症患者存在 5-羟色胺（5-HT）以及去甲肾上腺素（NE）等神经递质代谢异常。

心理社会因素

如果童年没有得到父母或家庭充分的感情投入和保护，将不利于其成年后应对冲突环境中产生的恐惧。焦虑状态诱发因素往往是：青春期，终止学业，离开父母家庭，结婚，子女离家，退休，亲人、好友死亡或离去等。稳定的关系是远离焦虑良好的保护伞。

应激生活事件及疾病

某些事件会带来原有习惯环境的改变,例如搬迁到另一座城市、失去亲密的人、失去工作或家庭,或经历哮喘或心脏病发作的窒息感等。社会因素加上述生物、心理因素对不同患者的影响程度不同。

简易焦虑症状筛查问卷

步骤 * 项目

第一部分　1. 您有无一直紧张?
　　　　　2. 您有无担心很多?
　　　　　3. 您有无易激惹、激动?
　　　　　4. 您有无放松困难?
第二部分　5. 您有无睡眠变差?
　　　　　6. 您有无头痛、颈部疼痛?
　　　　　7. 您有无下列表现:颤抖、刺痛感、晕眩、汗多、尿频、腹泻?

＊第一部分回答"是"达到 2 个,继续第二部分问题。简易筛选问卷各项回答"是"评分为 1 分。如果焦虑筛查评分达到 5 分或以上者,存在焦虑症状可能性极大。对筛查阳性的患者需要进一步检查以明确诊断。只要符合其一就需要接受临床治疗。

焦虑症的治疗

非药物治疗:首先是认识焦虑的客观性。我们的情绪并不是主观意志能完全控制的,但如果对待焦虑采取接纳的态度,焦虑产生后告诉自己我焦虑了,这是一种难受的感受,但我自己控制不了,我只能接纳它。这样,虽然看来好像是一种消极的态度,然而,任何情绪的过程都有它发生、发展、高潮、下降及结束的过程,只要我们接纳它了,最终它也就消失了,正所谓"无为而无不为"。

第二,试着寻找焦虑背后的心理原因,如是否自己太过追求完美、太关注自己、太看重事物的结果、太注重他人评价等。

第三,正视现实的压力。过度焦虑的产生,常常有着一些我们不愿面对的现实压力、心理冲突,如婚姻的矛盾、工作的压力、经济的危机、人际的冲突等,我们要学会正视并及时解决它们,逃避只能使问题更为复杂和麻烦。

第四,寻找多途径的愉快来源。我们的愉快来源越多,我们就越少惧怕失落,越少焦虑。生活是多彩的,只要我们愿意,每时每刻我们都能享受到生活的愉快。

第五,音乐疗法。根据患者的文化程度、病情、爱好、欣赏水平等来确定应听的音乐,否则效果不佳。另外,在听音乐的过程中,患者的心情是否能与音乐产生共鸣,也是疗效的关键。常用的音乐有以下类型:①平静、松弛型;②柔和、优美型;③活泼、欢快型;④兴奋、激情型;⑤趣味、故事型;⑥伤感、悲哀型。以上各类型的音乐可在治疗前让病人先试听,然后根据病人的要求进行播放。音乐治疗焦虑症的曲目推荐:①广东音乐《昭君怨》;②柴可夫斯基《如歌的行板》;③格里格《a小调钢琴协奏曲》(第二乐章);④门德尔松《春之歌》(无言歌);⑤肖邦《e小调第一钢琴协奏曲》(第三乐章);⑥约翰·施特劳斯《拉德茨基进行曲》。

第六,每天保证8小时睡眠,每天接受信息的媒体不超过两种。

第七,主动寻求心理医生的帮助。

药物治疗:BDZ类药物,SSRI类药物,在医疗机构的诊疗下,遵医嘱服用。

参考文献:

1. 郑修霞.妇产科护理学[M].3版:北京.人民卫生出版社,2002.

2. 张文伟.应用新医学模式对女性围绝经期保健的研究[J].中国妇幼保健,2004,19(8):40.

3. 程园钧,刘建立.绝经后妇女雌激素替代疗法[J].中华妇产科杂志,1995,2(30):123—127.

4. 吴文源,张明园,俞勤奋.忧郁量表在社区老人中的应用[J].上海精神医学,1989,(3):139—141.

5. Neri I, Demyttenaere K, Facchinetti F. Coping style and climacteric symptoms in a clinical sample of postmenopausal women[J]. JPsy chomsom Obstet Gynaecol, 1997, 18(3):229.

6. 陈长香,郑春华,李丹,等.唐山市社区妇女更年期综合征影响因素分析[J].中国公共卫生,2009,25(10):1155—1156.

7. 江雪芳,田凤莲,赵庆国,等.围绝经期妇女饮食习惯与围绝经期综合征关系的研究[J].中国妇幼保健,2005,20(6):667—669.

8. 刘海娟,陈长香,李建民,等.河北省部分地区围绝经期综合征及其影响因素的调查[J].中国老年学杂志,2009,29(22):2937-2939.

9. 李淑杏,张海艳,陈长香.心理社会因素与女性围绝经期综合征发生的相关性分析.卫生职业教育,Vol. 30 2012 No. 20:99-101.

10. 张淞文,王军华,周红,等.北京地区更年期妇女抑郁症状调查[J].中国心理卫生杂志,2003,(5):348-350.

11. 龚晓.社区卫生服务站妇女妇科病就诊情况分析[J].江西医药,2008,(12):368-1369.

12. 于传鑫,诵弦.用妇科内分泌学[M].2版.上海:复旦大学出版社,2004:178-254.

13. 汪向东,王希林,马弘.心理卫生评定量表手册[M].北京:中国心理卫生杂志社,1999:200-202.

14. 顾磊,杜莉,施红,等:围绝经期妇女抑郁症状影响因素调查[J].中国妇幼保健,2011,(25):3962-3966.

15. 丁小玲.下关区333名更年期妇女抑郁状况分析[J].中国妇幼保健,2011,(30):4742-4743.

16. 王小莉,徐飚,栾荣生,等.综合医院更年期妇女抑郁焦虑患病情况调查[J].中国妇幼保健,2007,(12):1596-1598.

17. 卢炳红,孙桂玲,邱亚言.围绝经期抑郁症影响因素探讨[J].中国实用神经疾病杂志,2008,(11)3.

18. Freeman EW, Sammel MD, Lin H. Temporal associations of hot flashes and depression in the transition to menopause[J]. Meno-pause, 2009, (4): 728-734.

19. Mirza Ⅱ njmabadi K, Anderson D, Barnes M, The relationship between exercise, Body Mass index and menopausal symptoms in midlife Australian women[J]. Int J Nurs Pract, 2006, 12(1): 28-34.

20. 李晓梅.围绝经期抑郁症[J].中国妇幼保健,2005,20(23):3173~3174.

21. 王虹.更年期女性260例的抑郁情绪及更年期症状[J].中国老年学杂志,2010,(7):971-972.

22. Gallicchio L, Schilling C, Miller SR, et al. Correlates of depressive symptoms among women undergoing the menopausal transition[J]. J Psy-

chosom Res,2007,(3),263-268.

23. Blümel JE, Castelo-Branco C, Cancelo MJ, et al. Relationship between psychological complaints and vasomotor symptoms during climacteric [J]. Maturitas, 2004,(3):205-210.

24. Spitzer RL, Kurt Kroenke, Williams JBW et al. A brief measure for assessing generalized anxiety disorder: the GAD-7[J]. Arch intern Med, 2006,166:1092.

25. 何筱衍,李春波,钱洁等.广泛性焦虑量表在综合性医院的信度和效度研究[J].上海精神医学,2010,22(4):200.

26. 葛秦生主编.临床生殖内分泌学:女性和男性[M].北京:科学技术文献出版社,2001:428.

27. Juang KD, Wang SJ, Lu SR et al. Hot flashes are associated with psychological symptoms of anxiety and depression in peri — and post — but not premenopausal women[J]. Maturitas, 2005, 52(2): 119.

28. 高晓玲,钱尚萍,周崎星,等.更年期妇女焦虑症状发生情况及其影响因素的调查[J].中国妇幼保健,2001,16(11):716.

29. Kessler RC, Price RH, Wootman CB. Social factors in psychopathology: stress, social support and coping process[J]. AnnRev Psychology, 1985,36:531.

30. Freeman EW, Sammel MD, Lin H et al. The role of anxiety and hormonal changes in menopausal hot flashes[J]. Menopause, 2005, 12(3): 258.

31. 孟昭瑛.妇女更年期焦虑状况调查与更年期保健[J].中国妇幼保健,2008,23(10)1539.

32. 郑修霞.妇产科护理学[M].第3版.北京:人民卫生出版社,2002,8.

33. 李勤,杜玉开,郭勇.城市社区妇幼卫生服务现状及对策[J].医学与社会,2008,21(2):15~16.

34. 李静然,林和风,张玉珍,等.围绝经期妇女记忆和计算能力及影响因素[J].中国妇幼保健,2004,19(7):108~110.

35. Einstein GO, McDaniel MA, Richardson SL, et al. Aging and prospective memory: examining the influences of self-initiated retrieval processes

[J]. Exp Psychol Learn Mem Cogn,1995,21:996~1007.

36. 曹泽毅.中华妇产科学(下册)[M].北京:人民卫生出版社,2004.

37. 程怀东,汪凯,孟玉,等.老年人前瞻性记忆损害的研究[J].中华神经科杂志,2006,39(9):600~603.

38. JS Simons, ML Scholvinck, SJ Gilbert, et al. Differential components of prospective memory? Evidence from fMRI[J]. Neuropsychologia,2006,44(2):1388~1397.

39. 程怀东,汪凯,牛朝诗,等.前额叶损伤患者基于事件和基于时间的前瞻性记忆损害[J].中华神经科杂志,2006,39(12):818~821.

40. Economou A. Memory score discrepancies by healthy middleaged and older individuals:the contributions of age and education[J]. int Neuropsychol Soc,2009(15):963~972.

41. NA Ismith SL, Redoblado~Hodge MA, Lewis SJ, et al. Cognitive training in affective disorders improvesmemory:Apreliminary study using the NEAR approach[J]. Affect Disord,2010(121):258~262.

42. 黄金仙,孙伟,赵甜甜,等.视觉模式掩蔽的感觉记忆机制[J].医学与社会,2007,20(2):47~49.

43. 宋玉霞.周口市围绝经期及绝经后妇女健康状况研究[J].中国妇幼保健,2009,(24):4712-4713.

44. 苏珊,乐芙.更年期圣经[M].湖南:科学技术出版社,2008:20-21.

45. The Australian Bureau of Statistics Current Project 1996-2004 Content[J]. updated October 2009.

46. Eric Berlin, MD Your Menopause Experience May Depend on you Cultural Back ground[J]. 2009.

47. 邓冰.更年期妇女生命质量状况及其影响因素研究[J].中国妇幼保健,2007,22(5):663-665.

48. 刘菁.更年期知识女性健康促进干预的研究[J].中国妇幼保健,2009,(7):07-15.

49. 张巧利.青海省贫困地区更年期妇女保健状况调查[J].中国公共卫生,2009,25(2):203-204.

50. 赵春梅.450例更年期妇女生存质量评估[J].南方医科大学学报

2009,29(11)2309-2310.

51. 廖新兰.妇科门诊患者就医心理分析与干预[J].长江大学学报:自然科学版,2009,6(2):172-174.

52. 宋玉霞.周口市围绝经期及绝经后妇女健康状况研究[J].中国妇幼保健,2009,24:4712-4713.

53. 刘登红.针灸配合心理疗法治疗围绝经期综合征疗效观察[J].上海针灸杂志,2009,28(7)373-374.

54. 宋艳慧.更年期女性性健康影响因素的相关研究[J].中国健康心理学杂志,2009,17(11)1402-1403.

55. Giblin K L Sex and Menopause: The Sizzle and The Fizzle[J]. Sexuality, Repution & Menopaus, 2005, 3,(2)72-77.

56. Avis N E, Stellato R, Crawford S, et al. Is there an association between menopause status and sexual functioning[J]. Menopause, 2000, 7(5): 286-288.

57. 石国兴.关于心理健康双维标准的探索[J].教育科学,2003,(6):62-64.

58. 龙海碧.围绝经期妇女激素替代治疗的心理护理[J].中国实用医药,2009,(26):164-166.

59. 周辉正.更年期女性健康事典[M].长春:吉林科学技术出版社,2008:109.

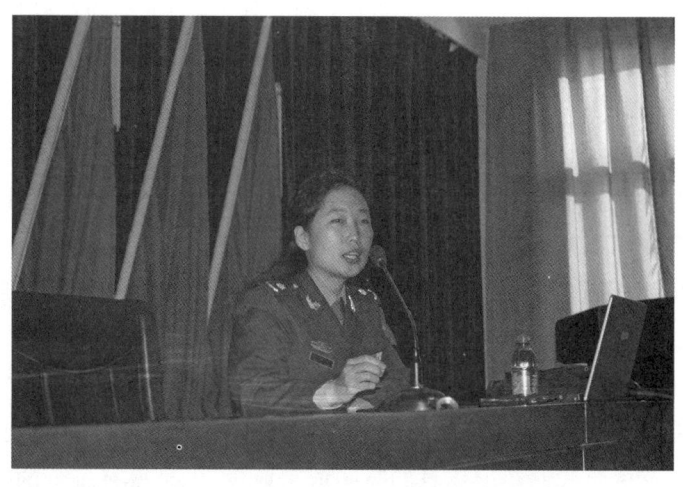

(解放军第309医院心理科　侯艳红)

第十八章　骨内科营养治疗

一、骨骼健康与每个人息息相关

1. 骨骼健康与饮食息息相关

为什么要谈骨骼健康这个话题，其实是谈论如何强筋壮骨。因为随着人口老龄化，骨质疏松的发病率逐年上升。而且社会越发达，这个问题就越显著。骨质疏松症已成为严重的全球性的公共健康问题。

我认为骨质疏松的预防比治疗更为重要。从医学上看，骨质疏松是一种几乎人人都会患的疾病，只不过是迟早或轻重的程度不同而已，但为什么有的人保养很好，有的人早早开始驼背并发生骨折，除了遗传因素、运动等，当然有没有"吃对"食物，获得必需的营养也很关键。其中，最关键的营养物质当然是钙。很多人都知道要补钙、在补钙，然而您知道人体每天需要供给多少钙？怎样才能正确补钙？只有补钙才有利于骨骼健康吗？

2. 营养均衡才有利于骨骼健康

除了补钙比较重要，其实营养均衡才是健康的基础，也是维系骨骼健康的基础。很多成年人都有一个错误的观念，以为自己业已成年，已停止发育，因此所谓的维生素、矿物质等便都不再重要了。其实不然，身体停止发育后，仍然需要不断地更新、淘汰老旧的细胞，甚至骨骼也不例外。细胞被分解后在肝脏进行重组的工作，给我们重建健康的机会。现代的生活方式，每个人都很忙碌，不管你是家庭主妇、上班族、运动员或在求学的学生，都希望每天能有更多可利用的时间。不幸的是我们获得休息的时间愈来愈少，更难得有多余的时间，利用它来获得营养方面的知识，但应尽量将所了解的知识运用到日常生活中。

随着我国人民生活水平的不断提高,成年人的饮食质量和营养状况也相应地得到了改善。据不完全统计,我国城乡居民每日人均食物摄入量如下:谷类 439 克,薯类 86.7 克,蔬菜、水果 375 克,豆类及其制品 11.3 克,肉、蛋、乳、禽等动物性食物 116.3 克,动植物油 29.2 克,糖和淀粉 4.6 克,酒 1.8 克,盐 13.6 克。上述食物结构可提供热能 9731 千焦、蛋白质 68 克、脂肪 58.3 克、钙 405.4 毫克、铁 23.4 毫克、锌 12 毫克、硒 42 微克、维生素 A 476 微克、维生素 B_1 1.2 毫克、维生素 B_2 0.8 毫克、烟酸 15.7 毫克、维生素 C 100 毫克。

从成年人饮食的营养质量看,大部分蛋白质来自于谷类,优质蛋白质仅占 24%,有待于进一步提高。钙明显缺乏,锌、硒偏低,缺碘,钠多(食盐过量),钾钠比例失调都不利于成年人的防病保健。铁的摄入量多为非血红素铁,吸收率低,约有 10% 的成年人患贫血,饮食中维生素 A、维生素 B_1 不足比较普遍,维生素 B_1 的摄取量有地区性差异。虽然急性缺乏病已得到控制,但轻度缺乏或维生素不足,也会造成成年人血、尿中维生素水平偏低,或出现食欲减退、疲劳乏力、耐力不强、工作效率低,并易患感冒、唇火、口角炎、舌炎等。这些症状大多数与成年人自身的营养状况欠佳、免疫功能下降有关。

二、成年人饮食的基本要求

1. 食物营养

成年人的平衡膳食主要包括五大类食物:

(1) 谷类、薯类:是膳食中热量的主要来源,主要提供碳水化合物、蛋白质、维生素 B 族。

(2) 动物性食物:主要提供优质蛋白质、脂肪、矿物质、微量元素、维生素 A 和 B 族维生素。

(3) 奶类、豆类及其制品:主要提供优质蛋白质、脂肪、膳食纤维、矿物质和 B 族维生素。

(4) 蔬菜、水果和蕈藻类:主要提供纤维、矿物质、维生素 C、胡萝卜素、维生素 B_2。

(5) 纯热量食物:包括动植物油脂、食糖和酒类。

上述各类食物都应适量按需摄取,且应在同一类食物中选择不同品种合理搭配,使其所含营养素种类齐全、数量充足、比例恰当,所供给的热量和营养物质与成年人的生理需求相适应,并保持平衡。

2. 科学烹调

所谓科学烹调,就是要合乎营养原则,符合季节特点,科学加工,粗细搭配,荤素兼备。多食用豆制品,少用盐,油脂使用适量。采取有效措施以去除干扰营养素吸收利用的不利因素,尽量保存食物中的营养素,减少其损毁、流失。

3. 饮食制度

餐次的安排应与消化器官活动规律相协调,并与成年人的生活和劳动特点相适应,以维持其血糖浓度处于正常水平,保持旺盛精力。力戒偏食、择食、暴饮暴食等不良饮食习惯。不饮烈性酒,更不宜酗酒。甜食、甜饮料不过量。

4. 饮食卫生

食品质量必须符合卫生要求,无害无毒。杜绝膳食中出现威胁人体健康的致病、致癌等有害因素,严防"病从口入""癌从口入"。

5. 附:食物热量计算法

第一类是主食:米饭、稀饭或面条。若以90千卡为一个计算单位的话,四分之一碗饭、半碗稀饭或半碗面条(日常生活中常用的普通大小的碗)都相当于90千卡。

第二类是蔬菜:500克的任何蔬菜等于90千卡。

第三类是水果:300克西瓜、两个橘子都约是90千卡热量。

第四类是肉类、豆腐及鸡蛋:50克瘦肉和20克肥肉都是90千卡。160克的奶类、一汤匙的油脂都是90千卡。

第五类是海鲜:100克左右就是90千卡的热量。

请注意:一个煮鸡蛋的热量是90千卡,而一个煎荷包蛋的热量就会增长到120千卡。

6. 不能忽视中年人的饮食平衡

目前,人们最关心的是老年人和儿童的营养、健康。其实中年人的健康更为重要。对于中年人,一般来说,虽然对蛋白质的需要量比正处于生长发育期的青少年要少,但处于生理机能逐渐减退期的中年人,面临工作、家庭、社会这三座大山的压力,摄入丰富、优质的蛋白质是十分必要的。因为随着年龄的增长,人体对食物中的蛋白质的利用率逐渐下降,只相当于年轻时的60%~70%,而蛋白质分解率却比年轻时高。因此,中年人饮食平衡也是重要的。

7. 不要忽略蔬菜

我国居民能量的主要来源是碳水化合物,如米、面、蔬菜等。不同性别及职业的中年人对能量的需要也不同,对于脑力劳动者来说,每日主食能满足身体的标准需要量即可。另外,可多吃蔬菜,因为增加食物中的纤维素,既可饱腹又可防治心血管病、肿瘤、便秘等。每天建议食用蔬菜300~500克。

8. 多喝水

人体任何一个细胞都不能缺少水分,人身体的60%~65%是水分。水参与体内的一切代谢活动,没有水就没有生命。中年人应注意多喝水,有利于清除体内代谢产物,防止疾病发生。每天建议饮水量1500~1700毫升,以白开水、淡茶水为宜。

9. 控制动物脂肪摄入量

中年人体内负责脂肪代谢的酶和胆酸逐渐减少,对脂肪消化吸收和分解的能力随年龄的增长逐渐降低,因而限制脂肪的摄入是必要的,特别要控制动物脂肪的摄入量。如肉禽类每天推荐40~75克,鱼虾类每天推荐也是40~75克。

10. 及时补充维生素

维生素A、维生素C、维生素D、维生素E是人体新陈代谢所必需的物质,中年人由于消化吸收功能减退,对各种维生素的利用率低,常出现出血、伤口不易愈合、眼花、溃疡、皮皱、衰老等各种缺乏维生素的症状,因而每日必须有充足的供应量,必要时应适当补充维生素制剂。

11. 预防微量元素不足

锌、铜、铁、硒等无机盐,虽然只占人体重量的万分之一,但它们是人体生理活动所必需的重要元素,参与体内酶及其他活性物的代谢。如果饮食合理,一般不会缺乏,但由于中年人消化、吸收能力较差,加之分解代谢大于合成代谢,容易发生某些微量元素的相对不足。如中年人对钙的吸收能力较差,若加上钙的排出量增加的话,便容易发生骨质疏松,出现腰背痛、腿疼、肌肉抽搐等症状,因此,就应多吃点骨头汤、牛奶、海鱼、虾及豆腐等富含钙的食物,预防骨质疏松。

三、中年需补充三大维生素

中年是人的机体步入衰退老化的开始,这一阶段的养生保健对于延缓衰老,保持较高的生命质量十分重要。除了坚持运动锻炼,纠正不良习惯,保证平衡膳食之外,人从中年开始,适当补充三大维生素是很有必要的。

1. 补充维生素 C 预防白内障

白内障是人体衰老时常见的眼部疾患,严重时可致完全失明,影响日常生活。由于目前臭氧层破坏程度还在不断加重,据统计白内障发病率正呈上升趋势。专家们认为,白内障的形成是由于晶体的氧化所致,维生素 C 即可抑制这种氧化作用,每日服用维生素 C 3 片(每片 100 毫克)就可起到保护效果。除此之外,服用维生素 C 对于保护肝脏,预防胃癌、食管癌还有积极作用。维生素 C 含量最高的食物有菜花、青辣椒、橙子、葡萄汁、西红柿等。

2. 补充维生素 D 预防骨质疏松

骨质疏松是中年人常见的疾病,特别是那些缺乏运动锻炼,终日限于办公室中的职业女性更是多见。过去,许多人只是强调补钙对于预防骨质疏松的重要性,忽视维生素 D 的作用,结果钙吸收并不尽如人意。如果将补钙和补充维生素 D 配合进行,效果会更令人满意。

3. 补充维生素 E 抗衰老、防癌症

维生素 E 是最好的抗氧化剂,既有助于延缓衰老,增强机体免疫水平,帮助人体清除积累的氧自由基,使皮肤更细腻、更富弹性;又有助于推迟女性更年期到来,改善性欲,提高夫妻生活质量。同时,维生素 E 在预防癌症中发挥着积极的监控作用。维生素 E 还对糖尿病人愈后有一定改善作用,明显降低空腹血糖、甘油三酯、总胆固醇、游离脂肪酸、低密度脂蛋白及氧自由基水平,减少糖尿病大血管及微血管病变的发生率。同时也有助于其他慢性心脑血管病的防治。

四、防衰老延长青壮年期的九种食物

近年来,国内外一些医学专家经研究认为,人们要想青春常在,体魄健美,骨骼健康,年轻有活力,关键在于使血管保持年轻,保持动脉弹性,使血流畅通,皮肤保持柔软、白洁、富有弹性。要想达到上述目的,不必求助滋补药,而应立足于日常生活之中。如经常保持豁达乐观的心情,坚持体育锻炼,起居有节,嗜欲有节等。并且得出结论是:"药补不如食补"。抗衰老从青壮年开始有如下 9 种食物:

1. 苹果:含有纤维素、维生素 C 和维生素 D,可防止皮肤生疮疹,保持肌肤光泽。

2. 胡萝卜：富含维生素 A，可使头发保持光泽，皮肤柔软。

3. 脱脂牛奶：含有维生素 D 和钙，使人的骨骼和牙齿强健。

4. 矿泉水：可使皮肤柔软、娇美、白皙，有助于消化解毒、促进胆汁的分泌。

5. 贝类：含有维生素 B12，有助于皮肤健康，保持皮肤弹性和光泽。

6. 小鸡：含有无脂蛋白和维生素 B，有利于增加皮肤能量和抵抗力，还能滋润皮肤。

7. 菠菜：含有维生素 E 和铁质，有助于保持皮肤、指甲的美观。

8. 橙子：有助于增加皮肤弹性，减少皱纹。

9. 麦芽：富含维生素 E、蛋白质，有助于头发的生长和健美。

五、胖人吃哪些蔬菜利于骨骼健康

人类越来越肥胖是无可抗拒的事实。肥胖是否真的有损健康？这恐怕是大多数男性最关心的问题。因为很多人减肥多数都是为了健康，而非外形。

多年来，医生和专家们认为肥胖是形成心脏病、糖尿病、骨质疏松和一些癌症的主要原因。身体偏胖或担心发胖的中年人，总认为在日常饮食中不吃或少吃肉食和含脂肪高的食物，就能够有效地控制体重，达到减肥的目的，而认为蔬菜类食品不易导致发胖，因而对蔬菜往往不加选择、不加控制地食用。实际上，含碳水化合物高的蔬菜摄入过多时，过剩的碳水化合物也会在人体内转化为脂肪贮存，会增加自身的负担，对腿部的关节、骨骼健康影响很大。那么，胖人该如何吃蔬菜才好呢？

1. 多吃黄瓜

多吃黄瓜有助于抑制各种食物中的碳水化合物在体内转化为脂肪，胖人适当多吃些黄瓜，减肥的效果好。

2. 多吃白萝卜

白萝卜含大量芥子油等物质，有能帮助消化的酶和能增进食欲，并能促使脂肪类物质更好地进行新陈代谢，避免脂肪在皮下堆积。

3. 韭菜有较强的通便作用

韭菜所含的纤维素最多，这种纤维素进入人体后，可促进肠蠕动，有较强的通便作用，可排除肠道中过多的养分。

4. 冬瓜热量少

冬瓜含的热量要比其他蔬菜少,又有助于促进人体的新陈代谢,具有较强的减肥作用。

5. 辣椒可抑制脂肪蓄积

因含有辣椒素,能促进脂质代谢,抑制脂肪在体内蓄积,适当多吃些可助减肥。

6. 绿豆芽含水分较多

因含水分较多,被身体吸收后产生热量较多,更不容易形成脂肪堆积皮下。

7. 大豆及豆制品能促进脂质代谢

大豆和豆制品含有丰富的不饱和脂肪酸,能分解体内的胆固醇,促进脂质代谢,使皮下脂肪不易堆积。特别是醋豆,它是减肥的好食品。日本医学专家研究证实,醋豆里的皂素,能排除黏附在人体血管上的一种脂肪,并能减少血液中胆固醇含量,有助于减肥。

六、男性排毒有利于骨骼健康吗

男人也需要排毒吗?当然。排毒的目的不只是养颜,更重要的是保证身体的健康,当然也包括骨骼的健康,只有充足的营养才能滋养全身。尤其男性,有几个不抽烟,不喝酒,不为事业和生活奔波劳累的?很多男人40岁后就感觉衰老了:记忆衰退、臃肿不适、精力不济、食欲不振、面色无华……这是身体代谢不畅的表现,身体毒素积聚过多!一旦毒素积聚到了一定程度,堵塞血管,损害器官,人们的身体就会随之崩溃!据媒体报道,男人在30～40岁就因脑中风而入院的事随处可见。而年轻男性中由于工作的压力过大而患神经衰弱、便秘的人更是比比皆是。因此,为了以健康的体魄、充沛的精力来迎接方方面面的挑战,人人都需要排毒。

所以不管男性、女性,在营养均衡基础上常吃蔬菜、水果、粗粮、豆类,丰富的膳食纤维、维生素、矿物质都有利于我们的身体排毒,也有利于我们的骨骼获得各种营养素,维系骨骼健康。

七、现代男人骨骼滋补新知

生活中,绝大多数人在营养方面往往只注意降低脂肪、胆固醇和增加蛋白质,却忽视其他营养素的合理摄取。现代科学研究认为,营养需注意以下几点：

1. 重点是锌

微量元素锌是全身酶的活性成分，它有助于调整免疫系统，是适当生长的极重要因素。锌还可以刺激人们的食欲，保持健康的饮食量，获得充足的营养。但人们往往忽略锌。锌可从海产品如牡蛎、蛤蜊、虾蟹、瘦肉、粗粮和豆科植物中获得。

2. 正确对待蛋白质

许多人想使肌肉发达而多吃蛋白食品。实际上，大多数人不需额外补充过多的蛋白质。中等量的肉、禽、鱼或豆科植物，加低脂乳制品将十分有益。如果补充蛋白粉以每天 10～20 克为宜，而且要分成 3 次食用吸收利用率更佳，也不会增加肾脏的负担。充足的蛋白质有利于钙的吸收，利于骨骼的健康。

3. 提高抗氧化剂摄入

抗氧化剂，特别是维生素 E 能阻止自由基损伤血管壁，从而预防胆固醇堵塞，故有助于对抗心脏病和脑血管病。粗粮、坚果和植物油，差不多都含有维生素 E。为了得到比每日定量多的数量，就需补充。吃水果和蔬菜也能获取其他抗氧化剂带来的益处。充足的抗氧化剂也可以使骨骼细胞年轻化，促进骨骼的健康。

4. 加入维生素 B6 和叶酸

这两种难以得到的 B 族维生素有助于分解高半胱氨酸。这种氨基酸过多是心脏病的危险因素。维生素 B6 见于鸡、鱼、粗粮和豆科植物，叶酸则大量存在于绿叶蔬菜、橘汁、豆科植物和强化谷类食物中。

八、不良饮食习惯妨碍女性健康

女性相对男性来说，尤其是绝经后的女性，雌激素急剧下降，更容易患骨质疏松，所以平时的一些习惯非常重要。

日常生活中的不良习惯会对健身带来负面影响。健身专家提醒，为保证健身成功，必须纠正不良习惯。有损女性健身的不良习惯主要有两个：

一是饭后不运动

许多女性饭后喜欢直接固定在某一处或聊天或看电视，造成身体虚胖。专家建议女性饭后多做一些家务劳动，例如刷碗、扫地，或者走出家门散散步。总之，要强迫自己饭后运动 15 分钟，但不要太剧烈。

二是为减肥而过度节食

人体每天必须摄入一定的营养和热量,才能维持机体的正常运转,过度节食万万使不得。

健身女性科学用餐处方:早餐应吃以蛋白质为主的食物和水果;午餐稍稍摄入碳水化合物,如米饭、馒头,尽量吃玉米粥等粗粮;晚餐要清淡,吃新鲜蔬菜和水果,辅之以稀饭。

三是维生素C缺乏自我检测

如果饮食中维生素C缺乏,就会导致人体免疫力低下,容易罹患感冒、坏血病等疾病,同时也不利于骨骼健康。维生素C缺乏的早期症状是体重下降、倦怠、疲乏、急躁、呼吸急促、牙龈疼痛出血、皮下出血、皮肤干燥、食欲不振、伤口愈合不良、关节肌肉短暂性疼痛、易骨折、对感冒等抵抗力差,且感冒后不易康复等。维生素C属于水溶性维生素,较适宜在饭后服用,特别是需要大剂量服用维生素C时,因为饭后服用肠胃负担较小,可以避免出现腹泻等现象;但有便秘现象者以饭前服用为好。

维生素C的主要来源为新鲜蔬菜与水果。深色蔬菜含维生素C较丰富,如青菜、韭菜、菠菜、雪里蕻、柿子椒等。柑橘、红果、柚子、枣等水果含量也较高。一些野生蔬菜和水果维生素C含量非常丰富,如野葱、刺梨、野酸枣、沙棘等。

九、有助女性骨骼健康的几种营养素

1. 钙

钙享有"生命元素"之称,女性尤其需要补充,特别是20岁以后。这是因为无论男女,自20岁起,骨质密度即开始缓慢地减少,30岁以后减速逐渐加快,女性尤为严重,一生之中可减少42%,多于男性(男性一生只减少骨质10%),从而为骨质疏松症等骨病埋下祸根,而科学地补钙乃是预防此病的有效措施之一。

为此,专家建议,成年妇女每日至少摄取800毫克钙,老年女性为1000毫克,若在怀孕期、哺乳期或绝经期,则需加至1200毫克。钙的最佳来源有乳制品、豆类、绿色蔬菜、动物骨、坚果等。在缺乏这些食物的季节和地区,可在医生指导下酌情服用钙片。

2. 铁

铁是人体的造血元素,但女性要多一个排铁渠道——月经,铁的流失增多

(一次月经平均流失铁 30 毫克),故补铁量应大于男性。如成年男性每天的需铁量为 12 毫克,而女性则需要 18 毫克之多。至于补铁的方法,最简单易行、行之有效的莫过于食补。含铁最丰富也最好吸收的乃是猪肝、牛肝、羊肚及猪血、鸭血、瘦肉等,豆制品和芝麻、蘑菇、木耳、海带、紫菜、桂圆、红糖、绿叶菜等也含有较多的铁。

另外,多用铁锅烹调也可增加含铁量。如用铁锅煮米饭,可使每千克米饭增加 26 毫克铁;用铁锅煮鸡蛋、肉类和蔬菜时溶出的铁量也比其他锅有所增加。按每天饮水 1 000 毫升、食大米 500 克计算,使用铁锅每人每天可增加铁质 14.5 毫克,这样基本可以满足儿童及成人对铁质的需求了。充足的维生素 C 的摄入也有利于铁的吸收。

3. 锌

要拥有乌黑靓丽的青丝秀发应注意补锌,锌可使头发保持本来颜色。因为头发光泽的主要成分,无论黑色、金色、褐色还是红色,都依靠锌来保持,锌使头发鲜艳靓丽。

锌在促进发育,维持正常性功能,增强人体抗病力等方面,亦有不可取代的优势,海产品、豆类、苹果、瓜子、芝麻、块根蔬菜中含量不少。

同时,在骨骼生长发育过程中,锌是必不可少的必需微量元素。锌缺管导致人和动物骨骼发育畸型、骨骼生长迟缓、骨骼矿化不良及骨的结构形态异常。适量的锌则可促进骨的形成和钙化。

4. 镁

痛经是一种困扰女性的最常见疾病,其原因目前尚未十分明了。最新研究表明,可能与体内缺镁有关。调查资料显示,45% 的患者体内镁元素都在平均值以下,而每日摄取 200 毫克镁片就可使痛经症状缓解。原来,镁是维持人体生命活动的必需元素,具有调节神经和肌肉活动及增强耐久活动能力的神奇功能。

此外,镁也是高血压、高胆固醇、高血糖的"克星",也有助于防治中风、冠心病和糖尿病。青豆、黄豆、绿豆、玉米、面粉、麦芽、蘑菇、茴香、菠菜、黄瓜、柿子等含镁较多,常吃有益于女性健康。

骨骼的构成包括有机物质和无机物质,有机质包括胶原蛋白等,无机质包括钙、镁、锌、铜、锰、硅、氟等矿物质。所以充足的镁也是骨骼健康的元素之一。

5. 维生素 A

爱美乃女人之天性,而维生素 A 恰可在这方面为你效力,如使眼睛明亮有神、皮肤光洁富有弹性。若你正处在怀孕期,维生素 A 还可帮助你生一个聪明健康的小宝宝。研究资料显示,孕期缺乏维生素 A 会影响胎儿的正常发育,引起大脑、五官、心血管、泌尿道等器官畸形,若能补足,则可避免上述缺陷。

维生素 A 具有多种生理功能,对视力、生长、上皮组织及骨骼的发育和胎儿的生长发育都是必需的。

富含维生素 A 的食物有奶酪、蛋黄、鱼肝油以及胡萝卜、杏、柿子、南瓜等黄色、橙色果蔬。

十、束腰太紧影响胃肠蠕动,也会影响骨骼健康

白天屏住呼吸穿瘦腰的裙子,晚上回家还要裹上束腰减肥衣。为了追求苗条的身段,不少爱美女士采用各种手段希望达到目的。专家则认为,这样做只会给身体带来伤害。

胸腹部的起伏对人的呼吸有很重要的辅助作用。如果束腰过紧,势必影响胸腹的起伏,使人呼吸不畅,同时压迫下腔静脉,使回流心脏的血量减少。束腰过紧,还会妨碍腹腔脏器的血液循环,影响胃肠蠕动,降低消化和呼吸功能,久而久之,可能导致营养不良,也会影响骨骼健康。同时因为肠的蠕动减慢,大便停滞的时间延长,容易导致便秘,增加肠癌的危险。

十一、老年人骨骼健康的营养宝典

随着生活水平的提高,人口老龄化趋势日益明显,老龄问题已成为全球关注的一个重要问题。个人的营养状况直接关系到其身体健康、抗病能力和寿命的长短,合理的营养是保证老年人健康的基础。那么下面我们就给大家说说根据老人的身体来制定的营养宝典吧。

1. *易消化,定时定量。*

老年人消化吸收机能低下,食物应尽量切碎煮烂。肉可做成肉糜,蔬菜应使用鲜嫩之品。油腻或油炸的食物不容易消化,多吃还会使摄入的脂肪过多,应加以节制。老年人尤其要避免暴饮暴食。暴饮暴食不但会发生急性胃扩张、消化不良,还可能诱发急性胰腺炎、胆囊炎或胆结石、胆绞痛以及心肌梗死等。应该采取少食多餐,定时定量的进食方式,食物宜温热。

2. *"精"要适当,"粗"要适度。*

老年人多有牙齿松动或缺牙,或者有其他牙病,咀嚼困难。因此老年人常

爱吃粗纤维少的和易于嚼细的食物。又由于受到"食不厌精"观念的影响,总认为吃的愈精细,营养愈丰富,愈容易消化。这样常常造成老年人便秘。所以应当强调老年人的饮食,既要照顾牙齿脱落、不能细嚼给消化造成不良影响的一方面,又要防止过分选用精细食物的偏向。适量吃一些富含纤维素的食品,如蔬菜、水果、粗粮等。

3. 脂适当,盐要限量。

老年人的膳食提倡清淡,每日烹调用的植物油也不宜过多,以25克比较适宜。长期摄取过量的盐,与高血压及某些肿瘤的发病率有一定的关系,老年人应该养成"口轻"的饮食习惯,每日食盐的摄取量以5至6克为宜。

4. 要节制,甜食少吃。

多饮酒不但伤肝,而且每克酒精的产热量达7卡,相当于碳水化合物的1.75倍,接近脂肪的发热量,乙醇过多会引起钙质的流失。所以老年人饮酒应选用适量啤酒或黄酒、红酒。过量的糖类食物能够引发高脂血症,也易导致肥胖,对牙齿也有极大的伤害,所以老年人应该少吃甜食为好。

5. 养全面,品种多样。

不要偏食。对于身体很胖或者患有高血压、冠心病和动脉硬化的老年人,少吃些油荤完全是应该的。而对大多数老年人来讲,适当地进食些瘦肉、鱼和蛋类,不仅无损,反而有益。

6. 理饮水,酸碱平衡。

老年人一般每天饮水量1 500~2 000毫升比较合适。但夜间睡前要少饮水,以免小便过多,影响睡眠。老年人常有肾动脉硬化,对体内酸碱平衡调节的储备能力较差,若食物搭配不当,容易引起酸碱平衡失调。所以老年人的膳食中做好荤素搭配,做到酸碱平衡也是必要的。碱性食物主要包括蔬菜、水果、奶类、血豆腐等。

7. 食补钙,强健骨骼。

老年人易骨质疏松,导致骨折。平时应常食用含钙丰富的食物,如奶类、豆类、水产类、坚果类、深色蔬菜类等。

十二、推荐每人每天钙的摄入量

中国营养学会推荐每人每天钙的摄入量(RNI):

成人:800 mg;

老年人、青少年、孕中期：1000 mg；

孕后期、乳母、更年期前后妇女：1200 mg。

十三、饮食补钙天然、安全、有效、经济

当膳食中钙的供给量不足时，钙就会从骨骼中释放入血，以补充血钙的不足，时间长了，可引起骨钙的丢失，骨量减少，引起骨质疏松。

那么哪些食物含钙丰富呢？

1. 奶类及其制品——理想钙源

奶含钙：100～140 mg/100 克，如果每天喝 250 mL 牛奶和 1 杯 100 克的酸奶，即可补充 350～500 mg 钙。

2. 海产品——补钙明星

鱼虾、海带、紫菜等含钙丰富，是钙的良好来源。每 100 克虾皮含钙 991 毫克。虽然虾皮含钙丰富，但是食用量小，虾皮补钙有争议。如果要充分利用虾皮补钙，给大家提供一个小窍门：把虾皮清洗后打磨成粉，替代味精、鸡精，既减少了用盐量，又补充了钙，一举两得。

3. 豆类及其制品——补钙高手

豆类是钙的重要来源，尤其大豆。南豆腐中加石膏（硫酸钙）、北豆腐中加卤水（镁盐：氯化镁），使蛋白质沉淀，对补钙有益。豆制品与动物性食物（含维生素 D）搭配可提高钙的吸收率。搭配很重要！

4. 彩色蔬菜水果类——绚丽钙质

绿色蔬果、木耳、香菇、红苋菜等都是钙的良好来源。所以建议大家一定要"好色"，让自己家的餐桌色彩绚起来。

5. 坚果类——"把握"钙质

花生、榛子、腰果、杏仁、核桃、夏威夷果、芝麻等，都是钙的重要来源。但要注意油脂，控制坚果摄入量。每天摄入 20～30 克坚果较为适宜。

十四、如何用钙制剂补钙

钙制剂常见分为无机钙与有机钙。

有机钙：葡萄糖酸钙、柠檬酸钙、乳酸钙、乐力钙（氨基酸螯合钙）等。有机钙含量在 15% 左右。优点是吸收相对好，因为它在溶解过程中不需要胃酸的参与。但价格较贵。应该说，有机钙最适合的人群就是婴幼儿及胃肠功能不

好的老年人,对肠胃的刺激小。

无机钙:碳酸钙、氯化钙、磷酸钙等,如钙尔奇 D、新盖中盖、劲得钙、健骨钙、迪巧咀嚼片。无机钙含量在 30% 左右。无机钙最大的优点就是它含钙量高,缺点就是吸收需要胃酸的参与。价格较便宜。所以建议一般对于胃肠道比较强健的人,就选择无机钙,比如说碳酸钙。

提醒大家补充的量:每天所有钙加起来不宜超过 2000 毫克(可耐受最大剂量,UL)。建议补充钙制剂每天 500~1000 毫克即可。

十五、强壮骨骼的五个步骤缺一不可

1. 含钙丰富的饮食;
2. 坚持每天晒太阳不少于 30 分钟;
3. 坚持适当运动;
4. 每年体检,定期检查骨密度;
5. 纠正不良生活习惯如吸烟、酗酒、熬夜、暴饮暴食等。

希望大家通过这些简单的科普知识,强壮自己的骨骼,做个有"骨气"的中国人!

十六、高钙饮食一周食谱举例

高钙饮食一周食谱

餐次 星期	早餐	加餐	午餐	晚餐	加餐
1	牛奶1袋 小笼包 虾皮拌小白菜	坚果 10 克, 水果 150 克	萝卜海带炖排骨 西红柿鸡蛋 小白菜丸子豆腐汤 二两米饭	香酥鲫鱼豆干 茄子肉末 蒜茸茼蒿 杂面馒头	酸奶 1 杯
2	豆腐脑 300 克 花卷 煮鸡蛋1个 煮花生米拌芹菜	水果 200 克	红烧鱼块豆干 虾皮炒菠菜 萝卜丝紫菜汤 杂面馒头	清炖鸡块香菇 素炒西葫芦 肉丝豆腐汤 米饭	酸奶 1 杯
3	牛奶1袋 馒头 拌包菜豆干	水果 200 克	猪蹄炖黑豆 拌三丝 紫菜虾皮小白菜汤 豆饭	干炸小黄鱼 木须肉 酸辣汤 玉米饼	酸奶 1 杯

(续表)

餐次\星期	早餐	加餐	午餐	晚餐	加餐
4	豆浆250毫升 虾皮菜肉包 煮鸡蛋1个 芝麻酱拌菠菜	坚果10克, 水果150克	牛肉炖胡萝卜 肉片烧茄子 鸡架冬瓜汤 米饭	红烧鲤鱼豆腐 素炒油麦菜 萝卜丸子粉丝汤 杂面窝头	酸奶 1杯
5	牛奶1袋 花卷 花生酱拌白菜心	水果200克	鸡块炖蘑菇 尖椒胡萝卜肉丝 小白菜丸子汤 米饭	土豆烧排骨 香菇油菜 肉末双色豆腐 八宝粥	酸奶 1杯
6	豆腐脑 玉米饼 煮鸡蛋1个 拌芝麻油菜	坚果10克, 水果150克	红烧兔肉 鱼香包菜 番茄虾皮牛肉汤 米饭	酱爆鸡丁 木耳炒青椒胡萝卜 鸽蛋油菜汤 杂面窝头	酸奶 1杯
7	牛奶1袋 麻酱卷 拌木耳黄瓜	水果200克	番茄虾 韭菜鸡蛋 鸡汤娃娃菜 米饭/馒头	雪里红炖豆腐 排骨炖藕块 素炒茼蒿 米饭/花卷	酸奶 1杯

备注:

  1. 高钙膳食应多选择富含钙质的食物,如奶制品、豆类及其制品、海产品、深色的蔬菜、坚果等。此食谱可做参考,一家人均可应用。

  2. 喝牛奶不耐受者可用等酸奶、舒化奶替代。

  3. 同类食物可交换,如50克瘦肉类可与75~100克鱼类、禽类交换,20克黄豆、50克豆干与100克豆腐交换。

  4. 坚果粉组合制作:松子仁、榛子仁、芝麻、花生米、葵花子、核桃仁等量分别炒熟,打碎,混合。每天食入15~20克,可用于拌菜、夹馒头等。

  5. 如果偏素食者,一定要将豆类与谷类、坚果、干果混合后制作烹调。

参考文献:

  1. 现代营养知识全书,主编顾奎琴,现代出版社出版,1996.12

  2. 现代临床营养学,主编陈仁惇,人民军医出版社,1996.7

  3. 老年临床营养学,主编韦军民,人民卫生出版社,2011.4

  4. 现代营养学,主译:荫士安,人民卫生出版社,2008.11

  5. 临床营养学,主编蔡东联、史琳娜,人民军医出版社,2004.3

6. 肠内营养,主编蒋朱明、吴蔚然,人民卫生出版社,2004.3

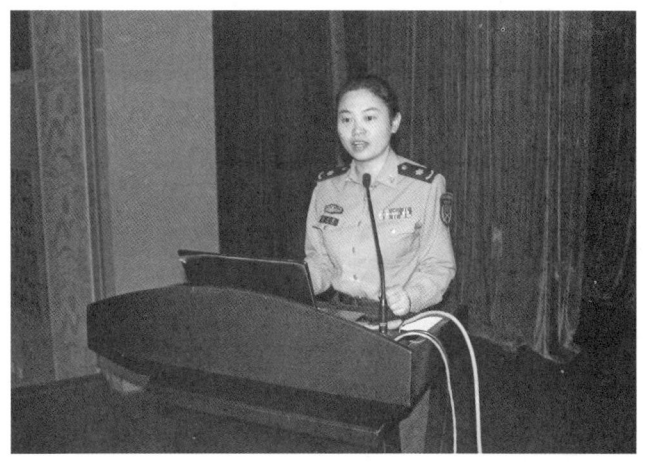

(解放军第309医院营养科　左小霞)

第十九章　骨内科健康管理

全军骨科中心骨内科的多学科综合诊疗理念还体现在健康教育师在患者整个诊疗中的重要作用。建立了以内科医师为主、外科医师、康复医师、心理师、营养师、健康教育师、中医师等组成的多学科诊疗模式。科室有专职的健康教育师负责门诊、病房患者的健康教育。

骨内科骨质疏松健康教育师的作用

一、健康教育对于骨质疏松症的重要性

骨质疏松是一种常见的老年退行性疾病,呈进行性而难以逆转的病理过程,一旦发生骨质丢失便难以恢复骨的正常结构。国际骨质疏松基金会的统计数据显示,骨质疏松目前危害全球大约 1/3 的 50 岁以上女性和 1/5 的 50 岁以上男性,其发病率在世界常见慢性病中已跃居第 7 位,成为中年妇女骨痛、骨折及因骨折致残、致死的主要原因之一。骨质疏松及骨质疏松性骨折已经成为危害我国公民健康的严重公共卫生问题,降低其发生率已迫在眉睫。但是,迄今为止,骨质疏松尚缺乏理想而可靠的治疗方法,而且,通过治疗只能缓解已发现患者的症状,却不能减少新患者的增加,也不能控制危险因素。目前已知老年、女性、白人和亚洲人、阳性骨折家族史以及身体瘦小、运动过少、不良饮食结构等是骨质疏松的重要危险因素,根据流行病学调查研究证实,骨质疏松症的危险因素,很可能通过改善生活方式和习惯等可控因素而降低甚至消除。健康教育正是通过改变人们的知信行,促使人们建立新的行为方式,减低危险因素,预防疾病的发生发展,健康教育引导人们自愿放弃不良行为和生活方式,减少危险因素的影响,有效降低骨质疏松及骨质疏松性骨折的发生

率及其危害。因此,健康教育是骨质疏松综合防治的关键。

二、骨质疏松症教育的原则

应根据骨质疏松症的发病危险因素,复发加重因素及对功能影响的程度,按照如下的几个方面对患者及其家属进行健康教育。

1. 饮食起居、戒烟、戒酒、戒饮浓茶、浓咖啡。注意节制饮食,防止过饱,饮食要清淡,少盐饮食为宜。多吃瘦肉、鱼虾、豆类制品、牛奶、海带、紫菜、芝麻、花生、核桃、瓜子、芹菜、油菜、荠菜、苹果、香蕉等食品。已绝经的妇女要在医生的指导下服用少量的雌激素,遵照医嘱服维生素 D 和钙剂,老年人一定要慎用利尿剂、异烟肼、强的松等药物。宜多到户外活动,经常晒太阳。适当参加体育锻炼,循序渐进增加运动量,常做载重式的运动,如慢跑、骑自行车等。每周 3~4 次,每次 30 min。步行锻炼适合老年骨质疏松患者。日本学者发现,步行能有效维持脊柱及四肢骨盐含量,每日步行少于 5 千步,则骨量明显下降,大于 1 万步则骨量增加不明显,而两者之间则骨量明显增加,步行锻炼能防治下肢及脊柱的骨质疏松。

2. 自我运动训练在医生指导下,在家中长期坚持进行肌力、肌耐力、关节活动度和平衡功能训练,以提高运动的反应能力和对环境的适应能力、防止跌倒。对骨质疏松症患者首先应教会他们在日常生活中保持正确的体位或立位时应伸直腰背,收缩腹肌、臀肌,增加腹压,吸气时扩胸伸背,接着向前压肩,或坐直背靠椅;卧位时应平卧,低枕,尽量使背部伸直,坚持睡硬板床,对所有骨质疏松患者无论其有无骨折都应进行本项训练,使其习惯本训练所要求的姿势,以防骨折驼背的发生。

3. 休闲性作业活动宜多到户外参加文体活动,如各种球类运动、跳舞、扭秧歌等全身运动。

4. 注意事项:在骨质疏松的情况下,骨的力学强度明显减低,所以在扭身、持物、弯腰、下楼、坐汽车的抖动、站立倒地等情况下都可以引起骨折。治疗的初期应用双腋拐帮助行走,逐渐改为手杖,然后改为不用拐杖。老年人如不训练,神经、肌肉的应急能力差,稍行走不稳,易于跌倒引起骨折,所以应帮助老人及骨质疏松患者神经肌肉系统的训练,增加灵活性和应急能力,注意照明好、地防滑、地面无杂物都可以减少跌倒危险。

三、骨质疏松健康教育的具体内容

认识骨质疏松的危害及危险因素是预防骨质疏松的基础:据 WHO 预测,骨质疏松症将是亚洲公众健康的新负担。由于人口的老龄化、体力活动减少、生活方式的西方化。至 2050 年,全世界将有 50% 髋部骨折发生在亚洲。老年、女性、白种人或亚洲人,正常或过早绝经;吸烟、过量饮酒、饮用咖啡和浓茶、久坐、较少或不锻炼、钙摄入不足、接受日照少、用药和疾病以及遗传等是其危险因素,除年龄、性别、种族和遗传史外,生活方式是可控因素,因此,坚持健康的生活方式,改掉不利的习惯有利于骨质疏松的防治,是防治骨质疏松的基础。

建立有利于骨健康的生活方式是防治骨质疏松的核心:钙营养摄入,钙是形成骨组织的主要成分,只有摄入足量的钙才能有效促进骨形成。20 岁之前,是骨量迅速增长的阶段,此期争取获得更多的骨量,使 30－35 岁达到尽可能高的峰值骨量;之后,骨量呈缓慢下降,50 岁以后女性骨量迅速下降,应力争最大可能减少骨矿物的丢失降低骨质疏松症的发病率。故从儿童时期起就要有合理的营养,多吃含钙、磷高的食品。特别是牛奶、奶制品、豆类、鸡蛋、绿色蔬菜、海带、鱼等,牛奶是钙质和维生素 D 的良好来源,牛奶的含钙量高(100 mL 牛奶含钙 100～120 mg),而且易吸收,成人每天应摄取 250～500 mL 牛奶,并注意合理配餐;坚持低盐饮食,并注意多饮水,保持大便通畅,可增进食欲、促进钙的吸收;低钙摄入是骨质疏松膳食危险因素中起枢纽作用的最重要的因素,可引起肠钙吸收量减少,血钙含量趋于降低,继发性甲状旁腺素分泌增加,骨吸收增加而使钙丢失;据近年来的调查,我国人群平均食物摄钙量约为每人 400～500 mg/d,属于低钙膳食,而食物中钙含量不够应通过钙剂补足。我国根据 FAO/WHO 专家委员会建议,规定的每日钙需要量为:青春发育期 1000～1200 mg/d,怀孕期 1200～1500 mg/d,母乳期 1000～2000 mg/d,成人 400～500 mg/d,绝经期妇女 1200～1500 mg/d,老年人 1000～1200 mg/d,其中多数专家认为成年人应为 800 mg/d。钙摄入 2000 mg/d 以内对大多数个体都是安全的。钙剂服用最佳时间在晚上临睡前比较好,因为甲状旁腺介导的骨吸收主要发生在晚上空腹时。另外,适量的维生素 D 摄入对钙的吸收很重要,不能充分得到日照的老年人,每日应补充维生素 D 400～800 IU,含维生素 D 丰富的食物油、肝、奶;避免嗜烟酗酒,因为吸烟会影响女性体内的雌激素的作用,酗酒可因酒精毒性作用及营养状况不良,使人体内的钙吸收受到影响;少喝浓咖啡、浓茶和碳酸饮料。这些饮料都会或多或少地造成钙的流失增加,资料显示,骨折的发生率与咖啡因的摄入量成正比;适当接受阳光,坚持每天晒太阳20～30 min,以促进维生素D的合成,有利于肠道钙的吸收;学会自我控制,保持良好心态,有利于保持体内环境的平衡。

加强运动是构造强健骨骼的有效手段:锻炼对保持骨健康至关重要,长期缺乏运动会导致严重的骨质丢失。负重锻炼如散步、慢跑、爬楼梯和跳舞等,可通过神经内分泌调节而影响机体的钙平衡,有助于减少骨量丢失和保持晚年的骨量。资料显示,户外活动时间与骨质疏松和骨折明显相关($r=0.9895$);承重运动可刺激骨细胞形成新骨,促进骨量增加;坚持45 min/次,3～4次/周的负重锻炼可通过提高身体的灵敏性和协调性来增加骨密度和预防跌倒。高龄者可按Goodmann的建议,卧位或立位锻炼时均保持腰背挺直,避免弯腰弓背。每天站立3 h以上也可产生效果,重要是使身体活动,步行、蹲下、起立,努力强化足和腰的运动也很重要。Bloomfield等研究发现非负重锻炼如骑自行车也对逆转健康绝经妇女的骨量丢失有效。Sagiv等研究发现40岁后长期中等强度的锻炼有助于阻止老化过程中的身高降低,已患有骨质疏松症的老年人锻炼方式和强度要遵循医生的建议。近年来,太极拳运动被认为是防跌倒的最有效方法而受到高度关注,美国国家卫生研究院老年研究所在全国8个机构中,分别用走路、游泳、太极拳、健身操、举重等不同锻炼方法对老年人摔跤的影响,经过3年随访显示,太极拳运动的老年人摔跤降低47.5%;香港理工大学的学者研究4周太极拳强化锻炼后对正常老年人的平衡能力影响显示,明显增强老年人的平衡控制能力。

合理药物是预防骨质疏松的必要措施:绝经期妇女严格遵医使用雌激素、降钙素、钙剂和维生素D等药物预防。因为这些药虽然可促进骨形成和抑制骨吸收,但是,也可能出现便秘、胃部不适等副作用;特别是雌激素替代疗法可引发乳腺癌和子宫内膜癌,增加心肌梗死、脑卒中和静脉血栓的危险。对绝经期妇女有关激素替代疗法的远期益处的教育是提高用药依从性的关键,也是提高安全性的重要举措,使个体根据自己的家族史和疾病史选择是否用激素治疗和用量大小,并在进行治疗时严格做好监测,治疗期间每6个月监测体重和血压,每12个月检查乳房和盆腔。

四、骨内科健康教育介绍：

骨内科健康教育包括病房教育、门诊教育、骨质疏松俱乐部公益讲堂等。

五、骨内科健康教育

1. 门诊健康教育的形式：一对一教育、小组教育、小课堂教育。

2. 门诊健康教育的方式：多媒体讲课、小组讨论、现身说法、模具示教、播放视频、发放教育资料等。

3. 门诊教育时间：每周一下午：15：00～15：30。
病房健康教育时间：每周五下午 3：00～4：00

六、健康教育护士的工作职责

1. 临床健康教育的实践者：负责评估患者疾病康复相关的知识和接受教育的能力，了解患者的知识需求，负责与患者及家属共同制订有针对性的健康教育计划，并按照科学的教育程度实施教育，评价教育效果；监督和指导患者建立起对疾病康复的信念和行为，并不断引导、激发患者的学习愿望，使患者促进疾病康复的知识学习处于螺旋上升的良性循环中。

2. 临床健康教育的指导者和培训的参与者：通过讲课、护理查房、组织讨论、个别指导等方式训练科室护士健康教育的能力，指导护士辅助健康教育工作，协助护理管理者对护士健康教育培训的策划与评估。

3. 临床健康教育的研究者：开展临床健康教育科研工作，通过实践不断探讨提高临床健康教育效果的有效途径和方法，不断学习新方法、新技能，勇于改革创新，独自或带领其他人员一起参与健康教育科研工作。

4. 各科临床健康教育中解决疑难问题的合作者：当其他科室健康教育中遇到不能独自解决的问题时，通过会诊形式，协助解决相应知识和技术难点。

七、健康教育护士在多学科糖尿病管理团队中的角色

健康教育护士在多学科糖尿病管理团队中的扮演重要角色。主要角色有临床照护者、信息咨询者、沟通协调者、团队管理者、研究创新者等多重角色。除进行常规教育管理工作外，糖尿病专科护士的工作范围也在不断扩展，如出糖尿病教育门诊，优化就医流程，对糖尿病个体进行教育与管理。另外，还进

一步走向社区,负责社区糖尿病教育、个案管理、糖尿病家庭护理等工作,参与相关研究工作,推动领域内科研工作的进展。

八、骨内科健康教育处方

骨内科骨质疏松健康管理处方

我国已进入老龄化时代,60岁以上人群达60%;调查显示骨质疏松总患病率为7%,约9 000万,骨量减少人群约2亿。

骨质疏松带来的最严重的后果——骨质疏松性骨折,骨折严重影响中老年人群的健康及生活质量。骨折后再次骨折的风险明显增大,愈合缓慢,致残率、致死率高。骨质疏松治疗是综合治疗,为了您能更好地了解骨质疏松的防治知识,骨内科特制定骨质疏松健康管理处方:

骨质疏松的概念:

骨质疏松是以骨量减少、骨微结构破坏导致的骨脆性增加、易于骨折的一种代谢性骨病。

骨质疏松的危险因素:

可控制因素:低体重、吸烟、过度饮酒、咖啡及碳酸饮料、户外活动少、饮食钙及维生素D缺乏、性腺功能减退、影响骨代谢的疾病或药物等。

不可控制因素:年龄、性别、种族。

主要临床表现:

腰背疼痛、身高变矮或驼背、骨折、呼吸功能下降

预防及干预措施:

1. 饮食:进食含钙丰富、低盐和适量蛋白质的均衡膳食。每天喝牛奶,可进食含钙较高的海产品。

2. 运动:适当户外运动,光照可促进皮肤合成维生素D,运动可增加肌肉力量,改善机体协调能力,降低跌倒风险。急性脆性骨折患者应制动,及时行综合骨科治疗。

3. 钙剂和维生素D:钙剂以碳酸钙的含钙量、吸收率最高,每天饮食摄入钙约400~500 mg,另外需补钙600~800 mg。维生素D含量较多的食物有海产鱼类、蛋类、黄油及维生素D强化食品;骨质疏松患者每天需补充维生素D 400~600 IU。

4. 药物治疗：

抑制骨吸收的药物：降钙素、双磷酸盐、雌激素、选择性雌激素受体拮抗剂等。

促进骨形成的药物：rtPTH、雷奈酸锶、维生素 K、氟化物。

定期监测：

1. 治疗起始应检查血常规、血糖、血脂、肝肾功能、血钙磷、碱性磷酸酶、骨代谢标志物，双光能 X 线骨密度。

2. 每 1－3 个月检查血钙水平，调整钙剂及维生素 D 补充剂量、骨代谢标志物。

3. 每 4－6 月复查双光能 X 线骨密度。

4. 曾发生脆性骨折的患者应定期门诊就诊，行骨折部位的影像学检查，纠正不良运动姿势，指导功能锻炼方式，预防肢体畸形，保证正常运动能力。

骨内科痛风健康管理处方

疾病概况：痛风是尿酸盐从超饱和的细胞外液析出结晶沉积至关节、滑膜或其他组织和器官引起的临床综合征。在某种诱发因素下，已沉积或新沉积的尿酸盐晶体可引起关节或其他软组织的急性炎症。正确积极的治疗痛风急性发作可缩短发作期，减轻痛苦。

临床表现：

（一）无症状高尿酸血症病人除血尿酸升高外，无痛风临床症状，最终有 5%～10% 高尿酸患者发展为痛风。

（二）急性痛风关节炎典型发作起病急骤，多为非对称性单关节炎，最常见于大脚趾关节，红肿热痛，疼痛剧烈如刀割，可伴有低烧，白细胞升高，血沉增快，虽然初次发作常可自然缓解，但如不合理治疗将会反复发作，逐渐发展为慢性。

（三）痛风石及慢性痛风关节炎痛风石是痛风的特征性临床表现，常见于耳轮、跖趾、指间和掌指关节，常见于关节远端，表现为关节肿胀、僵硬、畸形及周围组织的纤维化和变性，严重时患处皮肤发亮、菲薄、破溃则有豆腐样的白色物质排出，形成瘘管时周围组织呈慢性肉芽肿，虽不易愈合但很少感染。

（四）痛风性肾病表现为蛋白尿、血尿，泌尿系结石，甚至进行性肾功能衰竭。如血尿酸水平过高，由于大量尿酸结晶广泛梗阻于肾小管，可造成急性肾功能衰竭而死亡。

科学治疗:未经系统治疗的急性痛风关节炎患者如其血尿酸常持续在较高的水平,一般经10年左右可发展为慢性痛风关节炎。如能早期接受系统有效的治疗,高尿酸血症得以控制,可以减少急性发作的次数,防止或延缓慢性痛风的发生。

(一) 一般治疗

低嘌呤饮食,原则上不要大鱼大肉、暴饮暴食,不喝酒,不吃动物内脏和肉类的汤,少吃海产品,每日饮水>2 000 mL。并服用小苏打片,以利于尿酸的溶解和排泄。慎用影响尿酸排泄的药物,如某些利尿类降压药(降压0号,速尿,寿比山)和小剂量阿司匹林。

(二) 药物治疗

急性期的治疗目的是及时控制痛风关节炎急性发作。应卧床休息,抬高下肢,关节疼痛缓解72小时后可恢复活动,同时应用非甾体类抗炎药。药物治疗应尽早开始。缓解期及慢性期应在专科医师的指导下根据血尿酸水平选择服用降尿酸药物,如有高血压,冠心病,糖尿病,高血脂,脑血管病需同时积极治疗。患者应定期复查血尿酸,尿常规(尿pH值和尿蛋白),血沉,肝肾功能,患处X光片。

治疗目标:疼痛缓解,血尿酸<327 umol/L(5.5 mg/dL),尿pH值在6.5左右,既能减少复发,又能避免肾损。

附:痛风食谱

低嘌呤食品:

主食类:大米、小米、玉米、糯米、大麦、小麦、燕麦、荞麦、麦片、面条、馒头、蛋糕、面包、饼干、淀粉、高粱、通心粉、马铃薯、山芋、冬粉等。

奶类:鲜奶、炼乳、奶酪、麦乳精、奶粉、冰淇淋等。肉与蛋类:鸡蛋、鸭蛋、皮蛋、猪血、鸡血、鹅血、鸭血等。

蔬菜类:白菜、卷心菜、莴笋、苋菜、雪里蕻、芹菜、芥菜叶、南瓜、胡瓜、韭菜、韭黄、番茄、茄子、黄瓜、冬瓜、苦瓜、丝瓜、萝卜、甘蓝、葫芦、木耳、泡菜等。

水果类:苹果、香蕉、枣、梨、芒果(杧果)、橘子、橙、柠檬、葡萄、石榴、桃、琵琶、菠萝、桃、李子、西瓜、木瓜、龙眼等。

饮料:苏打水、矿泉水、果汁等。

其他:可可、果冻、巧克力、果酱、酱油、蜂蜜、瓜子、核桃、植物油、榛子、黄油、奶油、薏苡仁、糖。

中嘌呤食品：

豆制品：豆腐(干)、豆奶、豆浆、绿豆、红豆、蚕豆、豆芽。

肉类：鸡肉、火鸡、鸭肉、鹅肉、鸽肉、鹌鹑、猪肉、牛肉、羊肉、狗肉、鹿肉、兔肉。

水产类：草鱼、鲤鱼、鳕鱼、比目鱼、鲈鱼、梭鱼、鳗鱼、鳝鱼、鲍鱼、香螺。

菜类：菠菜、冬笋、豆角、青豆、菜豆、豌豆、海带、蘑菇、金针菇、大蒜、油菜、茼蒿菜。

其他：花生、腰果、芝麻、栗子、莲子、杏仁、枸杞。

高嘌呤食品：

豆及蔬菜：黄豆、扁豆、紫菜、香菇、麦芽、豆苗。

肉类：动物肝脏、肠、心、肚与胃、肺、脑、猪、牛肾、肉脯、浓肉汁。

水产类：沙丁鱼、凤尾鱼、青鱼、鲢鱼、乌鱼、鲨鱼、带鱼、吻仔鱼、海鳗、鲳鱼、鳊鱼干、鱼皮、鱼卵、蛤蜊、牡蛎、蚝、淡菜、干贝、虾类、海参。

其他：酵母粉、各种酒类(尤其是啤酒)

骨内科颈椎病健康管理处方

颈椎病是指颈椎间盘退行性变，及其继发性椎间关节退行性变所致脊髓、神经、血管损害而表现的相应症状和体征。由于颈椎间盘退行性变、损伤、颈椎先天性椎管狭窄。

临床表现：通常分为四种类型

(1) 神经根型颈椎病：颈椎病中神经根型发病率最高(50%～60%)。临床上开始多为颈肩痛，短期内加重，并向上肢放射。放射痛范围根据受压神经根不同而表现在相应皮节。皮肤可有麻木、过敏等感觉异常。同时可有上肢肌力下降、手指动作不灵活。当头部或上肢姿势不当，或突然牵撞患肢即可发生剧烈的闪电样锐痛。

(2) 脊髓型颈痛不明显，而以四肢乏力，行走、持物不稳为最先出现的症状。随病情加重发生自下而上的运动神经原性瘫痪。

(3) 交感神经型可表现为①交感神经兴奋症状：头痛或偏头痛，头晕特别在头转动时加重，有时伴恶心、呕吐；视物模糊、视力下降，瞳孔扩大或缩小，眼后部胀痛；心跳加速、心律不齐，心前区痛和血压升高；头颈及上肢出汗异常以及耳鸣、听力下降，发音障碍等；②交感神经抑制症状：主要表现为头昏，眼花，流泪，鼻塞，心动过缓，血压下降及胃肠胀气等。

（4）椎动脉型临床表现可有眩晕、头痛、视觉障碍、猝倒及不同程度运动及感觉障碍，以及精神症状。

干预措施：

（1）自我保健疗法：在工作中定时改变姿势，作颈部轻柔活动及上肢运动，有利于颈、肩肌肉弛张的调节和改善血循环。在睡眠时，宜用平板床，枕头高度适当，不让头部过伸或过屈。

（2）药物治疗：活血化瘀、改善微循环、营养神经。

（3）颌枕带牵引：包括颈托和围领：主要用以限制颈椎过度活动，而病人行动不受影响。除固定颈椎外，还有一定撑开牵张作用。

（4）诊断明确的颈椎病经非手术治疗无效，或反复发作者，或脊髓型颈椎病症状进行性加重者适于手术治疗。

骨内科腰椎病健康管理处方

腰椎间盘突出症是因椎间盘变性，纤维环破裂，髓核突出刺激或压迫神经根、马尾神经所表现的一种综合征，是腰腿痛最常见的原因之一。腰椎间盘突出症中以腰4～5、腰5～骶1间隙发病率最高。

病因：包括椎间盘退行性变、损伤、遗传因素、妊娠上腰段椎间盘突出症少见，其发生多存在下列因素：脊柱滑脱症；病变间隙异常，如终板缺损等；有脊柱骨折或脊柱融合术病史。

诊断：CT、MRI

临床表现：腰椎间盘突出症常见于20～50岁患者，男女之比约为4～6:1，患者多有弯腰劳动或长期坐位工作史，首次发病常是半弯腰持重或突然作扭腰动作过程中。其症状包括：腰痛，有时亦影响到臀部、下肢痛，严重的会导致大小便障碍、鞍区感觉异常。

预防及干预措施：由于腰椎间盘突出症是在退行性变基础上受到积累伤力所致，而积累伤又是加速退变的重要因素，故减少积累伤就显得非常重要。长期坐立工作者需注意桌、椅高度，定时改变姿势。

职业工作中常弯腰劳动者，应定时伸腰、挺胸活动，并使用宽腰带。

治疗后病人在一定时期内佩戴腰围，但应同时加强背肌训练，增加脊柱的内在稳定性。长期使用腰围而不锻炼腰背肌，反可因废用性肌萎缩带来不良后果。如需弯腰取物，最好采用屈髋、屈膝下蹲方式，减少对椎间盘后方的压力。

非手术治疗主要适应于年轻、初次发作或病程较短者；休息后症状可自行缓解者，X 线检查无椎管狭窄。治疗主要包括：绝对卧床休息、药物治疗包括活血化瘀、改善微循环、营养神经、脱水等治疗。

卧床 3 周后带腰围起床活动、3 个月内不做弯腰持物动作、其他治疗包括牵引、理疗和推拿、按摩等。

手术治疗腰椎间盘突出症患者，经严格非手术治疗无效，或马尾神经受压者可考虑行髓核摘除术。

骨内科骨关节炎健康管理处方

骨关节炎是一种最常见的关节疾病。是以关节软骨的变形、破坏及骨质增生为特征的慢性关节病。本病中年以后多发，女性多于男性，好发于膝、髋、手、足、脊柱等负重或活动较多的关节，与衰老、肥胖、炎症、创伤、关节过度使用、代谢障碍及遗传等因素有关。

临床表现：关节疼痛及压痛、关节肿大、晨僵、关节摩擦音（感）、关节活动受限。

骨关节炎的预防：

(1)关节保暖,每天可定时进行关节热敷和按摩；(2)关节不要过度劳累，尽量不要做膝关节的下蹲运动；(3)过于肥胖者应减轻体重；(4)体育锻炼应避免过量。同时对于病变的关节用护膝来保护，平时最好多吃含钙量高的食物，多晒太阳，以防止骨质疏松的发生；(5)骨关节炎患者的锻炼。

功能锻炼：

1. 手指屈曲度：将手指弯曲，另一手将指尖往手掌方向尽量靠近，然后再将整个弯曲的手指往下推向掌心方向以伸展指根关节背侧。

2. 手指强化：将手平放在桌上，将手指往大拇指的方向挪动，并用另一只手将手指往反方向拉。此可增强手指肌肉的强度。

3. 膝盖活动性：坐在椅子上将脚放在另一张高度相当的椅子上，轻地将弯曲的膝盖往下压。

4. 膝关节强化：坐在椅子上，将位于下方的腿伸直，保持 6s。腿替换进行 5~10 次。可增强腿部肌肉力量。但膝关节是承受身体重力和应力的主要关节，登山或爬楼梯运动时全部重力和活动压力均由膝关节加倍负荷。故这些形式活动若频繁、长期和过度使用膝关节，必然造成关节磨损、关节软骨退行性病变、脱落和关节缘增生以及韧带损伤，最终会形成骨关节炎。

5. 臀部伸展：平躺在软硬适中的垫子上，将腿举起膝盖弯曲，轻拉膝盖尽量往胸部靠近。两腿各重复5～10次。这种动作可改善臀部关节的活动性。

6. 臀部关节强化：平躺在软硬适中的垫子上，一脚举离地面，维持6s后放松平放在地上。另一脚可略弯。两腿分别重复5～10次。

7. 平躺"蹬三轮"：每天早晚躺在床上，模仿蹬三轮的动作。平躺的姿势可减轻易受损关节的负担；要踝关节到肩关节的各个关节都得到锻炼。

8. 走路：走路是最好的锻炼方式，但要避免长距离的行走。

9. 水中运动：水中运动有助于强化患者的心肺功能，提高肌肉耐力，即使不小心跌倒，也有水的浮力可以支撑，故不容易造成运动的伤害，不妨鼓励多利用游泳的方式，帮助病人康复。

临床治疗：

保守治疗：1. 非甾体类抗炎药；2. 软骨保护剂；3. 关节腔注射：如口服药物治疗效果不显著，可联合关节腔注射玻璃酸钠，必要时可加适量糖皮质激素。

手术包括：关节清理术、人工关节置换术等。

临床检查：主要包括实验室检查及影像学检查及定期监测等。

参考文献：

1. 卫生部统计信息中心. 2012年中国卫生统计提要[r/ol]. [201-06-06]. http://www.moh.gov.cn.

2. 陈小娟. 糖尿病专科门诊患者的健康教育[J]. 中国临床保健杂志，2006,9(5):506～507.

3. 李欣,郑淑梅,晁华琳. 日本门诊糖尿病患者的健康教育[J]. 中国实用护理杂志,2004,20(7):70～71.

4. 许樟荣,张立. 多学科协作与糖尿病并发症的综合防治——介绍澳大利亚和日本的糖尿病中心[J]. 中国慢性病预防与控制,2003,11(5):193-194.

5. 周佩如,李亚洁. 糖尿病专科护士工作模式的现状与对策[J]. 护士进修杂志,2008,23(1):17～19.

6. 李华. 香港糖尿病专科护士见闻[J]. 国际护理学杂志,2006,25(9):763～764.

7. 周佩如,李亚洁. 专科护士出诊护士教育门诊促进糖尿病患者个体化管理[J].护理学报,2007,14(9):33～35.

8. 李亚洁,张立颖,彭刚艺,等.广东省糖尿病专科护士研究生课程进修班教育的实施[J].中华护理杂志,2007,42(6):499～503.

9. Ellis JR, Hartley CL. Nursing in Today's World[M]. 6th Ed. Philadelphia • New York:Lippincott, 1998:135.

10. Tomey AM, Alligood MR. Nursing theorists and their work[M]. 4th Ed. St. Louis:Mosby, 1998:71.

11. 郭晓蕙,孙子林,楼青青等,糖尿病教育管理"二重认证"模式在中国的实践探索——糖尿病教育管理单位认证项目实施的意义和价值,中国糖尿病杂志,2015,23(7):660～671.

12. 北京护理学会.2013年第六期糖尿病健康教育护理师资格培训班[EB/OL].[2013-04-25].http://www.bjhlxh.com:30000/news/

13. 莫永珍,霍孝蓉,刘世晴,等.糖尿病专科护士培养模式、实践及效果分析[J].中华护理杂志,201247(2):141～143.

14. 张健,赵秋利,张海丽.我国临床专科护士培训现状的文献研究[J].中国护理管理,2012,12(9):23～27.

15. 卫生部.《中国护理事业发展规划纲要(2011—2015年)》[J].中国护理管理,2012,12(2):5～8.

(解放军第309医院全军骨科中心骨内科 陈立英)

附：骨质疏松健康管理体系

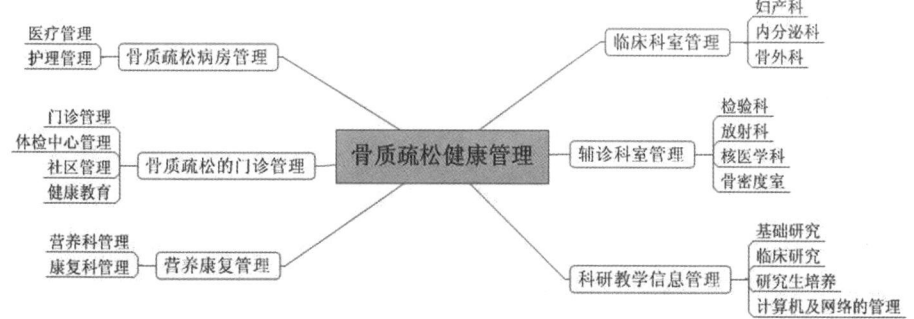

骨质疏松健康管理信息平台：

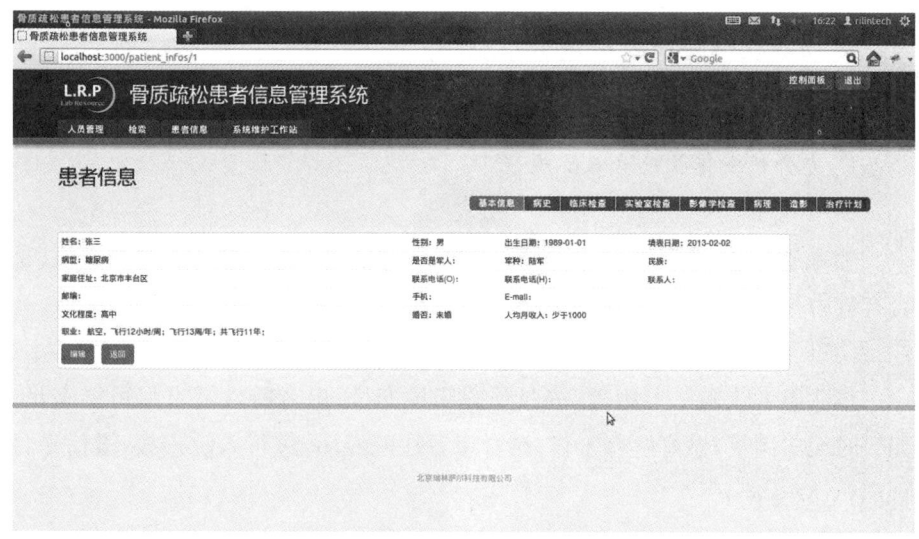

第二十章 骨内科护理特色

一、骨质疏松住院患者护理工作规程

适用范围：骨质疏松、骨量下降住院患者，在院期间各项护理工作。

1. 办公护士接收患者入院规程

（一）评估

患者身份、特殊需求、入院诊断、病情；评估医生情况；是否有预约床位；是否有骨内科病区可住院。

（二）实施

军队患者收入军人病房；按照预留床位安排；患者特殊需求尽可能满足。如暂时无法满足，做好解释工作；结合患者住院经历，进行入院宣教，微信平台推广。

（三）标准

按照科室医生轮换原则收治患者，兼顾患者特殊需求；患者掌握入院规定；患者或子女、亲属关注骨内科微信平台。

2. 责任护士入院护理评估规程

（一）评估

护理记录单首页内容；患者高危风险、安全防范措施知晓程度及依从性；患者对骨内科情况了解程度及了解途径；患者专科检查、理疗项目了解程度。

（二）实施

对照护理入院评估单首页进行系统评估；对照跌倒、坠床、压疮、脱管评估单进行评估；评估患者是否了解骨内科专科特色及建设情况；评估患者是否了解骨内科开展的专科检查和理疗项目;书写护理记录;初步宣教及健康指导。

(三)标准

护理评估及时准确;患者了解骨内科总体情况。

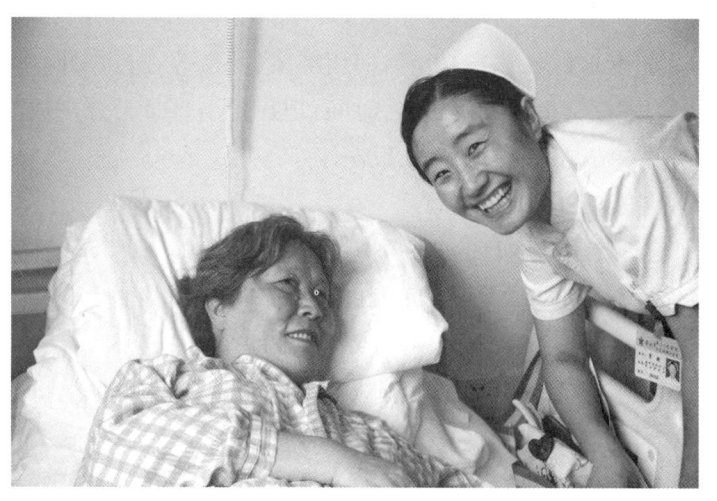

3. 骨内科专科检查项目护理工作规程

(一)评估

是否有专科检查项目医嘱;患者是否了解专科检查目的及注意事项;是否需要协助预约;是否需要陪同检查;费用是否及时计价。

(二)实施

办公护士根据医嘱通知责任护士检查项目内容;责任护士评估患者检查项目了解程度,并进行健康教育;根据患者需求协助预约;对于有配件需求的患者,报告护士长协调解决;办公护士归档检查报告单,核对计费项目。

(三)标准

患者了解专科检查情况并顺利完成检查;报告单归档完整,计费准确。

4. 骨内科理疗项目护理工作规程

(一)评估

是否有理疗项目医嘱;患者是否了解理疗项目的目的及注意事项;患者各项治疗护理与理疗时间是否安排合理;患者是否有尿便失禁、感觉障碍等安全隐患。

(二)实施

办公护士根据医嘱通知责任护士理疗项目内容;责任护士评估患者理疗

项目了解程度,并进行健康教育;负责理疗的护士每日在理疗项目统计表上登记需要理疗患者床号、姓名,制定理疗时间计划并实施;通知患者完成理疗,并给予适当辅助;对于尿便失禁患者,注意保持尿垫、尿不湿等的干燥,并加强巡视,防止烫伤、触电;对于感觉障碍患者,理疗温度不可过高,并加强巡视,防止烫伤、触电;使用红外线照射的患者,使用屏风、隔帘等,防止对同病房患者眼部造成损伤。理疗结束后及时签名、时间;理疗护士每日汇总完成情况;理疗过程中出现特殊情况及时向护士长报告,协调解决。

(三)标准

患者了解理疗项目的目的并顺利完成;登统计及时,计费准确。

5. 骨质疏松症患者常见症状护理工作规程

(一)评估

患者是否存在疼痛;是否并发糖尿病、高血压;是否存在心、肝、肾功能障碍;是否存在骨质疏松骨折。

(二)实施

责任护士问诊者现病史及既往史;疼痛问诊包括程度、性质、部位、诱因、加重或缓解方式、用药情况、伴随症状及缓和耐受程度等;疼痛用药后 30 min 评估缓解程度,并进行护理记录;宣传科室无痛病房理念;根据患者情况,实施血糖、血压管理,及时评估、准确处理,处理结果记录完整;根据患者心功能情况,调节静脉输液速度,防止加重心脏负担;对肾功能异常患者,加强出入量平衡管理;对肝功能异常患者,加强药物副作用观察和监测;对存在骨质疏松骨折患者,根据骨折部位,实施创伤骨科专科护理,防止护理不当导致额外损伤;需要外科治疗的骨质疏松骨折患者,协助办理转科手续。

(三)标准

患者疼痛评估准确,并得到有效缓解;患者住院过程顺利,不发生不良事件。

6. 骨质疏松症患者护理健康教育工作规程

(一)评估

患者健康教育需求及意愿;患者对骨质疏松用药、理疗、饮食和运动知识掌握程度;患者及家属的依从性;患者接受健康教育的能力。

(二)实施

责任护士评估健康教育需求、能力及意愿;根据患者具体情况,制定健康教育计划;按照骨质疏松住院患者临床护理路径时间点,完成各项健康教育,并不断评估效果,强化讲解;组织科室健康教育讲座;组织健康教育大讲堂;根据社区骨质疏松患者特点,开展延伸服务。

(三) 标准

患者知晓健康教育内容;患者健康教育依从性不断提高;通过健康教育,提高骨内科影响力。

7. 骨内科静脉输液护理工作规程

(一) 评估

患者药物相关知识掌握程度;患者血管情况;患者对输液工具掌握情况;患者心肾功能;患者输液期间生活需求。

(二) 实施

责任护士评估药物相关知识掌握情况,并随时进行健康教育;落实"三查七对"查对制度和身份核查制度,保证用药准确无误;根据药物性质、疗程选择恰当输液工具;观察药物作用及副作用,异常情况及时报告,准确记录;根据患者心肾功能调解输入速度和入量;及时巡视,观察输液相关并发症。

(三) 标准

患者知晓药物相关知识;患者输液过程顺利;不良反应及时发现,有效处理;输液操作规范,符合流程要求。

8. 骨内科口服药物护理工作规程

(一) 评估

患者药物相关知识掌握程度;患者吞咽功能;给药时间。

(二) 实施

责任护士评估药物相关知识掌握情况,并随时进行健康教育;落实"三查七对""四看一叫"等查对制度和身份核查制度,保证用药准确无误;根据医嘱按时发药,做到服药到口;观察药物作用及副作用,异常情况及时报告,准确记录;吞咽功能障碍患者及时报告医生,采取措施,防止误吸。

(三) 标准

患者知晓药物相关知识;患者按时、准确服药;服药过程顺利。

二、骨质疏松住院患者临床护理路径

	办公护士	责任护士	责任组长	护士长
七天内	1. 准确医嘱处理 2. 专科检查核对 3. 微信平台推广 4. 药疗辅助工作 5. 参加基础护理	1. 掌握患者情况（九知道交班） 2. 指导患者制定饮食计划 3. 指导患者制定运动计划 4. 护理措施落实	1. 分管床位病人接收（内容同责任护士） 2. 组内患者床旁交接	1. 组织临床教学 2. 病房管理检查 3. 协调各项工作 4. 完成跟班计划 5. 饮食、运动教育检查 6. 微信推广跟踪
出院前	1. 准确医嘱处理 2. 专科检查核对 3. 微信平台推广 4. 药疗辅助工作 5. 参加基础护理	1. 掌握患者情况（九知道交班） 2. 指导患者制定饮食计划 3. 指导患者制定运动计划 4. 护理措施落实	1. 分管床位病人接收（内容同责任护士） 2. 组内患者床旁交接	1. 组织临床教学 2. 病房管理检查 3. 协调各项工作 4. 完成跟班计划 5. 饮食、运动教育检查 6. 微信推广跟踪
出院前日	1. 准确医嘱处理 2. 核对计价项目 3. 微信平台推广 4. 药疗辅助工作	1. 各项健康教育效果评价，并强化教育 2. 护理措施落实 3. 护理效果评价 4. 微信平台使用	1. 分管床位病人护理（内容同责任护士） 2. 责任护士工作讲评 3. 健康教育、饮食	1. 总体评价患者护理效果 2. 计费项目核对 3. 协调各项工作 4. 完成跟班计划
出院当日	1. 准确医嘱处理	1. 协助办理出院 2. 护理措施落实	1. 出院指导 2. 评价责任护士工作	1. 总结护士工作，提出改进意见

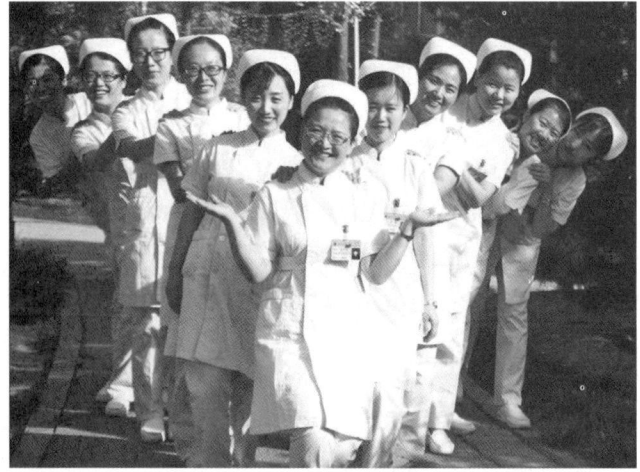

（解放军第 309 医院全军骨科中心　毕　娜）

第二十一章 骨内科骨质疏松俱乐部

一、建立"骨质疏松俱乐部"的背景

老年病(包括骨质疏松症、骨性关节炎等)、高血压、糖尿病、脑卒中、癌症等慢性疾病成了人们普遍关注的健康问题。对待这些疾病,除药物外,非药物的应用亦要强调,如饮食、运动和睡眠等。没有有效药物可以根治这些疾病,只有有限的药物通过持续服用控制疾病的发展,而行为改变是预防疾病发生的主要手段。

骨质疏松是一种与人类生活方式(包括个人生活习惯、饮食习惯)和环境密切相关的慢性疾病。随着人口平均寿命的提高和社会老龄化的进程,骨质疏松的发病率呈上升趋势,现已跃居各种常见病、多发病的第四位,成为老年妇女骨痛、骨折及因骨折致残、致死的主要原因之一。中国已步入老龄化社会,骨质疏松发病潜在威胁及对大众健康的影响越来越严重,但同时中国骨质疏松患病知晓率和治疗率都很低。中国健康促进基金会的调查发现,约75%患骨质疏松症的绝经后妇女没有得到治疗,超过半数的人仅仅选择补钙来治疗骨质疏松,骨质疏松疾病的防治形势十分严峻。但骨质疏松是可以防治的,可以开展骨质疏松防治的健康教育和健康促进,改变人们的不良生活习惯和行为,建立有利骨骼健康的生活方式,降低骨质疏松的发病率、致残率、致死率。

对于预防骨质疏松症来说健康教育是最经济、最有效的手段。解放军第309医院全军骨科中心骨内科积极转变观念,由单一的治疗转向健康促进、疾病预防、疾病治疗结合的模式并提出了健康教育理念,建立了全国首个"骨质疏松俱乐部健康教育公益大讲堂"。

二、"骨质疏松俱乐部"的建立与管理

1. 俱乐部的建立:2010年3月25日解放军第309医院骨质疏松俱乐部成立大会在解放军第309医院大礼堂召开,309医院院领导给予高度重视,骨科中心马远征主任、王亮主任与骨质疏松俱乐部会员500余人齐聚一堂,面对面交流答疑。俱乐部拥有一支高水平、高素质的专业团队和国内先进的诊疗设备,致力于为广大会员搭建一个专业、高效的信息交流平台,通过无微不至的服务,帮助会员解除骨质疏松带来的各种危害。俱乐部的宗旨是普及骨质疏松预防、保健及治疗知识,提高全民对骨质疏松的认知度,搭建一个分享新资源、新科技、新信息的平台,从而达到医务人员与骨质疏松患者携手共同抵御并最终战胜骨质疏松的目标。

2. 俱乐部的管理:俱乐部采用会员制方式统一管理,发放俱乐部会员证参加俱乐部时填写调查表,建立数据库,包括一般资料、生活习惯、相关病史、骨质疏松认知水平测试、疼痛评分、骨密度及实验室检查数据、治疗用药等。为会员提供骨质疏松预防知识、健康指导、经验交流、优惠诊疗、健康活动等多项服务内容,邀请国内知名专家每月定期为骨质疏松患者进行授课,目前会员人数已达到数千人,在社会上引起了强烈反响。"骨质疏松俱乐部"的会员可以免费获得每年一次的骨密度检测、享受309医院综合骨科门诊一号通服务,包括骨内科、创伤骨科、脊柱科、关节科等专业诊治,并且享有门诊-住院绿色通道。俱乐部对会员参与活动实行积分奖励制度,积极参与俱乐部活动的会员,每年年终将凭借自己的积分可以评选"优秀会员"等精神和物质奖励。为方便患者加入,特别开设多种入会方法:可以通过309骨内科网站、骨内科门诊或病房、活动现场、电话申请等多个渠道入会。

三、开展"骨质疏松俱乐部"的活动

随着"骨质疏松俱乐部"的茁壮成长和现代互联网技术的发展,俱乐部开展的形式由最初的线下形式发展到今天的线下与线上相结合的形式。

1. 线下形式:俱乐部每年除了定期在我院礼堂进行健康讲座外,还会定期组织会员参加"颐和园游园活动""登山活动"以及利用我国传统节日定期走进军地社区和干休所进行义诊活动,包括"妇女节""劳动节""母亲节""教师节"

"建党节""建军节""国庆节""世界骨质疏松日""元宵节"等节日,先后走进中关村、北京体育大学、国际关系学院、西北旺、总参香山干休所、总参三部干休所、军事科学院第一干休所、国防大学干休所等10余所社区和军队干休所进行义诊几十余次,为10 000余名地方和军队老年人群进行骨密度筛查、诊断、治疗、健康教育等一体化的健康管理。

2. 线上形式:为了发挥"骨质疏松俱乐部"在骨健康中的最大作用,科室建立了中国骨内科网(www.gnk.org)大家了解俱乐部新闻。视频区提供往年俱乐部专家授课视频以及颈肩操视频等大家感兴趣的内容,足不出户,就能让大家温习骨质疏松相关知识,骨质疏松知识模块包括骨质疏松症、颈椎病、腰椎病、痛风等骨内科常见疾病的诊疗,让大家对这些疾病有一些基本了解;新闻动态板块实时更新的骨质疏松相关新闻以及学术活动和骨内科科室新闻,让大家更方便地查看每一次俱乐部活动,会员风采板块为大家搭建一个自我展示的平台,每一位会员朋友的绘画、书法、诗歌等作品都可以上传到俱乐部网站上;专家风采板块包括一些大家喜爱的俱乐部授课专家教授,内有各位专家的照片和详细简介。如果您还没有正式成为骨质疏松俱乐部会员,请点击"加入我们",只要您填写您的基本信息,就可以轻松成为我大家中的一员。进入"论坛"模块,注册会员后,可以让您与医师和俱乐部会员朋友更方便地沟通和讨论,论坛将为大家搭建一个交流学习的平台。

四、开展"骨质疏松俱乐部"课程的具体内容

俱乐部课程设置包括"骨质疏松的一般知识""骨质疏松的危险因素""骨质疏松的诊断""骨质疏松的治疗""骨质疏松的预防""骨质疏松的健康教育"以及与骨质疏松相关疾病的知识,包括营养、运动、环境、心理等内容,课程采取"普遍"与"个性化"相结合的授课模式,课程结束后,可以和专家进行面对面的交流和网上交流。

五、开展"骨质疏松俱乐部"的成效与展望

1. 社会效益:俱乐部的建立很大程度上为广大群众关于骨质疏松的诊断、治疗、预后和预防措施等进行系统讲解与指导,俱乐部的建立不仅充分发挥了专家的作用,还在提高公民健康意识传播与普及中,体现专家们的专业背景与

文化素养,将健康理念根植于民族文化中,寓教于乐,开展丰富的多彩的健康传播活动。俱乐部还为会员提供骨质疏松预防知识、健康指导、经验交流、优惠诊疗、健康活动等多项服务内容,最终达到战胜骨质疏松、防治骨折、保障骨健康的目的。通过俱乐部的健康教育,患者骨质疏松知识水平显著提高,对疾病的基本知识、危害、治疗及预防等方面都有了充分的认识,大部分骨质疏松患者做到了长期用药、定期检测骨密度,遵循健康的生活方式,保持轻松愉快的心情;坚持户外锻炼、晒太阳,坚持每日喝牛奶的患者比例大幅度提高,很多患者成功戒烟戒酒,骨质疏松症带来的疼痛程度得到有效缓解,骨密度值增加,生活质量明显提高,患者依从性大大提高,节约了医疗资源,受到了"中央电视台""中国国际广播电台""央视网""人民日报""健康报""解放军报""大众健康报""健康时报""生命时报"等多家媒体报道和关注,收到了很好的社会效益和经济效益。

2. 发展展望:骨质疏松俱乐部网站的建立,标志着俱乐部健康教育的发展已步入一个新台阶,解放军第309医院骨质疏松健康教育受到骨质疏松学术专业领域的广泛关注,作为国内首个大规模的骨质疏松俱乐部,吹响了国内医学界普及骨质疏松健康教育的号角。为了更好地为中老年人群服务,充分发挥综合骨科的专业团队和技术优势,树立解放军309医院综合骨科"捍卫骨健康"的品牌形象,俱乐部将一如既往地致力于为广大老年人群的及老干部提供骨质疏松防治知识,不断开拓创新,锐意进取,从而达到医务人员与骨质疏松患者携手共同抵御并最终战胜骨质疏松,预防骨折、保障大众骨健康。

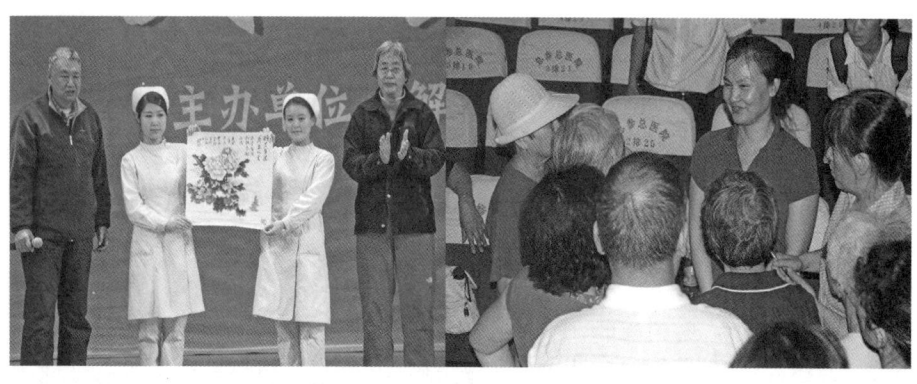

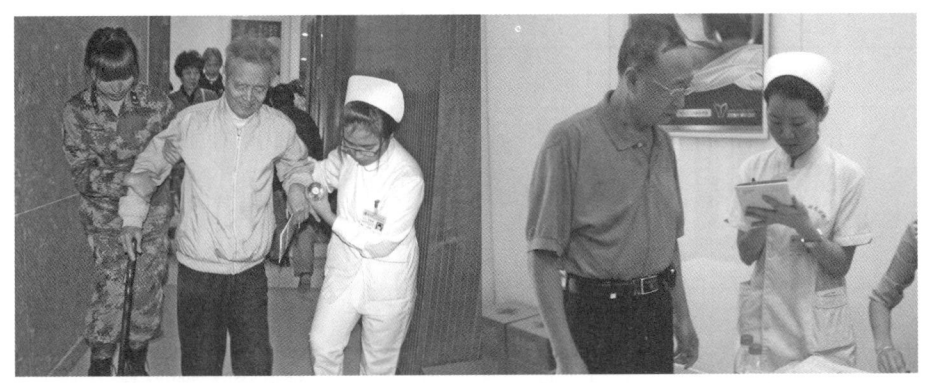

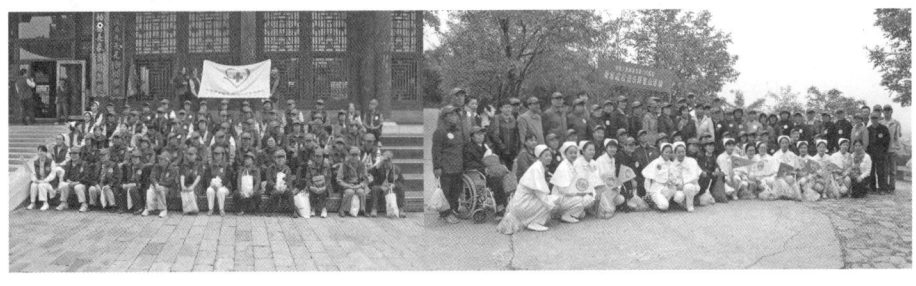

附：历年俱乐部课程表

解放军第309医院2010年度骨质疏松俱乐部课程表

时间	讲课人	题 目
3月25日	刘忠厚	关注骨质疏松
4月8日	李平生	如何科学补钙
5月20日	孙爱军(协和)	更年期综合征与骨质疏松
6月17日	王亮	2型糖尿病与骨质疏松
7月22日	吴青(301)	骨质疏松药物治疗
8月19日	马远征	颈椎腰椎病防治
9月23日	张晔	中老年人养生与保健
10月21日	黄迅悟	老年骨关节病变预防及防治
11月18日	李梅(协和)	继发性骨质疏松
12月23日	郑光新	骨质疏松症的运动康复治疗

解放军第 309 医院 2011 年度骨质疏松俱乐部课程表

时间	讲课人	题　　目
3月24日	李平生	补钙学问知多少
4月21日	刘忠厚(中国老年学会)	关注骨健康
5月19日	马远征	脊柱——人体健康的顶梁柱
6月23日	赵熙和(中国营养协会)	营养与骨健康
7月21日	郑光新	运动、活力、骨健康
8月18日	詹志伟(二炮总院)	2型糖尿病与骨质疏松
9月22日	张华俦(北京医院)	骨质疏松预防
10月20日	王亮	骨质疏松就在我们身边
11月24日	孙爱军(协和医院)	绝经后骨质疏松
12月22日	年终活动	总　　结

解放军第 309 医院 2012 年度骨质疏松俱乐部课程表

时间	讲课人	题　　目
3月29日	刘忠厚	骨质疏松防治
4月19日	马远征	颈椎病、腰椎病防治
5月24日	李平生	走出骨质疏松的误区
6月21日	郑光新	骨质疏松运动治疗
7月19日	何丽	骨质疏松预防从小做起
8月23日	张华俦	骨质疏松骨折防治
9月20日	心理专家	老年心理健康管理
10月18日	王亮	骨质疏松药物治疗
11月22日	左小霞	骨健康与老年人常见病营养
12月20日	年终活动	联欢会

解放军第 309 医院 2013 年度骨质疏松俱乐部课程表

时间	讲课人	题　目
3 月 21 日	刘忠厚教授	骨质疏松综合防治
4 月 18 日	马远征主任医师	骨质疏松性骨折的防治
5 月 23 日	王亮副主任医师	痛风的防治策略
6 月 20 日	李平生主任医师	神奇的维生素 D
7 月 18 日	关长勇副主任医师	肩周炎防治
8 月 22 日	左小霞副主任医师	营养与骨健康
9 月 19 日	侯艳红副主任医师	关注老年心理健康
10 月 24 日	郑光新主任医师	常见骨科疾病康复治疗
11 月 21 日	邓传福副主任医师	老年慢性病的健康管理
12 月 19 日	胡明副主任医师	腰椎病的防治

解放军第 309 医院 2014 年度骨质疏松俱乐部课程表

时间	讲课人	题　目
3 月 20 日	刘忠厚	骨质疏松症综合防治
4 月 24 日	马远征	脊柱骨折的防治
5 月 22 日	吕秋兰	更年期的防治
6 月 19 日	李平生	骨质疏松症的防治
7 月 24 日	王亚真	老年冠心病的预防和治疗
8 月 21 日	张妍	糖尿病的防治
9 月 25 日	左小霞	营养与骨健康
10 月 23 日	郑光新	骨科疾病的康复治疗
11 月 20 日	邓传福	老年慢性病的健康管理
12 月 25 日	王亮	痛风的防治策略

全军骨科中心骨内科骨质疏松俱乐部课程表

（2015年3月—12月）

活动地点：309医院整形美容大楼一层礼堂，15:00开始

时间	讲课人	题目
3月19日	刘忠厚	骨质疏松症综合防治
4月23日	马远征	颈椎腰椎病的防治
5月21日	王亮	痛风与高尿酸血症
6月18日	李平生	骨质疏松症的药物治疗
7月23日	张妍	糖尿病及并发症的防治
8月20日	吕秋兰	女性更年期与骨质疏松
9月17日	李周利	男性更年期与骨质疏松
10月22日	郑光新	骨科疾病的康复治疗
11月19日	赵东升	糖尿病足的综合防治
12月24日	王亚真	老年冠心病的预防和治疗

2016年全军骨科中心骨内科骨质疏松俱乐部课程表

（6月—12月）

时间	讲课人	题目
6月23日	李平生	骨质疏松症的药物治疗
	郑光新	骨科疾病的康复治疗
	翟武杰	骨质疏松症的中医疗法
7月21日	关长勇	肩周炎的诊断与治疗
	左小霞	骨质疏松症的营养治疗
	陈立英	糖尿病足的护理
8月25日	宋祖军	急救知识的ABC
	张延平	头晕与骨质疏松症
	苏天娇	各种临床检查的分工
9月22日	李州利	男性更年期与骨质疏松
	侯艳红	骨质疏松的心理指导
	宋晓艳	高脂血症的危害和防治

(续表)

10月20日	王亮	糖尿病足的规范诊疗
	胡明	颈椎病的防治
	罗展鹏	腰部疼痛的诊断与治疗
11月24日	吕秋兰	女性更年期与骨质疏松
	丁红	抗糖路上与您同行
	王天天	膝关节炎的防治
12月22日	王亚真	高血压病的防治
	于龙	腰椎病的防治
	马伟凤	股骨头坏死的治疗

1. 地点:309医院礼堂
2. 电话:55473201 66775468
3. 微信号:jfj309gnk

(解放军第309医院全军骨科中心骨内科　王　俐　苏天娇)

第二十二章　骨内科与体检中心

一、开展的背景

随着生活质量和生活水平的提高,人们对健康的防范意识不断增强,健康观念正由看病转向保健、治病转向防病。定期的健康体检已逐渐成为预防保健的主要方式。伴随着国家提出的"关卡前移、重心下移"、以预防为主的医疗方针的贯彻,全军骨科中心骨内科,紧跟时代发展步伐,将工作内容不仅扩展到社区,而且面向体检中心,早期发现患者,早期干预。

目前我国各类体检中心数量激增,据不完全统计,我国目前有各类体检中心5000余家,其中,医院体检中心,是以医院为依托建立的,这是我国目前最主要的体检机构,占我国体检机构数量的90%以上。健康体检是随着人们健康观念的转变逐渐产生和兴起的,我国的健康体检最初多指干部保健或政府有关部门规定的指令性体检。改革开放后,随着社会经济的发展,人们的健康观念逐步转变,"有病早治,没病早防"已经被越来越多的人接受,越来越多的人倾向于在没有患病的时候主动进行健康查体。健康体检不再局限于指令性体检或干部保健,而成为一项自我预防保健行为,体检者通过健康查体了解身体整体状况,早期发现身体潜在的疾病,早诊断、早治疗,达到预防保健和养生的目的。为了使体检者能够得到一体化管理自身健康的服务,解放军第309医院全军骨科中心骨内科与我院体检中心共同开展了体检者一体化管理模式。

二、体检中心与骨内科全程健康服务模式

2012年3月—7月骨内科与体检中心为9103名师职老干部进行了健康

体检,建立了健康档案,在健康管理中心运营能力的基础上,根据干部情况进行预约,保证查体质量及舒适的查体流程,在比较历年健康记录的基础上,纵向比较检查及检验结果,提供预防、保健建议,对于需要进一步后续诊断或后续治疗的患者,纳入专家门诊及住院的快速通道,实行查体—住院一站式服务。基于电子病例及诊断的基础上,每年定期提醒查体进行预防保健及营养学咨询,进行四季养生健康常识的提醒。

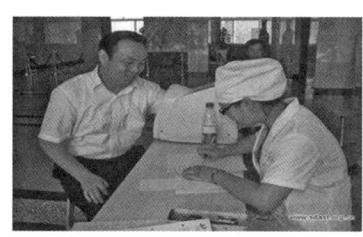

每周二上午专人到体检中心收集骨密度异常者资料

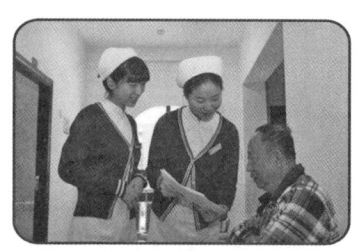

对骨密度异常者进行健康指导到门诊形DXA检查确诊

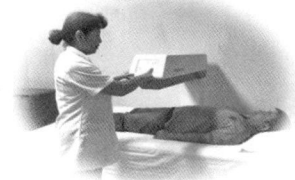

双光能X线骨密度查

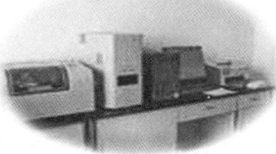

骨标志物检测

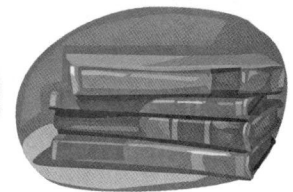

建立健康档案,随访

体检中心筛查流程

参考文献:

1. 白书忠.中国健康管理的现状分析[J].中华医学信息导报,2006,12(5)1.

2. 徐丽娜.借鉴美国健康管理经验建立我国健康管理制度[J].职业,2008,(23):107－108.

3. 李文蜻,卢祖询.我国健康体检现状与思考[J].中国卫生事业管理,2008,(05):351－352.

(解放军第309医院全军骨科中心骨内科　陈立英)

第二十三章　骨内科与社区管理

全军骨科中心骨内科在打造住院—门诊患者一体化管理的同时，进一步打造住院—门诊—社区一体化的患者管理模式，及早走入社区进行疾病筛查，达到早预防、早诊断、早治疗的目的。

一、发展背景

中国护理事业发展规划纲要（2011—2015年）提出"到2015年，通过开展试点，探索建立针对老年、慢性病、临终关怀患者的长期医疗护理服务模式，大力发展老年护理、临终关怀等服务，扩大护理服务领域，加快护理产业发展"。护理人员的工作重点日益从医院走向社区，工作范围日益扩大化，社区护理人员的培养和护理队伍的建立成为亟待解决的热点问题。英国在此方面工作开始较早，积累了丰富的经验。社区干预是促进骨质疏松健康的重要措施。我国政府和全社会对慢性病防控工作越来越重视，建立了具有中国特色的社区慢性病综合防治模式。健康教育从医院走向社区是必然的发展趋势，综合医院具备较强的人才团队，对发展社区卫生服务、弥补社区卫生服务人员知识结构的不足。解放军第309医院全军骨科中心骨内科打破传统的医疗服务框架，使医疗服务从医院走向社区，由被动服务变成主动服务，医院的资源得到合理的使用，建立社区和医院之间合作模式，取长补短，更好地为社区居民服务。

二、医院—社区—体化模式的建立

1. 社区与社区卫生服务的概念和意义

（1）社区的概念

"社区"一词,最早来源于拉丁语,意思是共同的东西和亲密的伙伴关系。20世纪30年代以我国著名社会学家费孝通为首的燕京大学学生,率先将Community译为中文的"社区",其给社区下的定义是"若干社会群体(家庭、氏族)或社会组织(机关、团体)聚居在某一地域里所形成的一个生活上相互关联的大集体"。此后,这个译名在中国社会学界被一直沿用下来,逐步成为了社会学的一个专业概念。

(2) 社区卫生服务的概念

社区卫生服务(Community Health Services)是指无性别、无疾病差别的向社区人群提供连续、综合和协调的第一级接触的卫生服务。卫生部等十部委在《关于发展城市社区卫生服务的若干意见》中指出:"社区卫生服务是社区建设的重要组成部分,是在政府领导、社区参与、上级卫生机构指导下,以基层卫生机构为主体,全科医师为骨干,合理使用社区资源和适宜技术,以人的健康为中心、家庭为单位、社区为范围、需求为导向,以妇女、儿童、老年人、慢性病人、残疾人等为重点,以解决社区主要卫生问题、满足基本卫生服务需求为目的,融预防、医疗、保健、康复、健康教育、计划生育技术服务功能等一体的有效、经济、方便、综合、连续的基层卫生服务。"社区卫生服务是一种能适应生物—心理—社会医学模式发展的新型服务模式,在提供第一级接触的服务项目中具有无可替代的优势地位,被国际社会公认为实施初级卫生保健的基本战略。

2. 发展社区卫生服务的意义

开展社区卫生服务可以适应人口老龄化、疾病谱的改变,带动和促进医疗保险制度,药品生产流通体制和医疗救助制度等方面的改革与发展。社区卫生服务是世界卫生组织(WHO)根据对世界卫生状况和有关社会经济问题及其发展趋势进行系统分析后提出的一个预示全球卫生服务发展方向的全新概念。是实现人人享有初级卫生保健目标的基础环节。大力发展社区卫生服务,构建以社区卫生服务为基础、社区卫生服务机构与医院和预防保健机构分工合理、协作密切的新型城市卫生服务体系,对于坚持预防为主、防治结合的方针,优化城市卫生服务结构,方便群众就医,减轻费用负担,建立和谐医患关系,具重要意义。国内外实践证明,社区卫生服务是解决看病难、看病贵问题的有效途径,是满足居民基本医疗服务需求的最佳方式,在提供安全、有效、方便、快捷、优质、价廉、连续、综合的卫生服务方面具有不可取代的地位。随着我国卫生改革的深入，社区卫生服务体系逐步形成和不断完善，将为在我国实施以社区为基础的预防保健服务创造良好的政策和组织环境；而开展预防保健服务又是完善社区卫生服务"六大功能"的关键。积极开展社区卫生服务，建立和完善社区卫生服务体系，对促进基本卫生保健制度的建设，适应人口老龄化和疾病谱的改变，促进人人享有卫生保健具有积极的影响，同时也是适应我国国情、建立和完善有中国特色卫生服务体系的根本途径，对于构建和谐社会具有重要的意义。

三、中国骨质疏松症流行概况

目前，全世界约有2亿人患骨质疏松症，且这个数字还在不断增加，其发病率已跃居世界各种常见病的第7位，也有报道显示居常见疾病的第6位。据统计，中国60～69岁的老年女性的骨质疏松症发生率高达50%～70%，老年男性为30%；上海调查资料表明：老年人骨质疏松的发病率，男性为60%，女性为90%。有报导，在女性患者中乳腺癌、中风和发作性心脏病三种疾病年发生率加起来还不如骨质疏松性骨折的患者人数多。2010年我国第六次人口普查显示60岁及以上人口为17,648,705人，占总人口13.26%，目前临床工作中对骨质疏松症检出率、漏诊率和认知率很低，有些二、三级城市及农村对骨质疏松的认识甚至是盲点。据预测，到2050年世界半数骨质疏松性骨折将发生在亚洲，而大部分发生在我国，骨质疏松症已成为威胁人类健康、严重影响老年人生活质量的主要疾病之一。然而，目前骨质疏松症呈现"三低一高"的情况，即低诊断率、低治疗率、低知晓率，高发病率。

四、骨质疏松症的危害及预防

1. 骨质疏松症的危害

骨质疏松是以低骨量及骨组织微结构退变为特征的代谢性骨病。是目前世界上绝经后妇女、中老年中发病率、死亡率及保健费用消耗较大的疾病之一。骨质疏松症被称为"寂静的杀手"。是因为骨质疏松早期症状不明显，人们无法感觉到骨质的慢慢流失，直到发生了脊柱、髋部及腕部等部位的骨折才被察觉。骨质疏松症导致骨折的死亡率仅次于心血管疾病，已经引起国际医学界的高度重视。老年人因骨质疏松引起的髋部骨折，1年内死亡率高达20%，致残率更是高达惊人的50%。老年人骨质疏松引起的骨折不易愈合，导致长期卧床、生活不能自理,精神抑郁,不但严重影响老年人的身心健康和生活质量,而且其合并的呼吸及循环系统疾病会危及生命,大大增加了患者的死亡率。因此,人们又把骨质疏松引发的骨折形象地喻为老年人"无形的杀手"。医学界已将通过预防骨质疏松症来预防骨折同预防心血管疾病来预防心梗放在同等重要位置。

2. 骨质疏松症的预防

骨质疏松症预防重于治疗。而骨质疏松症的预防工作重点在社区,针对骨质疏松症风险人群以及骨质疏松症患者,利用骨折风险预测工具进行风险评估,建立居民原发性骨质疏松症健康档案;根据高、中、低骨折风险进行骨质疏松症的初级预防和二级预防,并建立相应综合预防干预方案,长期跟踪随访,提高社区中老年人群的生活质量,降低骨质疏松性骨折的发生率,预防再次骨折的发生。

(1)骨质疏松症的三级预防:

骨质疏松症的一级预防:是预防尚未发生骨质疏松的高危个体或骨质疏松前期患者发展为骨质疏松症,目的是控制各种危险因素,降低骨质疏松的发病率。其预防措施包括:①健康教育:骨质疏松的人群预防是病因预防,最重要的措施是对公众的健康教育,提高全社会对骨质疏松危害的认识,教育对象不仅是骨质疏松患者和家属,还着眼于以预防为目的的公共教育,使整个社会提高对骨质疏松危害的认识以改变不良的生活方式。②加强体育锻炼和体力活动:经常性的参加适当的体育活动可以减少骨量的流失,增强骨强度,从而预防骨质疏松及其并发症。③提倡膳食平衡:提倡膳食平衡首先要调节饮食,适量摄入含钙高的食物。富含钙、低盐和适量蛋白质的均衡饮食对预防骨质疏松有益。及时补充钙、镁、锌、维生素C和维生素D,不仅可缓解低钙血症,还有助于改善糖耐量,减少胰岛素用量,维持骨的正常代谢。上述营养素缺乏时,不提倡药补,而宜采用食补,蛋白质是骨的主要建筑材料之一,蛋白质被消化成氨基酸,与钙形成可溶性钙盐,有助于人体从食物中吸收钙,对钙的代谢起良好作用,有助于骨质的形成,同时降低骨的吸收,如过多摄入蛋白质,可使尿钙排出增多,出现负钙平衡,加剧骨质疏松。合理补钙,多吃富含钙的食品,如奶类、豆制品、根块状植物(萝卜、山药等)合理补充微量元素,补钙的同时补充微量元素5项、铜,比单纯补钙效果好,含锌高的食品有红肉、海产品、蛋类、动物内脏、大豆、面筋及一些坚果。含铜高的食品有虾、蟹、贝类、肝脏、肾脏、蘑菇等。合理补充维生素,尤其是脂溶性维生素 D、K、A,活性维生素 D 对骨骼的作用是双重的,补充足够的维生素 K 可增强骨的密度和强度。合理摄入植物化学元素含量丰富的食物,植物化学元素广泛存在于蔬菜、大豆、水果中,有利于钙的吸收。④戒烟、限酒。

骨质疏松的二级预防:是在已诊断的骨质疏松患者中预防骨质疏松并发症的发生和发展,通过定期筛查尽量做到骨质疏松的早发现、早诊断和早治疗,预防延缓骨质疏松及其并发症的发生和进展。二级预防强调骨质疏松高危人群的监测和定期筛查。主要措施是在高危人群中筛查骨质疏松和骨量减低者。骨质疏松的筛检不仅要查出隐性骨质疏松人、未引起注意的显性骨质疏松人,而且要查出骨量低减者。骨量减低者是正常和骨质疏松之间的过渡状态,其转归具有双向性,既可转为骨质疏松,又可转为正常。因此,在此阶段采取措施具有重要的公共卫生学意义和临床意义。

骨质疏松的三级预防:是减少骨质疏松并发症的加重和降低致残率和死亡率,改善骨质疏松患者的生活质量,是针对病人的预防措施,强调骨质疏松的规范的治疗和疾病管理。通过对骨质疏松患者进行规范的治疗和管理,预防并发症的发生,提高生命质量。

五、医院—社区骨质疏松症一体化模式的建立

1. 团队的建立

解放军第 309 医院全军骨科中心骨内科为全国首家骨内科,有独立的病房及门诊,同时,较早地深入到附近社区进行骨质疏松的义诊工作,及早发现骨质疏松及骨质疏松高危人群,及早干预,形成医院—社区一体化管理骨质疏松的模式,提高了骨质疏松的确诊率、治疗率,降低了骨折发生率。鉴于社区护士的实际工作以及社区居民的需求结构,家庭医生式服务团队的社区护士角色功能已不再是传统意义上的疾病护理者,而是健康的教育者、咨询者、管理者、协调者等多种角色的综合体,在前期工作的基础上,成立了医院—社区一体化护理服务小组,包括内分泌专科医生、风湿免疫专科医生、骨科专科医生、专科护士、康复治疗师、社区卫生服务医护人员。专科护士与康复治疗师负责整个健康指导和康复治疗过程,对患者的临床资料进行收集同时对社区医护人员进行专科技术指导。在患者病情变化需要调整治疗方案时,由专科护士将患者情况转给各专科医生执行。

2. 实施流程

建立了社区居民健康档案,找出易感个体并针对个体选择最合适的预防措施;定期普查,对女性45岁和男性50岁以上和高危人群建立首诊骨密度制度,并定期监测,以便早期发现患者;设立骨质疏松专病门诊,固定责任医生,跟踪随访,需要住院时,通过绿色通道进行住院治疗,为患者制定一个良好的个性化综合治疗方案,切实提高骨质疏松患者的管理率、服药率和控制率,最终减少并发症的发生。出院前一周,由专科护士建立患者个人信息与院外护理服务电子档案、社区护理服务,出院后由专科护士将患者信息通过转诊交给社区护士,患者转入社区后,专科护士及社区护士利用社区门诊随访、电话随访、家庭访视等方式对患者进行定期评估并给予康复指导,主要内容包括:专家定期(1次/周)到社区出门诊,每月由康复治疗师与专科护士在社区门诊开展健康咨询活动,包括骨质疏松主题讲座、小组健康教育和一对一健康教育、患者相互经验交流等方式进行健康教育、医疗护理义诊等,并对患者的康复现状和满意度进行调查,认真记录患者的意见与问题,会后与社区护士共同汇总分析并改进。医院—社区护理模式构建了一个多维的延续护理模式,将护理重心转移到社区,使患者能得到连续的治疗与康复指导,有效地提高了患者骨密度和生活质量。同时,在医院与社区间形成良性互动。

3. 患者延续性照护

美国老年协会对延续性照护的定义是通过一系列的行动设计以确保患者在不同的健康照护场所(如从医院到社区)及同一健康照护场所如医院的不同科室收到不同水平的协作性与连续性的照护。社区卫生服务是融预防、医疗、保健、康复、健康教育、计划生育技术服务等为一体的有效、经济、方便、综合、连续的基层卫生服务,它包括公共卫生服务与基本医疗服务。加强以社区为基础重大疾病人群综合防治,是国家"十五"攻关的重大项目,它将骨质疏松、骨质疏松等慢病治疗原则的五个方面都包括进去,合理膳食、适量运动、药物治疗、定期复查、接受健康教育、增加疾病知识、改变不良的生活习惯等。骨质疏松社区综合防治就是以社区为依托,以社区医生为主导,以社区人群为主体,以骨质疏松病人为主要服务对象,通过医患互动,对骨质疏松病人提供监测、治疗、健康教育、健康促进,从而使骨质疏松患者生活方式优化,疾病控制方面取得较好效果。

4. 实施效果

通过建立服务团队,实施网络信息化管理、流程管理、随访、个性化服务、健康教育、个体信息管理技术应用及坚持效果评价的规范化管理环节收到了较好效果。该模式即医院—社区—患者—医护人员为一体化慢病防控模式,是一种互动的、连续的、综合的管理模式,该模式以慢病患者为主体,同伴支持为手段,大医院专家团队为技术支撑,在社区这个基本结构单元实施慢病管理服务。此模式强调在社区开展患者间的同伴互助以及特色慢病小组活动,辅以专家团队定期的指导和解惑,从而形成有效的社区慢病防控网络。

六、社区骨质疏松症筛查

1. 筛查前准备工作

提前和社区卫生服务中心沟通,并实地考察,选定社区。社区发放筛查通知,配合进行召集居民,登记,通知具体筛查时间及地点。

2. 筛查工具

利用国际骨质疏松基金会(IOF)1分钟测试题、亚洲人骨质疏松风险筛查工具(OSTA)、超声骨密度,对社区居民进行初步筛查,对骨量异常者再进行双光能X线(DEXA)检查确诊骨量减低和骨质疏松,建立骨量减低、骨质疏松和骨质疏松骨折健康档案库。

3. 筛查标准

(1) 骨质疏松问卷风险评估法

国际骨质疏松基金会(IOF)1分钟测试题由10题组成,有任意1题答案为"是",即判定为OP高危者,答"是"的越多OP风险越大。

(2) 根据亚洲人骨质疏松自我测评工具进行自我筛查

此工具是基于亚洲8个国家及地区绝经后女性的研究,收集多项骨质疏松危险因素并进行骨密度测定,得出的最能体现敏感度及特异性的方法。其计算方法是:OSTA指数=[体重(kg)-年龄(岁)]×0.2。结果只取整数部分,可判断骨质疏松症风险,如下:

风险级别	OSTA指数
低	>-1
中	-4至-1
高	<-4

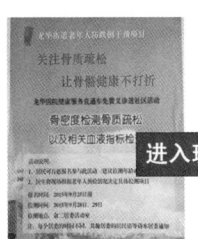
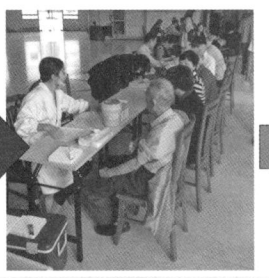
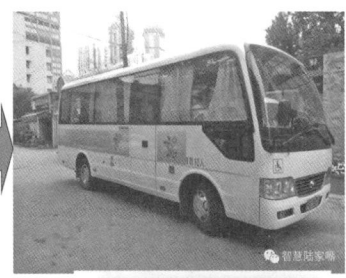
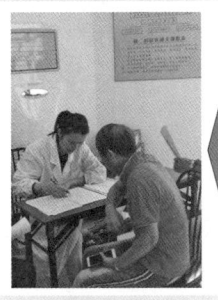
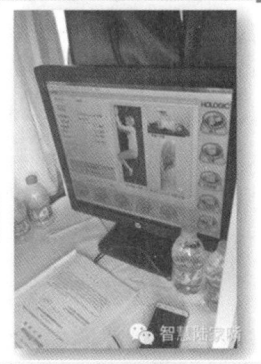

社区筛查流程

- 建档案，分级管理
- 按骨密度分级管理
- 一人一档
- 根据随访方案进行检查和登记入册

- 根据骨密度进行诊断

筛查建档　疾病诊断

健康教育　预防并发症

- 根据危险因素制定健康教育方案
- 侧重老年人的认知行为，制定个性化的骨质疏松保健方案

- 预防骨质疏松骨折患者

社区一体化管理流程

(3) 超声骨密度检查法

测定桡骨远端,参照骨密度评分(T-Score,简称 T 值)判断骨密度是否正常,T 值的涵义为骨量相对标准骨峰值的衰减程度。T 值>－1.0 为骨密度正常,－2.5≤T 值≤－1.0 为骨量减少,T 值<－2.5 为骨质疏松(OP 确诊需采用双能 X 线吸收测定法)。

七、社区骨质疏松症的健康教育

1. 健康教育概述

健康教育概念:健康教育是在"预防为主"的方针指导下所开展的一项重要工作。它通过有计划、有组织、有系统、有评价的对正常人、患者或高危人群进行医学知识及养身健体常识的广泛宣传教育,提高民众维护健康的自我意识及能力。

健康教育的目的:健康教育的目的是让民众获得健康的知识,树立健康的态度,建立健康的生活方式及良好的行为,主动消除各种致病因素对人体的侵袭,预防疾病发生。或者能及时发现各种疾病的信号,提高及时诊治的机会,降低发病率、伤残率及死亡率。同时避免民众因患病所带来身心痛苦、经济损失及人生失败。达到增进民众健康水平及提高生活质量的目的。也避免社会财富的巨大浪费与损失。

2. 社区健康教育

(1) 社区健康教育介绍:是指以社区为单位,以社区人群为教育对象,以促进社区居民健康为目标,有组织、有计划的健康教育活动。其目的是发动和引导社区人民树立健康意识,关心自身、家庭和社区的健康问题,积极参与社区健康教育与健康促进规划的制订和实施,养成良好的卫生行为和生活方式,以提高自我保健能力和群体健康水平。健康教育是社区护理工作的一项重要内容。

(2) 骨质疏松健康教育的主要意义:健康教育是医疗卫生服务中最有效、最节省、效率最高的手段,形式多样的健康教育活动有利于居民增加卫生知识、培养良好的卫生习惯、改变不良卫生行为等。因此对骨质疏松患者进行健康教育是首要任务。

八、解放军第 309 医院骨内科健康教育模式

解放军第 309 医院骨内科重视骨质疏松的健康教育工作,较早开展了病

房健康教育、门诊健康教育、社区健康教育。同时,较早建立了骨质疏松健康教育网站和微信平台实施健康教育,收到了较好的效果。建立骨质疏松健康管理微信平台(微信公众号:jfj309gnk),通过微信这种大众媒介传播骨质疏松防治知识,得到患者及家属的热烈欢迎。目前涉及周边地区数万人,在社会上反响强烈,受到广泛好评。

1. 科室健康教育

小组健康教育:每周一次(周五)开展病房小组健康教育,由科室医护人员轮流讲课,通过幻灯、食物模型、看图对话、胰岛素使用工具包、动作演示进行讲解。

大课堂健康教育:每月一次(周四)开展骨质疏松俱乐部公益大课堂健康教育,实施会员制,由医院相关领域专家进行授课,多采用多媒体和互动形式,受到会员一致好评。

一对一健康教育:由责任护士对患者实施一对一健康教育,首先责任护士评估患者,找出健康教育问题,实施个性化的健康教育。

2. 社区健康教育

面对的是社区中不同层次的人群,人口年龄跨度大,文化层次不同,理解和接受能力有差异,因此健康教育要有针对性,应选择通俗易懂、寓教于乐等易于接受的健康教育方式,做到因人而异,因时制宜,因材施教,做到有的放矢。采取多种多样形式如定期发放简单易懂、图文并茂的保健知识宣传材料和健康教育处方、举办科普讲座、设立宣传栏、播放健康教育录像、社区广播、闭路电视或社区因特网进行骨质疏松防治知识宣传,每周一次,由健康教育护士和社区护士共同完成。

九、开展社区健康教育注意事项

1. 健康教育要有持续性,群众对健康知识的认识要经过一个从不自觉到自觉,从感性到理性的过程。因此,预防骨质疏松的健康教育工作应持之以恒地开展,只有长期渗透,才能使骨骼健康知识深入人心,最终导致健康行为的形成。

2. 在健康教育中要注意与居委会或社区卫生所一起成立健康教育指导小组,依靠社区开展工作。对重点目标人群要开展普查普治并建立家庭健康档案,有针对性地进行健康行为指导。

十、健康教育的形式

利用各种"宣传日""活动日""骨质疏松日"进行义诊、咨询活动等,医院专家参与健康教育活动。做健康教育时,可以把社区中的骨质疏松患者组织起来,让他们互助互教,通过有经验的同伴现场的言行身教,现身说法,充分利用社区成员之间的资源,不仅可以节省健康教育者大量的时间和精力,且会收到意想不到的好的效果。以保证健康教育内容的正确性和科学性。

总之,社区卫生服务是世界卫生组织在总结英国等欧洲国家的成功卫生工作经验的基础上,针对全球所面临的公共卫生问题,于70年代初提出来的,目前正在世界各国推广实施的一种富有成效的卫生服务体系。要提高老年人的生命质量,唯有广泛开展针对老年人的社区卫生服务。骨质疏松症健康教育工作要依靠社区为社区内的老年人建立骨骼健康档案,并实施电脑管理以便准确、快捷地查询有关老年人的骨骼健康状况,定期进行骨密度检查,对患有骨质疏松症的老年人建立随访制度,定期上门服务,在给予治疗的同时,根据病人的具体情况,提出相应的饮食、运动、用药、生活方式等方面的自我保健知识,增强其自我保健意识和能力,使老年病人不出家门就能得到优质而全面的医疗保健服务。社区护理的对象从个体扩展到全体,从病人扩展到健康人,护理服务的内容从生理服务扩大到生理、心理及自我保健,护理工作地点从医院扩大到社区、家庭,护理模式向临床护理与预防保健、健康教育相结合的一体化护理方向发展。社区护理要求护士能为社区人群提供多层次、多功能、高技能、全方位的护理服务。社区服务的特点也决定了护理职能和护士角色的多元化特点。即护士不仅是能为病人提供单一护理服务的技术人员,而且是帮助社区人群树立正确的卫生保健观念和采取积极生活、行为方式的指导者,帮助病人提高自我护理能力,并能保持、促进其健康的协助者,依据个体需要,按护理程序进行计划、沟通和决策的管理者,与医院、社区卫生服务各级部门保持良好合作,共同促进社区人群健康的协调者。

参考文献:

1. 洪燕.英国护理体制和文化对我国护理工作的启示[J].全科护理,2012,10(07):1915-1916.

2. 王亮,马远征,陈琼,等.北京市海淀区1639例汉族中老年男性骨密度调查分析[J].中国骨质疏松症杂志,2012,18(10):918－920,936.

3. 秦岭.骨内科学[M].人民卫生出版社.北京 2013.10.

4. 陈立英,史丽丽.骨质疏松患者健康教育的研究进展[J].中国误诊学杂志,2010,10(8):1784－1785.

5. 石阶瑶,刘忠厚,马姚娥.骨质疏松健康教育[J].中国骨质疏松杂志,2011,17(12):1122－1128.

6. 刘海容,王亮,曹敏,等.建立骨质疏松俱乐部为平台的健康教育新模式[J].中国骨质疏松杂志,2010,16(4):279－281.

7. 白颖,杨雪,王蕾,等.中老年妇女骨质疏松健康教育现状调查与分析[J].中国骨质疏松杂志,2012,18(10):946－948.

8. 王亚东,李航,陈琦,等.全国社区卫生服务现状调查——医院服务与社区卫生服务的连续性与综合性比较[J].中国全科医学,2006,9(11):905－908.

9. 中华医学会骨质疏松和骨矿盐疾病分会.原发性骨质疏护理学杂志 2014 年 12 月第 29 卷第 24 期,骨质疏松症诊治指南(2011)[J].中华骨质疏松和骨矿盐疾病杂志,2011,4(1):2－6.

(解放军第 309 医院全军骨科中心骨内科　陈立英)

第二十四章　互联网时代的骨内科

骨内科的概念最早可以追溯到20世纪20年代的欧洲,用于推广非手术骨科疾病诊疗方案。随着全球老龄化趋势的不断加剧,人类疾病谱已经发生明显变化,慢性病已经成为危害人类健康的主要因素。尤其是伴随着医学影像和生物技术的迅猛发展,骨代谢疾病、骨关节退行性病、骨肿瘤等相应目前骨科领域慢病或暂不适合手术治疗的患者的规范化治疗、健康管理、卫生保健指导,成为骨内科的主要工作领域。

慢性病指一类起病隐匿、病程长而且病程迁延不愈、缺乏明确的生物病因证据,病因复杂或病因尚未完全确认的疾病总称。在骨内科领域,骨质疏松症在欧美国家已成为仅次于心脑血管病的危害健康的一大疾病。在我国,慢性病已逐渐取代急性传染病,成为居民的主要健康问题。由于以骨质疏松症为代表的骨科慢病不仅存在慢性病共有的病程迁延、病因复杂、发病初期症状不明显以及起因于不可恢复的病理状态等特点,还存在监测手段、行为干预等诸多健康管理难题。因此,有必要讨论"互联网+"时代骨内科的内涵和发展趋势。

一、骨科慢性病管理的必要性

人口结构的变化,使骨科慢病已经成为影响人类健康水平和生活质量的重要因素,但是由于居民健康素养的差异,骨科慢病管理任重而道远。

1. 骨科慢性病对人类健康的危害

2011年和2014年WHO公布的人类十大死因显示,缺血性心脏病、脑卒中、COPD、糖尿病、恶性肿瘤等慢性病已成为全球居民健康的头号杀手(见图

1、图2)。

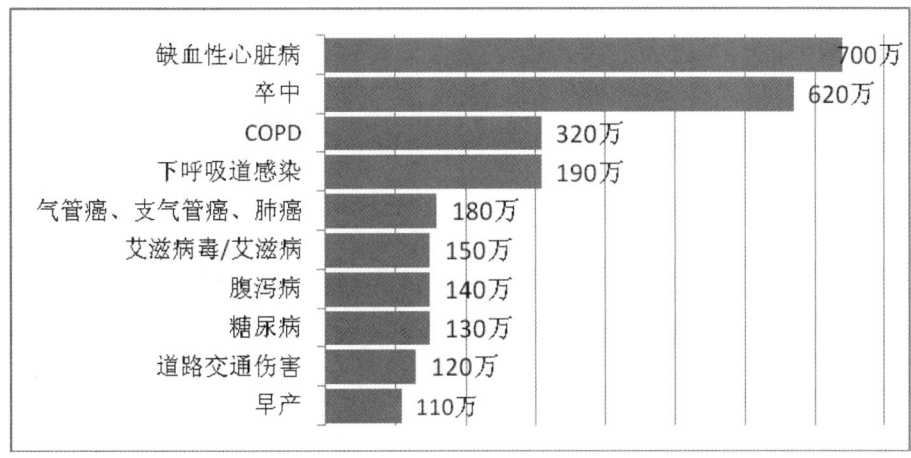

图1 2011年WHO公布的人类十大死因

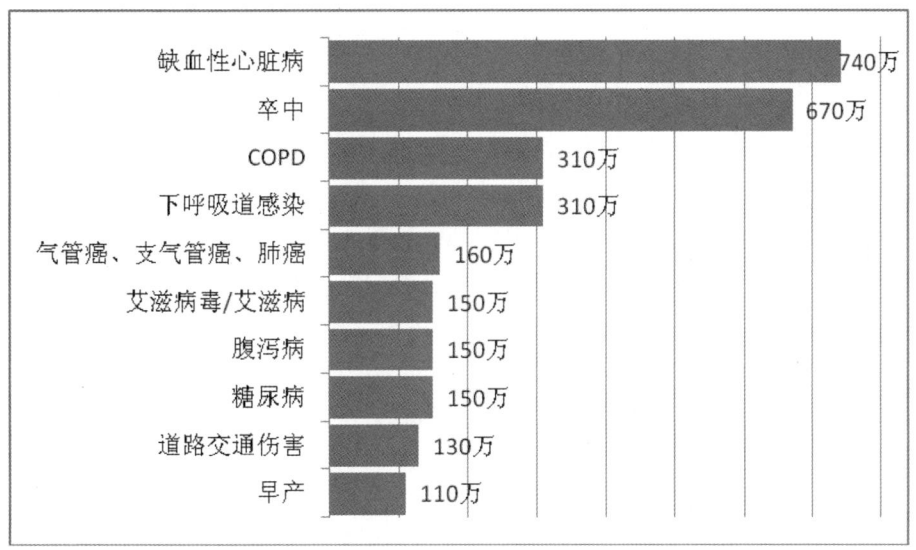

图2 2014年WHO公布的人类十大死因

北京市政府发布的北京市2013年卫生与人群健康状况报告显示,2013年北京市户籍人口公司网80 113人,主要死亡原因为慢性非传染性疾病,前三位死因分别为恶性肿瘤、心脏病和脑血管病,共占全部死亡的74.0%(见表1)。

表1 2013年北京市户籍居民主要死亡原因顺位及构成

序号	死因	死亡率(1/10万)	标化率(1/10万)	构成比(%)	与2012年比增幅(%)
1	恶性肿瘤	165.04	86.97	26.92	2.53
2	心脏病	156.60	71.60	25.55	3.82
3	脑血管病	131.98	61.17	21.53	2.30
4	呼吸系统疾病	57.92	23.92	9.45	～2.47
5	损伤和中毒	22.39	14.46	3.65	～1.72
6	内分泌、营养和代谢及免疫疾病	15.43	9.49	3.01	5.94
7	消化系统疾病	16.43	8.06	2.68	0.05
8	神经系统疾病	7.61	4.29	1.24	2.09
9	泌尿生殖系统疾病	5.04	2.51	0.82	3.97
10	传染病	4.66	2.58	0.76	1.08

表1可见，与2012年相比较，内分泌、营养和代谢及免疫疾病导致死亡人数的增幅为5.94%，位于北京市户籍人口十大死亡因素增幅之首，其中包括骨代谢疾病等骨科慢病。

根据全国流行病调查结果显示，我国有2亿以上的人群存在低骨量的问题。骨质疏松症总患病率，女性为20.7%，男性为14.4%。而且骨质疏松骨折的发生率也有上升的趋势。统计显示，2005年我国医疗费用支出中用于治疗髋部骨折的费用高达85亿元，仅髋部骨折手术费用一项人均达2万元，占个人支出总费用的18%。骨质疏松症患者驼背和胸廓畸形常伴胸闷、气短、呼吸困难，甚至发绀等表现。肺活量、肺最大换气量和心排量下降，极易发生上呼吸道和肺部感染。髋部骨折、脊柱骨折者常因感染、心血管病或慢性衰竭而死亡；幸存者生活自理能力下降或丧失，长期卧床加重骨量丢失，使骨折极难愈合。

美国NIH的研究结果显示，骨关节炎(OA)的年发病率达3%，直接经济耗费达150亿美元。我国膝关节OA的患病情况基本相同。另外各类原因引起的骨坏死也正在成为致残的重要杀手。在美国，骨坏死困扰着100多万例患者，而且以每年2万例新患者的速度递增。在美国和西欧每年有超过500 000例患者行全髋关节成形术，其中5%～18%的患者是由于晚期骨坏死伴继发性OA。而我国也是骨坏死发病大国，根据推算，我国每年新发股骨头坏死病例10万～15万，需治疗病例高达300万～500万，给社会造成巨大的医疗支出和沉重负担。

另外,类风湿性关节炎(RA)发病呈全球性趋势,是造成人类丧失劳动力和致残的主要病因之一。我国 RA 的患病率略低于 0.5%~1% 的世界平均水平,为 0.32%~0.36% 左右。

由此可见,骨科慢性病除具有慢性非传染性疾病病因复杂的特点,潜伏期与患病时间长;发病初期症状不明显;不易治愈;起因于不可恢复的病理状态;致残,根据病情需康复训练;需要长期的治疗与护理等特点外,还具有发病率高、致残率高、医疗费用高,生活质量低等特殊性,需要引起高度重视。

2. 人口结构变化对骨科慢性病健康管理的新要求

中国是世界上老年人口最多的国家。2013 年北京市户籍人口 1 316.3 万人,≥60 岁占 21.51%,≥65 岁占 14.9%;老年人骨科慢性病的发病率显著上升,往往与其他系统的多种疾病共存。一项针对北京西北部医联体社区骨质疏松症患者的调查显示,同时患有一种慢性病的患者占调查总人数的 46.56%,两种慢性病的患者占调查总人数的 37.40%,三种及以上慢性病的患者占调查总人数的 16.04%。随着老龄化加剧,激增的老年人口对卫生服务的需求呈现井喷趋势,加上家庭结构变化及家庭养老功能的弱化,对骨科慢性病健康管理提出了严峻的挑战。

老年患者慢性病健康管理不是指简单的让老年人吃饱、穿暖、住好,而是为老年人提供诊断、治疗、康复、医疗护理、预防、精神慰藉、康复娱乐等一系列服务的总和,以促使其达到最佳的身体、心理、社会功能状态。这是一种对老年人自立的援助体系,通过这一援助体系,让老年人都能过上有尊严的生活。但是就大范围而言,针对老年患者慢病管理和健康服务,我国相关的法律法规屈指可数,很多还只是部门规章。2000 年党中央国务院发布了《关于加强老龄工作的决定》。2010 年全国"两会"上总理政府工作报告中也多处谈及老年民生。但是我国目前针对骨科慢性病健康管理的医疗保健和养老服务分散在医疗、民政、社区、居家等处,缺乏统一的整合体系,因此,积极推行骨内科整合医疗模式,构建"医疗—护理—康复—营养—健康教育—居家指导"一体化的骨科慢病管理模式十分必要。

3. 居民健康素养对骨科慢性病健康管理的影响

健康素养是指个人获取、理解基本健康信息和服务,并运用这些信息和服务做出正确决策,以维护和促进自身健康的能力。健康素养分成基本知识和理念、健康生活方式和行为、健康技能三个方面,分为科学健康观、健康信息的获取与应用、日常保健、安全与急救、传染病预防、慢性非传染性疾病预防、基本医疗素养七类健康问题。居民健康素养,对骨科慢性病管理效果至关重要。

北京市政府发布的2011年北京市60岁以上常住居民慢性病行为报告显示,饮食行为中每天食用奶及奶制品的比例为39.0%,食用蔬菜比例为96.2%,食用水果比例为51.8%。平均每日静态行为时间为4.4小时。含3个以上慢性病危险因素的比例为50.4%。

另外,2012年北京市不同地区居民基本医疗素养中科学就医素养、基本卫生服务利用素养、科学健康观素养和健康信息获取理解与应用素养60～69岁居民均低于其他年龄段居民。(见图3、图4、图5)而这部分人群,正是骨科慢病管理的主要目标人群。

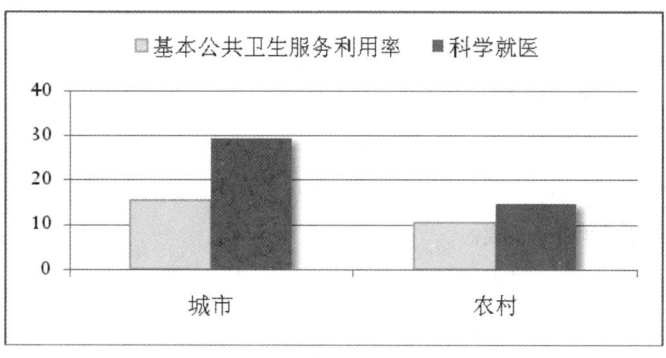

图3　2012年北京市不同地区居民基本医疗素养水平

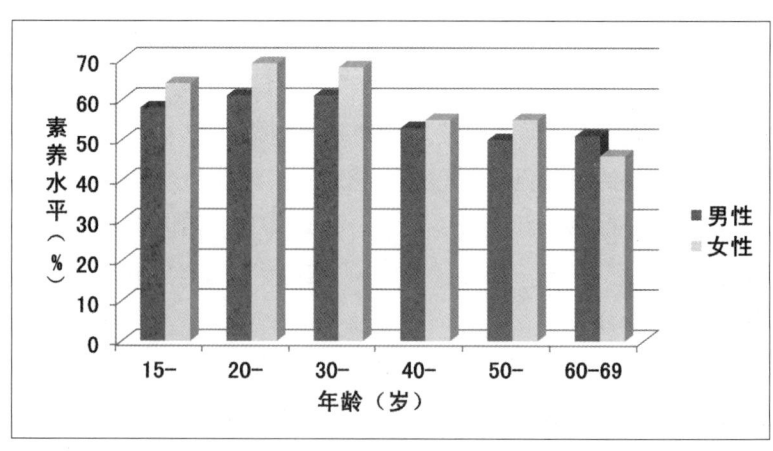

图4　2012年北京市不同年龄居民科学健康观素养水平

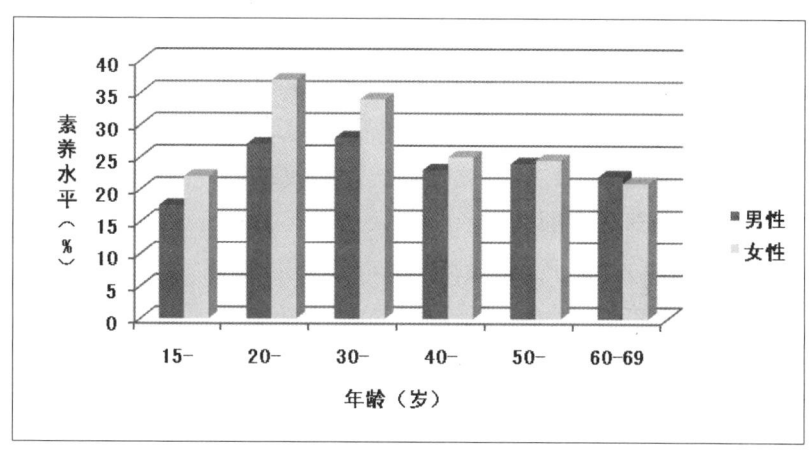

图 5　2012 年北京市不同年龄居民健康信息获取、理解与应用素养水平

二、骨科慢性病连续性预防保健模式

建设健康中国已经写进"十三五"规划,慢性病防治系其中重要环节,而慢病管理也因其属性而成为互联网＋医疗的"前驱"。国家卫生计生委发布《2016—2025 年慢性病防治中长期规划》,坚持问题导向、综合防控,突出解决重点难点问题,协同各有关部门进一步完善有利于慢性病防治的政策环境,同

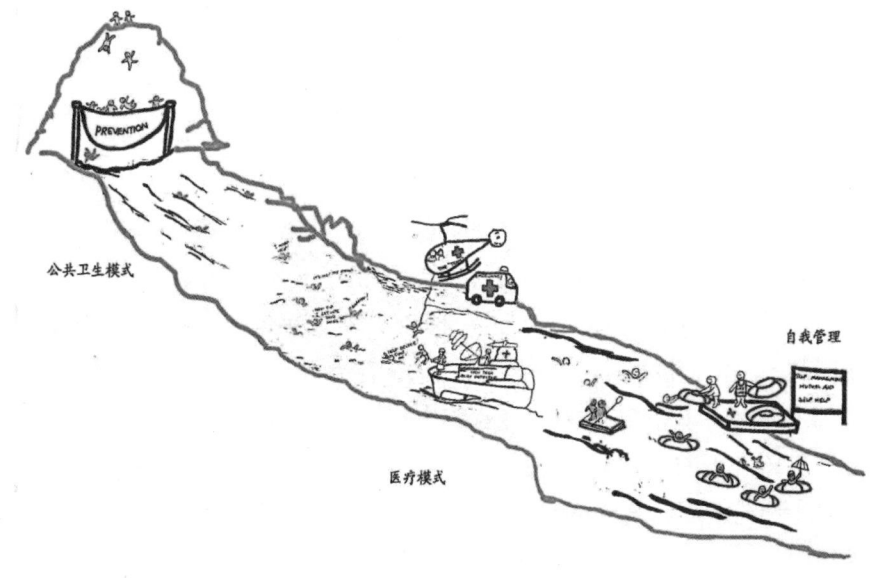

图 6　慢性病连续性预防保健模式

时制定重点慢性病防治的行动计划和实施方案。慢性病的病因十分复杂,包括生活方式、社会环境、遗传等诸多因素,多种类、多层次的病因给防治工作提出了巨大的挑战,因此需要多部门合作开展防控工作,并且要实现公共卫生和临床医学的有机整合。慢性病连续性预防保健模式包括公共卫生模式、临床医疗模式和自我管理与互助模式。

1. 公共卫生模式:属于上游策略,重点在于预防保健。通过制定健康的公共政策,创建支持性的环境,加强社区行动,积极有效地参与卫生保健计划的制订和执行。通过健康促进和健康把控,预防和延缓骨科慢性病的发生。

2. 临床医疗模式:重点在于疾病检出和管理。有组织的、直接的健康普查和大众教育组成,目的在于促进骨科慢性疾病的早期诊断、早期治疗和保健,阻止疾病的进展和限制致残的发生。

3. 自我管理和互助模式:绝大多数慢性病与老龄化有关,公共卫生服务也不能有效阻止慢性病的增加。同时对于慢性病,传统的临床医疗服务作用有限、费用昂贵。因此自我管理与互助模式是慢性病健康管理的主要模式。实现最佳的健康状态关键在于个人,因此发展个人技能是个体健康的首要措施。主要通过自我管理技能培训、提供健康信息、健康教育并帮助人们提高做出健康选择的技能来支持个人和社会的发展。这样,人们才能更好地控制自己的健康和环境,不断地从生活中学习卫生知识,有准备和适宜地应付慢性病发展和演变中的各种健康问题。

三、互联网+骨科慢性病管理

1. 互联网+医疗健康

互联网的发展经历了桌面互联网、移动互联网到互联网+的发展历程。以前的互联网还只是作为一个外在工具,互联网+已经成为新引擎,推动社会创新。2015年两会,李克强总理将"互联网+"提高至国家战略,2015年7月4日,《国务院关于积极推动"互联网+"行动的指导意见》,明确了"互联网+"的11个重点领域。其中"互联网+医疗健康"是国家"互联网+"战略的重要组成部分。2015年8月6日,国家卫计委首次提出"互联网+医疗健康"概念。

对于传统医疗行业本身来说,"互联网+"之路势在必行。主要有两个方面的原因:

(1)医疗资源分布不均。伴随着国民经济的发展,人们的生活水平得到了逐步提高,对医疗资源的需求也日益增强。因此,卫生服务需求与医疗卫生资源的矛盾日益突出。根据国家卫生部公布的数据显示,我国80%的医疗资源集中在大城市,而其中30%的医疗资源又分布在大医院,可见地区之间的卫生医疗资源分布严重不均,同一地区不同等级的医院医疗卫生资源的分配差异也很大。另外,农村和城市社区缺乏合格的卫生人才和全科医生,即使城市的一些中小型医院也缺乏高水平的医生。由此导致了"看病难、看病贵",分级医疗体系效用低。因此,"互联网+"为解决此问题带来了希望。用线上医疗服务部分满足线下就医需求,缓解供求矛盾。随着互联网的迅猛发展,传统医疗遇上了互联网,新的问诊模式出现了,远程医疗即将迎来快速发展的春天。这些可以打破地域界限,使偏远地区的患者享受高水平的医疗服务,更合理地配置医疗资源。

(2) 中国社会人口老龄化加剧。伴随年龄的增长,老年人的健康问题也将会随之增加。主要表现在人口慢性病的患病率提高上。这也要求我们传统的医疗加快"互联网+"的步伐,由此更好地调配社会资源,最大限度地降低成本和减少浪费,解决老龄化状态下的中国医疗难题。

互联网和移动互联技术正在深刻改变着传统的医疗卫生行业。医院内的信息化建设优化了就诊流程,提高了医疗质量和医疗安全;医院外建立在互联互通和信息共享为基础上的医疗健康服务,提升了医疗效率、改善了医患关系,增强了公众的健康管理意识。然而,与其他行业相比,医疗与互联网的融合似乎并没有那么迅速。近年来,由于移动互联网的快速发展及可穿戴设备硬件、软件的大量开发,移动医疗已经成为2014年医疗领域的"热词",尤其是2014年后半年以来,互联网与医疗领域的结合更成为市场热点,越来越多的超级互联网企业,如阿里巴巴、百度、腾讯等也已经开始"染指"医疗。

移动互联技术的发展,为慢性病防治工作注入了新的活力,为提高管理效率,突破技术障碍提供了可能。首先,移动互联技术的发展使卫生计生行政部门逐步实现健康数据主动监测和被动监测相结合,数据数量、质量和代表性大幅提升,为政府评估疾病防治效果、规划目标实施情况及决策制定等方面提供科学依据。其次,利用移动互联平台,可以突破地域限制,使得需要长期监测的慢性病患者不必再舟车劳顿,节约了时间成本和医疗成本,提高了医患沟通的效率。第三,移动健康服务使居民自我检测监测成为现实,对培养居民自我健康管理意识、促进规律的自我健康管理具有重要意义。目前我国只有极少数医院开设骨内科门诊,设置骨内科病房的医院更是屈指可数。这种现状导致绝大多数需要进行骨科慢病综合管理的患者在内分泌科、风湿免疫科、骨外科、康复医学科之间徘徊,就诊不系统,也缺乏规范的健康管理方案,因此,"互联网＋医疗健康"对骨内科具有更加重要的意义。构建以互联网为载体,以通信/移动技术、云计算、物联网、大数据等信息技术为手段,骨内科医疗健康管理为内容的"互联网＋"骨内科工作模式,创新骨内科工作手段,有利于提升骨科慢病健康管理水平。

2. 5P医学模式

"互联网＋"时代骨内科建设理念可以借助以解决慢性病问题为主要目标的"5P医学模式"。

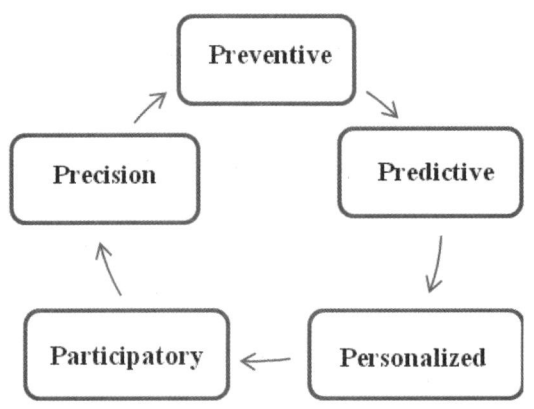

预防性:在骨科慢性疾病转归演化的过程中,积极在高危人群中开展预防。一是通过自身健康习惯主动对骨科慢性疾病进行预防;二是通过流行病学调查,为政府决策提供数据职称,通过政策推动推动人们提高对骨科慢病及其预防的积极性,普及骨科慢病预防常识,提高整个社会对骨科慢病的预防水平;三是促进人群对生活环境的改变,如采光、居家安全环境等。

预测性:目前对骨质疏松症和其他骨科慢性病发病风险还缺乏准确的、敏感的预测指标。骨矿物质密度是反映骨质疏松程度的主要指标,并可预测骨折发生的危险性。双能X线吸收型骨密度仪是目前广泛应用于临床检测骨矿化密度的仪器,也可以应用X线、定量CT、磁共振检查及双能X线吸收法骨密度仪等方法进行骨密度检测,但因存在精确度差及效价较低等问题,限制了广泛推广。双能X线吸收测量法(DXA)在骨质疏松的诊断和监测GIOP患者骨量改变是较可靠的方法之一。但是,对于既使用外源性激素,又有内源性皮质醇过量的患者,降低程度并不是完全与骨折的风险成正比。而定量计算机体层摄影能分别测量皮质骨和松质骨,测量真实的体积 BMD,预测 GIOP 椎骨骨折风险的可靠性强于双能 X 线吸收测量法。然而对于相同骨骼的同一位置,QCT 的 T 值要低于 DXA 的 T 值,可能存在低谷 BMD 的局限性。近年来亦有报道认为,定量超声法测量 BMD 较敏感,可用于 GIOP 患者的骨密度检测,被认为是既能反映 BMD 又能反映骨的结构特性(包括骨连接性和弹性)的检测方法,可以用来诊断 GIOP,但在监测 BMD 改变和预测骨折发生风险方面的作用仍未得到证实。因此研究和筛选相应的预测方法,是"互联网+"时代骨内科工作者需要解决的技术性问题之一。

个体化:5P 医学模式以预防性和预测性为目的,但是个体的生活环境、身体体质、性格特征都有所差异。特别是骨科慢性病患者,多为老年人。现有的生活习惯、饮食特点和行为方式已经伴随了几十年的时间。另外,中国地域辽阔,各地风土人情、食品结构也不尽相同。因此,"互联网+"时代骨内科需要因地制宜、因人而异,探讨个体化的治疗和管理方案。

参与性:随着民众自我意识和健康理念的提高,越来越多的患者从被动由医生来决定如何治疗,转向主动参与到对自身健康的维护中来。诸如女性体温检测、血压血糖监测这些细微的健康管理已经给患者带来了良好的健康状况和就医体验。骨科慢病管理应从疼痛、关节活动受限等常见症状的自我监测,服药依从性监测等方面,提高患者的参与程度。

精准医疗:精准医疗是以个性化医疗为基础,随着基因组测序技术快速进步以及生物信息与大数据科学的交叉应用而发展起来的新型医学概念与医疗模式。精确寻找疾病的原因和治疗的靶点,并对一种疾病的不同状态和过程进行精确分类,最终实现对疾病和特定患者进行个性化精确治疗的目的。

3. 互联网+时代的患者

《聪明的病人》一书作者 J. A. Muir Gray 在中文版前言中指出:"20 世纪是属于医生的,21 世纪是属于病人的。病人将是 21 世纪医疗卫生服务的中心"。为此,所有患者都应全面接触自己的健康数据,病人需要理解数据和治疗背后的科学道理,学会管理自己的健康档案(EHR),与医生成为伙伴关系,参与诊疗决策活动。

传统的骨内科诊疗模式是以医院为中心、以诊疗为核心,进行面对面诊疗。"互联网＋"时代,改变了患者于医院的连接方式,相应的服务模式、诊疗流程需相应改变。当然,患者服务模式的转变、诊疗流程的再造,仅仅依靠骨内科是远远不能实现的。需要医院,甚至是区域、地区通盘考虑。

(1) 诊疗预约。使用智能分诊系统,实现精确到时间点的就诊预约,能够使一定区域内需要骨内科诊疗服务和健康管理咨询的患者,准确就诊,使医疗资源得到更合理的分配。医院实现互联网统一预约排程,为患者提供给各类检查、化验预约,实现预约智能化,自动判断各类检查之间的禁忌,以最优路径合理安排检查/检验的顺序和时间段,最大限度缩短患者等待时间。实现网上床位预约。

(2) 结果推送。"互联网＋"时代,所有患者都应全面接触自己的健康数据。骨内科建立"太阳花"微信推送平台,在推送健康教育知识的同时,增加检查/检验结果推送功能,将经过审核的结果推送到患者的移动客户端,人不动而信息在动,进一步方便了患者。

(3) 创新服务模式。医院建立统一的服务中心,为患者提供"一站式服务"。骨内科优化服务流程,提供前移式服务、精确式服务和整合式服务,构建于"互联网＋"相适应的诊疗流程。

4. 互联网＋时代的骨科慢病健康管理

骨科慢性病患者管理的核心是患者教育和依从性管理,通过患者教育,实现"知—行—意"相结合,改善依从性,最终提高健康管理水平。

患者健康教育:使其充分了解疾病发生原因、治疗原理、可能发展过程、预后及注意事项。提高对慢性病主要行为因素,如不健康的饮食、吸烟酗酒、活动量不足、不合理生活习惯等的重视程度。主要的健康传播活动包括:传统媒体宣传,如电台、电视台等;新媒体宣传,如微信、微博、手机客户端、网站等;健康咨询活动;健康传播材料制作;健康大讲堂和医院健康教育。其中最快捷的是"互联网＋"时代下的新媒体。

患者对病情自我追踪和自我管理:自我追踪和管理,并将自我管理的信息及时与主治医生沟通,从而提高治疗效果,预防不良事件发生。医患沟通方式主要包括面对面交流、电话沟通和"互联网＋"管理。借助移动网络平台、云计算、大数据和智能可穿戴设备、物联网等的"互联网＋"管理,使医患沟通更直观、及时、准确。

骨内科可借鉴"WellDoc疾病管理系统"(见图7),构建互联网＋时代的骨科慢病健康管理闭环系统。

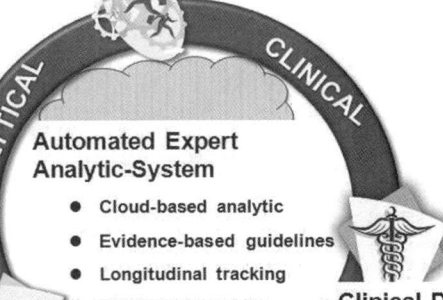

图 7　WellDoc 疾病管理系统

5. 互联网＋骨科慢病管理面临的挑战

互联网＋时代，医护人员、医院、患者、仪器设备借助互联网平台，实现了前所未有的信息连接方式（见图 8）。人群通过智能穿戴系统采集和传输健康信息，与医疗卫生机构、医护人员之间无障碍传递，获得患者服务、在线支付、疾病预防、健康管理、诊断、药物治疗和护理。

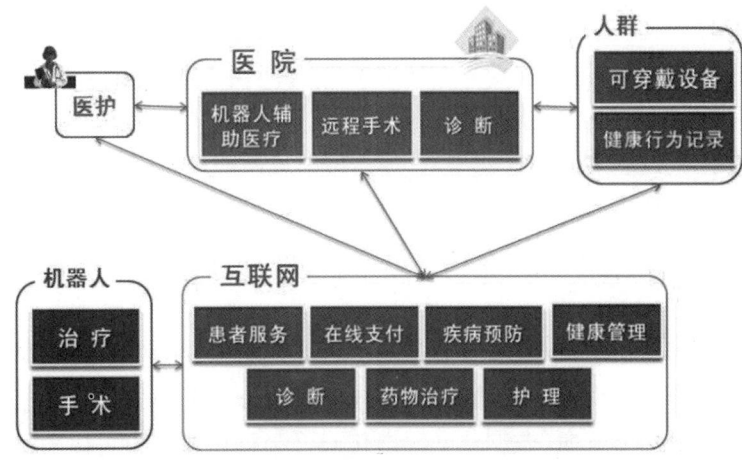

图 8　"互联网＋"时代的医疗

目前，在全国范围内都在探索利用移动互联技术开展慢性病管理，也有一些成功案例。例如，福建省在卫生信息化建设中通过"一系统两平台"植入了慢性病防治相关模块。在"基层医疗卫生信息系统"中，居民初诊建立的健康档案，可在诊疗和随访过程中随时调用和更新；依托同时建立的双向转诊平台，医生可以为患者直接预约转诊医院、科室和医生，医生接诊时可以共享健康档案。在"健康教育信息平台"中，居民可以查询医生出诊时间、药品价格等各类信息，同时，社区定期为居民免费推送健康信息等健康提示。在"患者管理与自我管理平台"中，居民可以到健康小屋进行身高、血压、血糖等项目测定，体检结果可在该平台上实时查询。

再如，中国疾病预防控制中心与相关机构合作开发糖尿病管理移动终端，用于糖尿病患者的健康管理，称之为"患者的教练"和"医生的助手"。在这一平台上，患者可以通过移动血糖仪记录自身的血糖变化，相关数据上传至平台，经过软件分析，形成评估报告，患者会得到相应健康管理反馈，包括推荐的饮食、运动等任务。为了提高患者依从性，系统可以把家庭作为基本单元，家属可以实时察看相关的结果，及时提醒和督促糖尿病患者的有效管理。此外，医生可以通过手机 App 实时察看患者血糖情况，给予及时的处理意见，同时平台自带决策支持系统，能够帮助医生按照相关临床指南的要求，完成规范的健康行动指南计划，向患者推荐行动和任务，同时提醒医生完成随访工作。

美国的移动医疗使用率正在快速增长。Pewinternet 和 American Life Project 进行的一项全国性调查发现，2012 年有 31% 的受访者通过手机网络查询健康或医疗信息。该调查还发现，越来越多的人使用应用程序时时跟踪或管理自己的健康信息，这一调查发现该数据从 2010 年的 17% 增加到 2012 年的 37%。

实践显示慢病远程监控应用最广泛、价值最高的是血糖监测、血压监测和心率监测。2014 年宁波市区内四个社区开展"心健康、云时代"24 小时心律监测活动，显示这些穿戴设备在人群中筛选、识别心血管疾病患者具有重要意义。

目前智能可穿戴设备（见图 9）可以实时将人群心率、血压、运动状态信息传送到 App 平台，为人群健康管理提供基本信息服务。可穿戴设备将为医疗器械行业带来一场革命（微型化—便携化—可穿戴化），不但可以随时随地监测血糖、血压、心率、血氧含量、体温、呼吸频率等人体的健康指标，还可以为多种慢病的治疗提供参考。慢病患者在这些设备的协助下可以实现实时自身身体状态和治疗效果的监控,数据传送至云端服务器,得到专业的分析和指导,使广大慢病患者可以长期远离医院,为政府节约大量的医疗资源。已有美国的研究显示,对慢性病远程监控可降低总体医疗费用,具有明显的经济学优势(例如美国糖尿病患者血糖远程监护使医疗费用降低40%以上),可以让现有医疗资源最大化利用(我国医疗资源浪费占医疗费用比重超过30%),解决偏远地区医疗资源严重不足的问题,我国政府对于移动医疗持明确的支持态度。国家相关部委出台了一系列文件和政策来鼓励、支持移动医疗的发展。

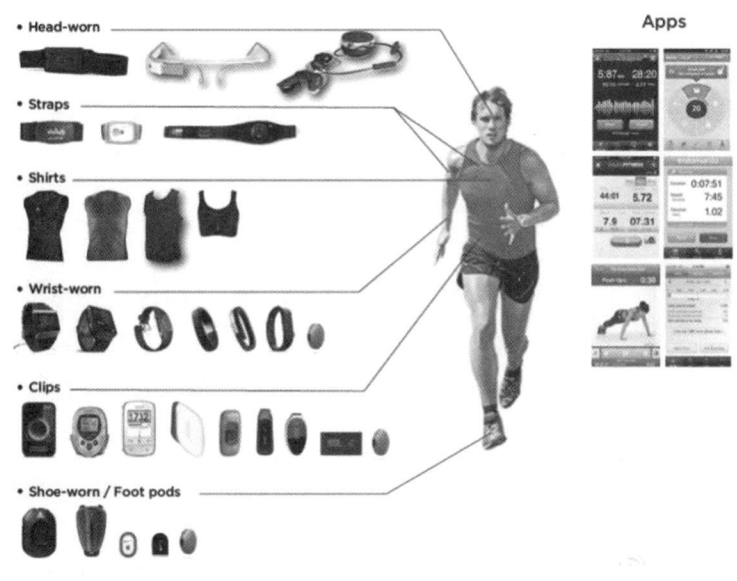

图9 智能可穿戴设备

但是,对于"互联网+"时代的骨内科,有一些瓶颈问题需要破解。如,患者健康信息采集。骨科慢性病管理主要目标人群是骨质疏松患者。老龄化的人群特点,可穿戴设备普及性必然受到影响。另外,目前没有可以通过智能穿戴系统采集的骨质疏松疾病监测指标,可穿戴设备的针对性和必要性会受到质疑。因此,健康行为记录是骨科慢病管理过程中能够获得的主要信息来源。但是,如何保证健康记录及时、准确、完整?医护、患者、家庭、社会、养老机构共同参与,才是解决的途径。因此全社会重视骨科慢病管理,全社会正确认识骨内科综合诊疗的重要意义,才能使有着近100年历史的骨内科在"互联网+"时代飞速发展。

参考文献：

1. 李乐之,路潜.外科护理学[M].北京:人民卫生出版社,2012.08.
2. 陆再英,终南山.内科学[M].北京:人民卫生出版社,2012.11.
3. 北京市政府.北京市 2013 年卫生与人群健康状况报告[M].北京:人民卫生出版社,2014.06.
4. 秦岭.骨内科学[M].北京:人民卫生出版社,2013.10.
5. 中国营养学会.中国居民 2016 膳食指南[M].北京:人民卫生出版社,2016.06.
6. 陈根.互联网＋医疗融合[M].北京:机械工业出版社,2015.09.
7. 陈金雄.互联网＋医疗健康[M].北京:电子工业出版社.2015.11.

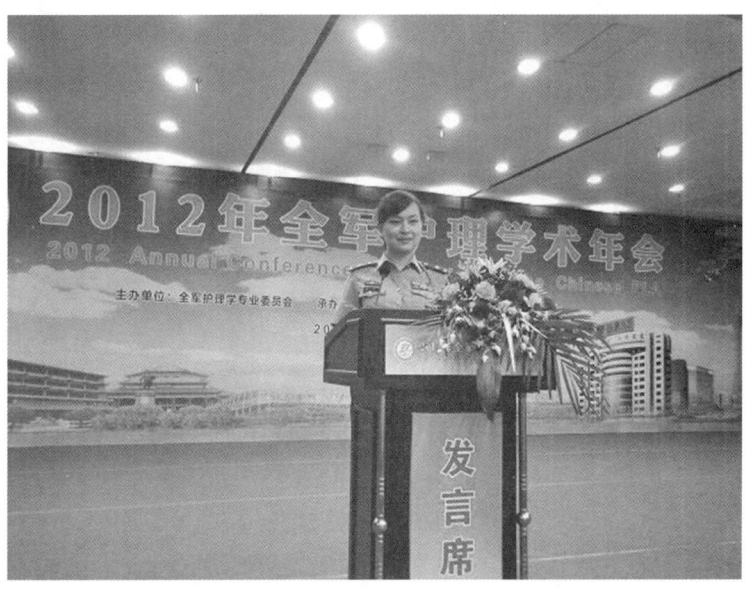

（解放军第 309 医院全军骨科中心　毕　娜）

第二十五章　骨内科文化建设

也许大部分人认为,医院只是一个治病救人的所在,文化建设可有可无,但在以王亮主任为学科带头人的骨内科团队看来,跟其他行业相比,医疗行业有其特殊性,也有一定共性,要想打造出自己的学科品牌,也必须要有自己的文化内涵。因此,在王亮主任带领下,解放军第 309 医院全军骨科中心骨内科在科室文化建设方面投入了大量的时间和心血,打造了独具一格的科室特色,也赢得了同行的推崇和患者的认可。

一、倡导积极热情、乐观向上的人生观

骨内科倡导对待患者积极热情,对待生活乐观向上的人生观。骨内科从无到有,从小到大,在科室建立之初,科室名声不显,知名度不高。如何提高科室形象,获得患者认可呢？王亮主任认为,态度最重要！骨内科所有医护人员要做的第一步就是提升医疗护理服务质量,对患者认真、热情,想患者之所想,急患者之所急,全心全意为患者服务。在工作中就表现为,对待患者住院生活中的点点滴滴都关怀备至、逐一过问,真正把病人当作自己的家人和朋友,解决他们住院期间所遇到的任何问题。患者出院后,骨内科医护人员定期随访,观察患者的后续治疗效果并给予必要的生活、治疗、康复指导。西方医师特鲁多的铭言:"有时去治愈;常常去帮助;总是去安慰!"。

在生活中,科内倡导积极乐观的人生格言。对待困难不轻言放弃,对待挫折从不气馁,用灿烂的微笑和满满的正能量对待每一个阴雨天。科室医护人员对待工作认真仔细、一丝不苟,相互交往彼此真诚、团结互助,科室内部氛围和谐美好,就像一个真正的大家庭,相互扶持、相互帮助、共同进步,为科室的

发展提供强大的助力!

骨内科的科花——太阳花,象征积极热情、乐观向上,正如骨内科自己,不惧艰难、不畏险途的走在前进的道路上!

二、树立执行高效、精益求精的工作观

在王亮主任的带领下,骨内科在工作中从细节着手,凡事精益求精,不求最好,只求更好!科室从成立到如今,历经风雨,科室搬家就经历过六次。最后,骨内科搬迁到了309医院新建的干部保健大楼七层,依山而建的干部保健楼环境优美,满目翠绿仿佛触手可及,令人心旷神怡!随着科室环境的改善,如何利用美好的自然环境,打造独居特色的骨内科科室文化,是另一个需要精雕细琢的问题。王亮主任利用外出学术交流的机会,与外院优秀科室互通有无、取长补短,结合骨内科自己的文化理念,从细节出发,打造出别具一格骨内科文化氛围,时刻教育大家秉承"老老实实做人,踏踏实实办事"的理念。让工作人员舒心、让病人放心!

走出电梯,迎面而来的"全军骨科中心骨内科"九个烫金大字让人精神一振!在科室入口处,骨内科为患者和家属精心设计了健康教育专栏,骨内科常见疾病的防治手册、健康教育小册子、专业的学术期刊和报纸等等读物应有尽有,患者和家属可随手取读,贴心又方便。骨内科病房为患者提供了图书,在治疗的同时,还可以修身养性。

走入科室,整洁明亮、宽敞大气的环境让人眼前一亮,推开窗户,入目的是近在咫尺的秀美山峰和满山遍野的绿色植被,自然令人心情舒畅。科室走廊中,灯光柔和,在祥和的氛围下,走廊两侧张贴着骨内科收治的主要疾病的管理处方,方便患者随时随地地了解学习,提高对疾病的认识和防治理念,以便于更好地配合骨内科对疾患的诊治。科室每个角落随处可见的小贴士无不提醒着患者和家属们,骨内科无时无刻不在关心着大家,无形中拉近了医患之间的距离!

骨内科倡导患者走出病房,接触阳光,将治疗和生活相结合,提高诊疗效果。在王亮主任带领下,利用科室环境优势,创新性地开辟出科室阳台作为"阳光房",天气晴朗时,阳光房全天开放,患者和家属可随时走入阳光房,与尽在眼前的青山和清新空气近距离接触,远望美丽的百望山,春天绿色葱茏,秋天红叶满山;冬天白雪皑皑,心旷神怡,如临仙境,陶冶情操,开阔心

境！美好的景色,舒适的环境,无不对骨内科的治疗起到良好的辅助作用,效果显著！在科室走廊中,骨内科还细心制作了医护团队介绍和告示专栏,让患者实时了解科室相关信息。此外,骨内科还专门开辟出一片休息区域,两张竹椅,一个茶几,两条栅栏,一条足疗小道,仿佛一个农家小院,休闲安逸,颇有一种采菊东篱下,悠然见南山的超然意境,搭配上神形俱佳的毛笔字,无处不在的文化气息扑面而来,骨内科从细节着手,高效的执行和精益求精的工作观念,为患者打造出一种放松、舒心的治疗环境,赢得患者和家属的认可和赞誉！

三、打造不断提高、永攀高峰的学习氛围

在王亮主任的严格要求下,骨内科在高速发展的过程中,从未放松对新知识的学习和补充。一个新兴学科的建立和发展必然会历经艰辛,如何保证跟上发展的步伐？不断学习提高是必由之路！工作日的繁忙之外,骨内科全体医护人员都会利用休息时间,积极参加各种学术会议充电,也经常外出学习交流,与外院优秀科室交流经验,互通有无。学习归来,要为全科医护人员叙述本次所学收获,真正做到学有所得、学以致用！

骨内科坚信"他山之石、可以攻玉",外出学习到的新知识、新技术,骨内科都会详细论证,认真求证在自己科室实施的可行性,一旦可行,骨内科会在王亮主任的带领下,以一种极为高效的工作状态,通力协作,在最短的时间内将新成果为己所用。正是在这种全科大学习的氛围下,骨内科不断进步,科室发展日新月异,在患者和同行之间知名度不断提高。

正是在这种工作认真、工作热情、执行高效、注重细节、精益求精、不畏艰辛、努力提高的科室文化氛围熏陶下,骨内科逐渐走出一条属于自己的特色之路！近年来,来自山东、山西、河北、四川、内蒙古的同道慕名而来学习骨内科建设经验,骨内科在王亮主任带领下一步一步不断向前,为学科谋发展,为社会做贡献！

科歌:

向 阳 花

【309骨内科科歌】

309骨内科 词
俞礼纯 曲

稍快 活跃 深情的 ♩=112

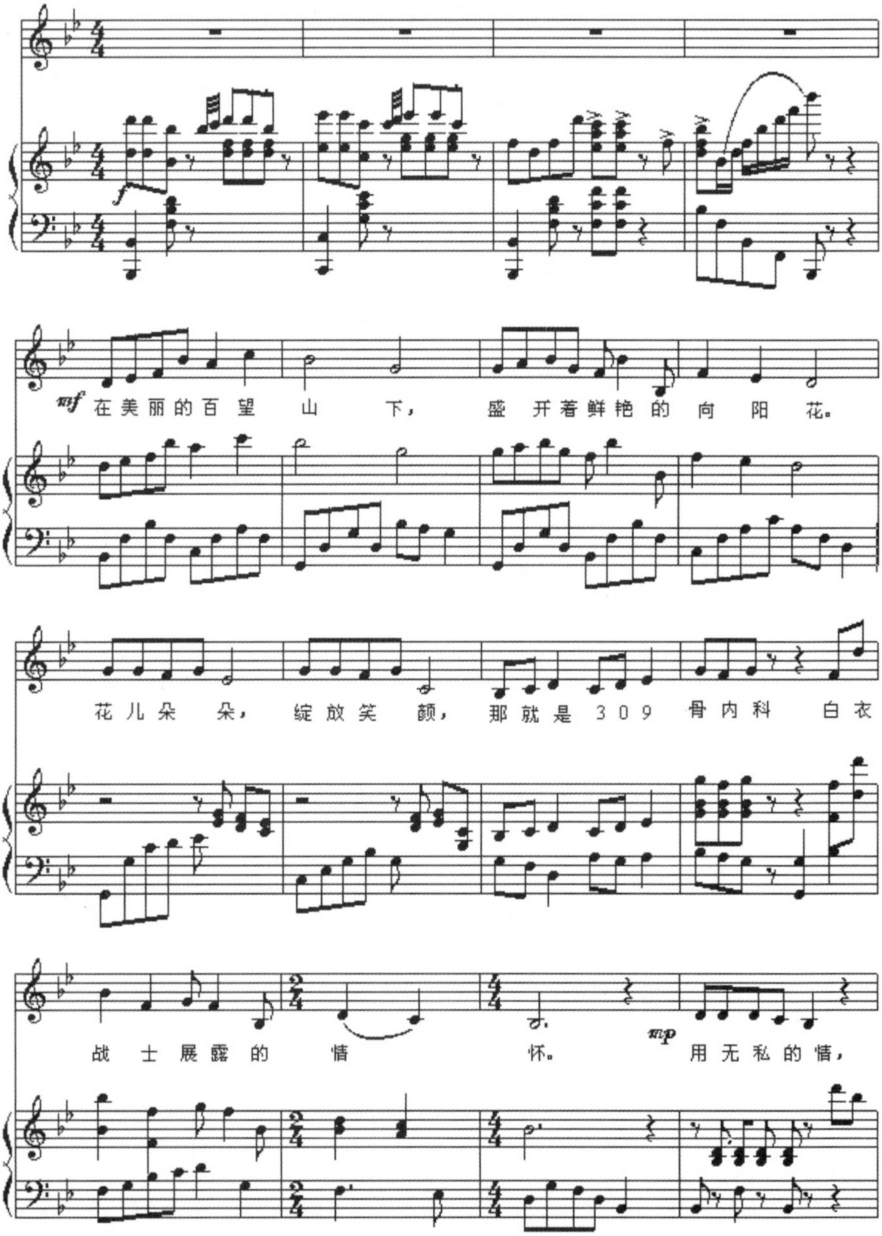

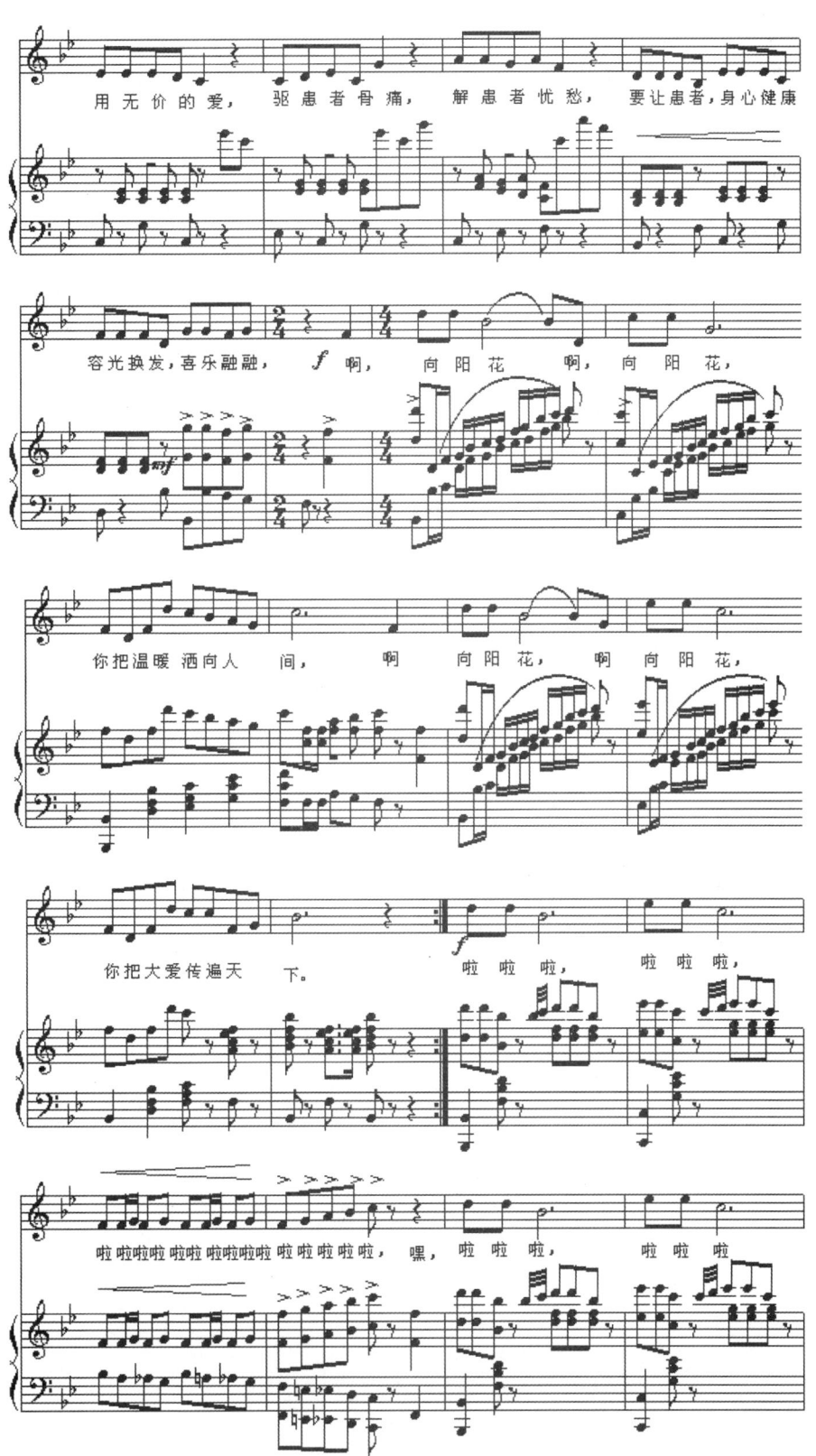

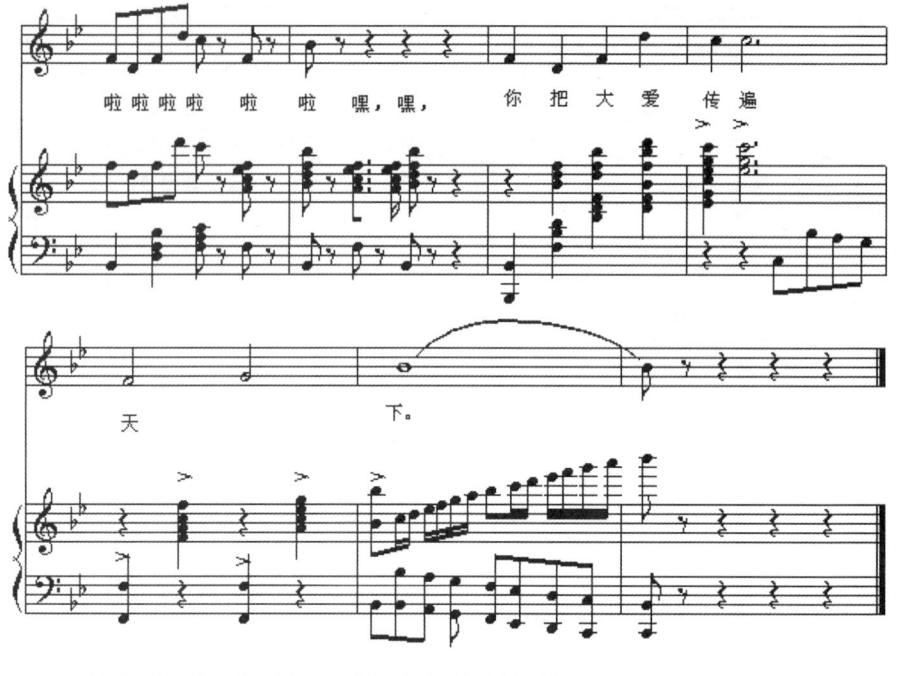

2. 骨内科愿景:争做骨质疏松事业的领跑者!

3. 骨内科科训:和谐、创新、奉献、关爱、尊重!

4. 骨内科科花:

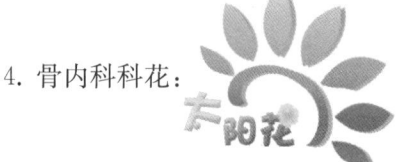

科室发展永远像太阳一样,蒸蒸日上!

(解放军第309医院全军骨科中心骨内科 王 亮 杨 帆)

第二十六章 骨内科媒体相关报道

《健康报》2011年报道：
为骨科患者提供"四位一体服务"

弓 滟 报道

在各大医疗机构，几乎所有骨科都被理所当然地划分为外科科室。无需接受骨科手术治疗的患者难以住院接受治疗，即便接受手术治疗的患者也常常感叹医生"来也匆匆，去也匆匆"。

然而，在解放军309医院里，集骨外科、骨内科、中医骨伤科和康复医学科"四位一体"的"综合骨科"诊疗模式，让患者彻彻底底体会到了"被治疗"和"被服务"的满足感，吸引了全国各地患者慕名而来。

综合骨科的理念和建设框架是什么？患者的诊治与传统模式有何不同？新型的综合诊疗模式能否在各个医院大规模推广，带着种种猜测和疑问，记者对解放军309医院综合骨科进行了深入采访。

多个亚专科为手术患者保驾护航

12月5日，长期旅居海外的张先生因为髋部骨折住进了解放军309医院综合骨科，准备接受人工髋关节置换手术。他非常感激而热情的介绍到："在手术前，外科大夫给我做了详细的手术安排，骨内科医生帮助我调节血糖，还查出了我有骨质疏松症；康复科医生在手术前就给我讲了手术后可能发生的肢体运动障碍以及康复锻炼的要领；手术之后，外科大夫检查伤口、给我换药，康复科医生给我做复健；中医骨伤科大夫对我辅助针灸、理疗。在国外我也没有享受到这样全方位的医疗服务。"张先生一边和记者说着话,一边扶着床沿甩了甩已经康复的右腿,示意记者他恢复得很好。

据综合骨科主任马远征教授介绍,自2006年起,该院便建立了包括脊柱外科、关节外科、显微创伤骨科、骨内科、康复医学科5个亚专科在内的"综合骨科"。患者入院后,骨内科、骨外科医师、护士、康复师便会组成医疗小组联合查房,共同为患者制定治疗、护理、康复计划;骨内科、康复医学科的医生也会直接介入到外科患者的围手术期治疗中,为患者提供个性化、整体化和连续性的骨科诊疗服务。

"这就意味着,患者在有限的住院时间内无需辗转多个学科,就可享受到集中西医,骨内外,手术,康复为一体的医疗服务,使得患者的利益最大化。"马远征教授坦言,在"综合骨科"理念推出前,情况却远不是如此。

"过去凡是患有冠心病、糖尿病等内科疾病的骨科患者,都需要请内分泌等内科科室的医生会诊,不仅步骤繁琐、患者等候时间长,而且缺少内科医师对治疗效果的随访。由于基础疾病得到不到规范诊治,患者出院后,往往还需要再次挂号,到相关专科继续就诊。此外,虽然骨科患者术后康复锻炼与手术本身同样重要,但由于很多骨科医生忙于外科手术,忽略了对患者进行术前教育和术后指导,使很多患者错失了康复的最佳时期。"马远征教授告诉记者,以膝关节置换术为例,患者一般1、2天就可进行简单运动,拆线时间约12~14天,在"综合骨科"推出前,患者往往只能"干等着"出院,由于没有早期进行康复训练,一些患者在术后出现了膝关节僵直、肌肉萎缩等并发症,严重影响了生活质量;而如今骨内科、康复科或中医科医生则会在患者的同意下介入治疗,不仅能够促进患者的康复,还可以保证手术的治疗效果。

骨内科让非手术患者有"医"可依

解放军309医院骨内科是迄今为止全国唯一一家为骨质疏松性疼痛、类风湿性关节炎、强直性脊柱炎等非手术患者提供专科诊疗服务的科室,这也是体现"综合骨科"多角度医疗服务的亮点之一。

究竟什么是"骨内科"? 当记者就这个问题请教骨内科负责人王亮副主任时,她反问了记者一个问题:"那些无需接受手术治疗的骨科患者,或者因各种原因无法接受手术治疗,但伴有严重骨质疏松症或者骨质疏松疼痛的患者该去哪个科治疗?"

此后,记者与正在骨内科住院治疗的张奶奶攀谈后,对这个问题有了更深刻的理解。张奶奶今年 71 岁,从明确诊断为骨质疏松症到现在 16 年有余。由于严重的骨质疏松和多次腰椎压缩性骨折,她驼背得非常严重,就连平躺着睡觉都很困难。"早些时候,骨折了就去骨科做手术,后来年纪大了做不了手术,医生也就不让住院了;前几个月腰又骨折,我就在家睡了 3 个月的硬板床,吃喝拉撒都在床上,老伴伺候我……"张奶奶告诉记者,虽然这几年,儿子带她去过不少医院,但因为没有科室同意她住院治疗,儿子、儿媳妇又不能总请假带她去看门诊,因此虽然严重地骨质疏松让她每晚疼得睡不着觉,她也没再要求去看过病。

王亮教授表示,在骨科领域,患有肩周炎、腰扭伤等不需要手术治疗的骨科患者,不知道该去哪治;患有骨质疏松性疼痛、类风湿性关节炎、强直性脊柱炎等许多"非传统"骨科疾病的患者得不到系统治疗,而骨内科就为这些患者提供了诊疗平台。

"不仅如此,对于那些有明确骨科手术指征,但因高血压、高血糖等内科疾病需要暂缓外科治疗的患者而言,骨内科也成了理想的诊疗场所。"王亮教授告诉记者,目前解放军 309 医院骨内科共有 7 名医师,不仅熟悉掌握常见的内科疾病诊疗方法,对常见的骨科疾病的诊疗常规也同样有所了解。

"综合骨科的诊疗理念在门诊诊疗服务中也同样体现。"马远征教授告诉记者,为了方便患者就医,该院综合骨科施行了"门诊一号通",凡是到 309 医院综合骨科门诊看病的患者,不论挂的是哪个亚专科,如果有需要,首诊医生都会将其转诊到其他亚专科继续就诊。这就意味着,病人只需一张号,就可以得到关节外科、脊柱外科、创伤骨科、骨内科、康复科等不同学科专家的联合诊治。

综合骨科推广关键在于理念转变

骨科的定位被缩小,与骨科疾病相关的各专科分而治之,骨科医生"重"手术、"轻"手法复位、药物等保守治疗等因素,是导致像张奶奶这样的骨科患者得不到系统化诊治的主要原因。综合骨科的诊疗模式作为解决上述问题的有力措施,能否在更多医院推广? 马远征教授直言,关键在于理念转变。

马远征教授表示,当前我国已经步入老龄化社会,骨科非手术治疗具有极大的需求;同时,随着糖尿病等慢性非传染性疾病的高发,骨科患者围手术期的处理越来越多地涉及高血压病、糖尿病、骨质疏松、功能康复等多个学科,综合诊治无疑成为了骨科诊疗的发展趋势,也迎合了医疗改革的方向。例如,骨质疏松患者骨折后如果不配合专业的骨内科治疗,容易发生二次、三次骨折。

这更加剧了患者的医疗负担，造成了医疗资源的浪费。

马远征教授坦言，骨科以手术为主，是很多医生对这个学科的惯性理解；也是所有医院管理者和科室负责人公认的事实。因此，综合骨科理念的提出无疑会对传统的骨科格局以及经济利益产生影响。例如，"门诊一号通"会增加亚专科门诊医师的工作量；内科、康复科等医师辅助外科医师诊治患者势必会牵扯到医疗责任分担等问题。"这些具体问题则需要在实际工作中相互磨合，以'保证患者利益最大化'为前提和最终目的。"

那么，保证患者利益最大化是否要以减少科室经济利益或发展速度为代价？当记者提出这一问题时，马远征教授明确表示，两者并非"鱼与熊掌"的关系。据介绍，截至2010年11月，综合骨科今年的门、急诊量、收容数、手术量和医疗毛收入与2006年比较，均呈现了2～3倍的增长，科研、教学也有了历史性的突破，获得国家、省部级二等奖三项，三等奖六项，国家自然科学基金、首都发展基金等课题资助260余万元。

"这些成绩完全得益于骨科综合化的诊疗模式。试想，在住院日相同的条件下，为患者提供更多的、必需的诊疗服务，在门诊就诊时最大限度地为患者提供就医便利，无疑会吸引更多的患者；而患者人数的增多、病种的增加将为科研课题积累了更大的数据量；各个亚专科专业化的诊疗服务也将减少医患

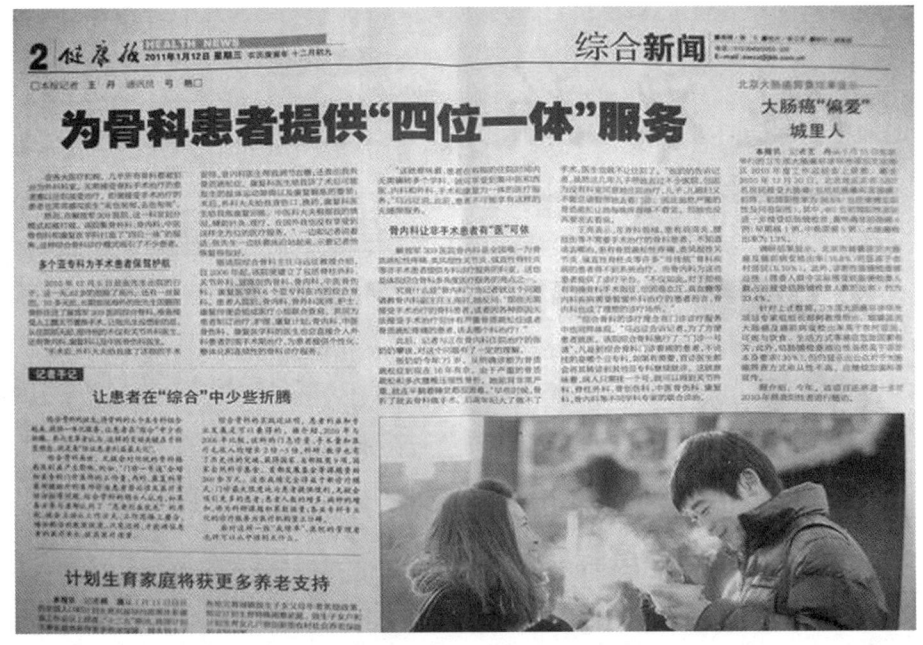

间纠纷,不仅为医疗机构竖立起良好的口碑,也为科室本身培养了一批患者群体,由此,综合骨科的发展步入了良性循环。"马远征教授说。

《解放军报》2013年报道：
开启健康预警之门拓展行医方向之路
—— 总参谋部总医院骨内科为老干部服务纪实

弓 滟 报道

人物小传：王亮,总参谋部总医院骨内科主任,内分泌代谢专业博士,硕士研究生导师,中国老年学学会骨质疏松专业委员会副主任委员,中华医学会老年医学会骨代谢疾病学组委员,中华医学会北京医学会骨质疏松和骨矿盐疾病分会委员会委员,中国老年学学会老年医学委员会委员,《中国骨质疏松杂志》常务编委,《医学参考报——骨质疏松频道》编辑部主任,在统计源期刊以第1作者或通讯作者发表论文40余篇,承担全军十一五课题、全军十二五课题,参与国家自然科学基金、民政部课题等。

近几年,总参谋部总医院围绕"姓军为兵"的指导思想,技术水平和服务质量有了很大的提升,尤其是确定了"要面向军队离退休老干部,积极打造一些特色优势学科"这个思路后,有些专家敏锐地意识到,对学科发展和建设来说,这无疑是一个非常有利的契机。

年轻的骨内科就是这样一个成功的范例。

为了更加清楚地了解骨内科的过去、现在和将来,我们特别采访了总参总医院骨内科主任王亮博士,听她来讲一讲这几年骨内科如何从一个鲜为人知的小学科,渐渐发展成为周边,甚至京内外许多老干部支持信赖的"健康预警中心",而王亮本人又是如何拥有了众多的中老年"粉丝",活跃在她的病人中间,把重要的骨健康管理理念口口相传。

问及王亮作为内分泌代谢学科的博士,为什么会突然做起了骨内科？王亮坦言,读研究生期间,她就一直非常关注内分泌代谢性疾病是否与骨质疏松症存在某些联系。经过多年的研究实践,她更加坚信其中的必然。这也是她从一个优秀的内分泌科医生毅然选择转行到综合骨科的主要原因。她在做出自己正确的判断后,果断地做了第一个吃螃蟹的人。

王亮首先讲了一个她治疗过的病人。一位40多岁的军嫂，一年半的时间里骨折了几次，每次骨折，她都按照医生的意见，立即手术或者复位、打石膏……几番折腾，除了给她本人带来了身体上巨大的痛苦，也给这个家庭带来了难以承受的经济负担。辗转几家医院后，这位军嫂找到了王亮。听了病人的主诉后，王亮十分同情也很着急，在内分泌科工作十几年的从医经验告诉她，骨折只是个简单的表象，她会不会是其他原因导致的骨折呢？王亮始终认为，作为一名医生，敢于对权威和已经下了定论的结果提出怀疑，这不仅是对病人的生命负责，更是一种科学的态度和精神。王亮迅速为患者进行了内分泌科的相关检查，得出了确切诊断：甲状旁腺瘤、甲状旁腺机能亢进导致的钙磷代谢异常，这才是诱发患者频发骨折的根本原因。找到了原发病症，王亮异常兴奋，她马上找来普外科进行会诊，随后紧急联系专家对患者实施手术。结合内外科治疗，不到两个月时间，患者已经完全康复。两三年过去了，这位军嫂再也没有骨折过，王亮还在对她进行定期随访，现在她们已经成了朋友。军嫂的爱人，一位在边远山区工作的团职干部给王亮的信中这样写道："是您驱走了笼罩在我们家上空的阴霾，感谢您用心的呵护，让我得以安心保家卫国。"

"从这个例子中，我们能得出什么样的结论呢？骨质疏松症给人类带来的危害不可想象，但更大的危害是无知者无畏，就是在骨质疏松症发生前，没有预警，而一旦患病又会失去最佳治疗时机。"

王亮给我们列举了这样一组数据。

"根据我做过的住院患者调查分析，骨质疏松症最大的危害是骨折，而且其导致的二次骨折发生率约为18.3%，死亡率约25%，就像那位军嫂一样，这将给社会和患者家庭带来多大的负担啊。尤其是中老年人群，尤其要特别注意。"王亮解释到："这就是我为什么要下决心通过健康教育来唤醒人们的觉知。"

总参总医院综合骨科的成立为王亮的想法变为现实提供了平台。当她找到骨科中心主任马远征，并且把建立骨内科的想法告诉马主任时，得到了他的大力支持。

"这个想法非常好，骨科分出越来越多的亚专科，并且将骨内科纳入其中，这将是今后发展的一个趋势，对病人而言，不仅可以使患者得到专业化骨科手术治疗，同时还可以使一些疑难病症的患者得到非手术及康复诊疗。"

可说起来容易做起来难。最大的难度就在于大家对骨内科这个新鲜事物的认知。2009年2月,骨内科成立。创业之路的艰辛不断降低着王亮踌躇满志的热度。

建科伊始,大部分人不知何谓"骨内科",在老干部中调查"您得了骨质疏松症应该怎么办"时,很多老同志的回答是"喝牛奶、吃钙片、晒太阳。"这样的回答既让王亮感到无奈,又让她那种时不我待的责任感和紧迫感不断增强。

"正是人们在认识上存在这样的误区,才使得很多骨伤病人被错诊甚至误诊。对老干部们来说,他们既有丰富的人生经验,又有很难被影响的固执的一面,要想别人接受和认同你的理念,那可真不是一见容易的事。"

于是,王亮开始带领科室的医生护士从国防大学、军事科学院开始,到总参各部局的干休所,再向外围远郊县的社区不断拓展,每周都要组织义诊和宣讲,为老干部们免费进行骨密度检查,普及骨质疏松知识。年复一年,日复一日,经过几年的不懈努力,骨内科在医院附近渐渐有了名气,门诊量开始上升,很多老干部能自发地想到每年去做做骨质疏松筛查。但王亮认为,要想为更多的人群服务,就必须把骨内科做大做强!目前,国内还没有系统化、正规化的骨健康教育平台,只有抢占先机,主动作为,才能让科室发展再上台阶。于是,王亮果断地抛出了一个思考已久的想法:成立国内首家骨质疏松俱乐部。

2010年3月,在王亮的悉心筹备下,国内首家大型、正规的骨质疏松健康俱乐部在总参谋部总医院正式成立。当天,业内知名专家和近千名部队及地方老干部出席了俱乐部的开幕式。从此,在"挺直脊梁,让我们携手共建骨健康"的精神指引下,王亮和她的团队像陀螺那样转了起来。他们安排国内最权威的骨科专家为会员们讲课;每期活动,他们都要一一打电话给会员确认是否到场;他们创刊发行的《三零九医院骨健康报》因为信息量大而被争相索取;他们建立的骨质疏松健康俱乐部网站备受关注,点击量不断增加……

迄今为止,骨内科的骨质疏松俱乐部已经连续举办了37期讲座,前来就诊和住院的病人越来越多,王亮用她的坚持证明了自己当初所做的选择是正确的,并且从来没有犹疑过。

2011年开始,王亮开展了一个全军性的课题,即为总参近两千名师职干部开展骨密度筛查,并进行相关研究工作。可以说,这个研究结果为后来总参卫生系统将骨密度检测纳入正常体检范围,并积极开展与之相关的宣传教育提供了基本依据。在调研过程中,一位退休的师职干部,几个月来由于腰背疼痛,几乎北京几所大医院的骨科都去遍了,CT、磁共振、推拿、正骨……还是一点儿都不见起色。这位老干部的老伴儿由于患老年痴呆,一直由他亲自照顾,可这一生病,照顾自己都成了问题,更别说老伴了。就在这名老干部感到悲观无望时,王亮发现这个病例,立即为他进行了全面检查,在确诊为骨质疏松合并骨折后,又迅速给他使用了抗骨质疏松的药物,很快,这名老干部的腰背疼痛得到了控制和缓解,三个月后,患者明显好转。当他再次来医院复诊时,为了表达对王亮的谢意,他还当着全科医生、护士和患者的面,做了一套动作复杂又时髦的球操。后来,这名老干部成了骨质疏松俱乐部的骨干,还把他听到的宣讲内容,带回了自己所在的干休所。

"我对我们骨内科非常有信心。作为医生,我们将会保持对人类生命的最大尊重,随着中国人群老龄化的到来,骨内科的前景将越来越光明。只要我们心里想的是如何为患者提供最佳的健康理念和最优质的服务,我们这个学科就会越做越强。"王亮微笑着说。

2012年,王亮和她得团队获得了中国老年学学会骨质疏松委员会创新团队奖,她的成果越来越多,表现越来越成熟,名气也越来越大。在第八届、第九届、第十届国际骨矿研究学术会议和骨质疏松研讨会上,王亮与来自世界各国的专家分享着自己的创业体会,也继续为更多的老年人要重视骨质疏松症带来的危害大声呼吁。300多名与会者用他们的阵阵掌声为这位年轻的中国专家喝彩、加油、鼓劲……

《大众健康报》《中国科技成果》2015 年报道:
打造整合医学理念,率先建立国内骨内科综合诊疗模式
——记解放军第 309 医院全军骨科中心副主任,骨内科主任王亮

她一身洁白的长衫,清秀的面容,银铃般的嗓音,将温婉、贤淑的形象深入人心,而深入接触后,你会发现,她有巾帼不让须眉的豪气,敢挑战、肯吃苦,精艺仁德。她叫王亮,解放军第 309 医院全军骨科中心副主任,骨内科主任。

王亮教授在她的个人网站的首页写着这样一句话：我们不能做什么伟大的事情，却可以用伟大的爱做些小事！一路走来，她正是怀着一腔热情和对患者的无私大爱，做了许多她自认为是小事，却确实在医学领域有着重要影响力的事情。

一、内分泌专业与骨科专业的碰撞

早在2006年，全军骨科中心马远征主任就在全国率先提出"骨科综合诊疗模式"，集骨外科（脊柱外科、关节外科、创伤显微骨科）、骨内科、康复医学科四位一体，涵盖与骨科相关联的学科内容，此模式打破了目前医学界传统外科医生手术治疗骨科患者的单一模式，引入内科、康复医学科专家共同诊治患者。作为内分泌代谢专业医学博士，王亮成为马主任的首选，她接过重担，并于2009年3月建立骨内科。在内分泌领域多年工作积累的经验，为王亮此后的骨内科事业打下了坚实的基础。

二、率先创立国内"骨内科综合诊疗模式"

骨内科是我院全军骨科中心亮点科室，将内分泌代谢、风湿病学、骨科三大专业完美结合，在国内率先倡导并开展**骨内外一体、手术康复一体、医护患一体、中西医一体**"骨科综合诊疗模式"。经过不断探索与实践，王亮建立了骨内科这个全新的"概念科室"，当时，国内绝无仅有，无从模仿，所以她历尽艰辛，使科室从无到有，从小到大。而如何让病人了解骨内科、接受骨内科也成了她工作中的首要任务，"那段时间，除了学习内分泌代谢相关知识，还得学习和骨病相关的知识，包括风湿骨科疾病，同时思考如何让患者全面认识这个科室。骨内科以骨质疏松诊疗为主，自己进入骨科后深刻体会到骨质疏松的危害以及它给家庭和社会所带来的沉重负担，而广大医务人员及患者却不甚了解，骨质疏松的诊疗被大大忽视了。"为此，在事业的初创期，她带着超声骨密度仪给社区老年人做筛查，印制好骨质疏松宣传册，几乎每周都要到周边社区医院、干休所等地进行义诊宣传，给大家介绍骨质疏松知识，渐渐地，周围军地中老年人也了解了骨内科。此后，她又向骨科中心建议，骨科门诊推行一号通，患者挂一次号可以接受外科、内科、康复科等的诊疗。这一举措给患者带来了极大的方便，更让王亮赢得了群众的广泛认可。

此外，她还建立了骨质疏松全程健康管理模式，包括骨质疏松筛查（超声筛查、跌倒评估、十年骨折风险评估)、骨质疏松健康教育、骨质疏松诊疗、骨质疏松数据库、骨质疏松随访、骨质疏松基础科研。积极引入中医医师、康复理疗师,为骨内科患者实施由内科医师、外科医师、中医医师、康复师、营养师、健康教育师、心理咨询师及护理团队组成的创新综合诊疗模式。

王亮在引领科室创新的同时,也使科室逐渐壮大为拥有医疗单元(病房、门诊)、实验室、理疗室、中医诊疗室、健康管理研究室、《医学参考报—骨质疏松频道》编辑部等部分的重要科室。且随着诊疗水平的提高,科室在骨质疏松及骨折、痛风、糖尿病足、糖尿病合并骨质疏松、骨科常见病、疼痛管理等方面形成了医疗专长。

三、大力推进骨科相关疾病健康教育

骨内科发展有了起色,如何再攀高峰,成为了一名学科带头人必须要考虑的事。王亮发现在骨科尚无全面完善的健康教育体系,尤其是骨质疏松领域,更是被广大外科医生所忽略。骨质疏松症最严重的并发症是骨质疏松症性骨折,一年内死亡率高达20%,致残率与致畸率超过50%,给家庭及社会带来沉重负担。鉴于如此严重的形势,王亮便提出在骨科中心成立比普通健康教育层次高、规模大的骨质疏松俱乐部的设想。

2010年3月,王亮在国内率先建立大型骨质疏松健康教育公益平台—骨质疏松俱乐部,并每月举办一期专家讲座,同时,每次参加人数约300人以上,每年都会在医院周边社区和干休所进行多次义诊及健康宣教。至今,俱乐部已连续运行六年,注册会员5 000余人,共举办58期健康教育讲座,累计为军地中老年人群健康宣教万余人次。2014年10月,王亮又建立解放军第309医院全军骨科中心骨内科微信公众平台,将健康宣教和网络电子平台相结合,以方便人们更快更好地接收健康知识,取得良好反响。

骨质疏松俱乐部在普及健康知识、宣传公益活动方面得到患者和业内的一致好评,也受到《解放军报》《大众健康报》《健康时报》《生命时报》、中国国际广播电台、中国网络电视台等新闻媒体的报道和关注。骨科综合诊疗模式逐渐被业内医务人员关注。

四、创新理念获医学界认可

目前,凭着骨内科不断提高的学术影响力,王亮当选为中国老年保健医学

研究会老年骨质疏松分会常务委员、北京医学会骨质疏松和骨矿盐疾病分会常务委员、中国中西医结合骨伤科分会骨质疏松学组委员等,并担任《中国骨质疏松杂志》常务编委、《医学参考报—骨质疏松频道》编辑部主任、常务编委。期间,她以第一作者和通讯作者在国内外期刊杂志发表论文论著60余篇,参编专著5部。

至今,王亮已承担多项国家及省部级课题,并荣获中国老年学学会课题研究创新奖、中国老年学学会骨质疏松委员会科学技术成果创新奖等省部级奖项,及多次荣获中国老年学学会骨质疏松委员会杰出贡献奖。2015年荣获第八届中国药学发展奖康辰杰出青年学者奖。

作为内分泌专业的医生,王亮勇敢地进入骨科领域并建立骨内科,与骨科医生共同建立骨科综合诊疗模式,这种敢为人先的精神令人钦佩。

成绩是喜人的,可王亮没有因此止步,为了帮助更多患者,她积极开辟新阵地——个人网站,在上面撰写科普文章,为患者答疑解难等等,正是如此,她获得了患者的认可:

"王医生不仅态度好,敬业爱业,对待工作严谨,细心询问病情,处世果断,处处为患者着想,在此表达我对王医生的感谢之情,祝福王医生永远健康幸福。"

"我是一个老年骨质疏松骨折的患者,骨内科不仅有内科治疗,还有外科治疗,以及康复、营养、中医等等,这是我在其他医院没有见到过的,309骨内科综合治疗让我获益匪浅!"

"骨质疏松可防可治,309医院骨内科开展的健康宣教非常有意义!"

……

这些感言,就如王亮个人网站上的一道亮丽的风景线,给人强烈的视觉享受和心灵触动,而这些也都是王亮精医尚德的最大安慰和动力,激励着她在未来的医路上书写更多精彩华章。

五、获得荣誉

- 中国老年学和老年医学学会"先进集体奖"
- 中国老年学学会骨质疏松委员会"学会组织工作先进奖"
- 中国老年学学会骨质疏松委员会杰出贡献奖
- 第八届中国药学发展奖康辰骨质疏松医药研究奖

《国医》2012年报道：
解放军309医院综合骨科：综合模式国内首家

本刊记者　刘旭辉

解放军309医院坐落在北京西山脚下，附近有百望山森林公园和西山风景区，环境清幽宜人。医院倡导生态和生命，以"环境关爱生命、青山环抱生命、清流滋润生命，绿荫庇护生命"为原则，以建设依山傍水、花园式的生态医院为目的。对此记者深有体会，采访期间虽身在医院，却如身在花园一般，时时感受到充沛的生命和活力。综合骨科便是这座花园中的一朵奇葩。

解放军309医院骨科是全军骨科中心，集骨外科(包括脊柱外科、关节外科、创伤显微骨科)、骨内科、骨伤康复科等四位一体的新型医疗管理模式，涵盖与骨科相关联的学科内容，打破了传统的单纯外科医生手术治疗骨科患者的单一模式，引入骨内科、中医骨伤科、康复医学科等专家与外科医生共同诊治患者，使患者不仅得到专业化骨科手术治疗，同时得到骨内科及中医骨伤科、康复医学科的专业诊疗。全军骨科中心把与骨科相关的亚专科统一置于骨科中心的领导之下，从患者利益出发，根据患者的病况合理调配医疗资源。全军骨科中心的患者在一间病房内就能得到不同专业医生的关照，得到全方位的诊疗。骨科在各大医院较为常见，而综合骨科却属309医院的一枝独秀。据综合骨科主任马远征介绍，309医院这种模式的综合骨科，目前是国内唯一的一家。

一、以患者需求作为科室发展原动力

任何科室的成立都不是一件简单的事情，需要各种条件才能促成。但是万变不离其宗，可以确定的一点是，患者的需求永远都是关系到科室能否成立的重要因素。综合骨科的成立，即与患者的需求有密切关系。

当采访时问到为什么会产生成立综合骨科的想法时，马远征主任说，主要是因为骨科病人复诊时出现问题的比例非常高。骨科是一个非常强调功能恢复的学科。大部分骨科病人做手术的效果很好，但是术后一两个月复查时，时常有腰板僵硬、肌肉紧缩、关节不灵活的情况发生，这些都是因为病人的术后康复训练没有做到位。病人出现这些症状的时候，关节肌肉已经很僵硬了，这时再进行康复训练以恢复到正常是很困难的。从理论上来讲，预防医学、临床医学、康复医学本来就是相互联系、不可截然分开的，手术之后的康复是占整个诊疗过程的三分之一，忽视术后的康复，就不能达到真正的治疗目的。马远征主任及其团队从患者角度出发，以治愈患者为根本目的，酝酿着成立一个集临床、康复为一体的综合科室。

与此同时，骨科的病人分很多种，即使是同一种病在不同人身上也有不同的症状。有些人摔一下没事，有些人摔一下就骨折了，因为他们的骨头强度不一样。特别是老年人，他们的骨质强度逐渐降低，更容易发生意外。如何提高骨质强度，降低骨折的风险，这些就涉及了预防医学。成立骨内科，可以在发现骨强度降低以前早期用药，起到预防骨质疏松及骨折等骨科疾病的目的。或者根据预防医学的原理，在其他方面多投入一些，达到即使年老摔跤尽量减少骨折的目的。对于骨科病人来说，围手术期防治、骨内科系统治疗，术前术后康复指导，手术治疗一样不能少。由此可见，在以患者为中心这一理念的指导下，成立新型的综合骨科是非常必要的。

有人质疑，综合科在医院里并不少见，综合骨科为什么称为全国唯一的呢？的确，其他医院也有设置综合科的。比如，神经内科和神经外科的综合，心脏内科和心脏外科的综合以及多学科混合在一起等。看起来和综合骨科没什么区别，但实质内涵却大不相同。前者仍然是以传统的诊疗为中心，而综合骨科则突破了这一理念，实现了以患者需求为中心，以骨科患者综合诊治为导引，使得患者得到全方位的诊疗。马远征主任向记者介绍，病人进入综合骨科后，本科室内不同专业的医生定时到病床查房，发现骨科的相关疾病后，根据不同病情采取不同的处理方法。在综合骨科，凡与骨科有关的疾病，无论是骨内科还是骨外科，无需转科就能得到全方位的诊治，真正践行了以患者为中心的医疗理念。

二、创业艰难百战多

解放军309医院在2006年就萌发了成立综合骨科的设想，然而正式运营却是在2009年2月，筹备和建立经历了如此漫长的过程，这个过程实际上也是以马远征主任为核心的团队努力打拼的过程。他们将近乎理想主义的精神坚持到最后，使综合骨科终由设想变为现实。而且，从综合骨科思想的萌芽，到最终科室的建立,医院相关领导一直关注此事,为科室的成形和发展提供了高瞻远瞩的指导性建议。

回忆成立综合骨科时的一些情况,马远征主任至今依然感慨颇多,虽然成立综合骨科以满足患者需求为出发点,但是在具体的实施过程中却遇到了许多阻力和意料之外的事。为了建成这一科室,马主任及其所带领的团队顶住了压力,进行了各方面的协调和沟通。

首先,成立一个科室必须要有人才,人才问题是摆在这群创业者面前的一大难题。康复科人才的引入比较顺利,昔日的理疗科已发展成为如今具有相当规模的康复中心。然而,并不是所有的科室都如康复科一般顺利,骨内科的建立就经历了较多的曲折。现在骨内科主任王亮最初在内分泌科任职,马主任申请调动她筹备建立骨内科的时候,整整用了一年半的时间。那时王亮主任是一名非常优秀的内分泌科大夫,离开内分泌科,投身到骨科,对于一个内科医生而言意味着陌生而全新的领域。几番思量,她选择了加入综合骨科,她的加入,为骨内科的长足发展奠定了坚实的基础。从她决定加入综合骨科到正式成为综合骨科的一员,历时颇久,2008年的时候,她负责两个科室病人围手术期的医疗工作,直到2009年2月份才正式调入综合骨科。人才之难觅,由此可见一斑。

谈及此,王亮主任也不禁感慨,综合骨科的创业可谓是穷则思变,在人才的问题上更是非常艰难。在这个过程中,有人半路离开,做了逃兵。但是毕竟有一些人坚持下来了——把简单的事情坚持做到最后就是一种伟大。

三、综合诊疗模式优势突出

综合骨科把相关科室统一于骨科的领导下,这些科室并非各自独立,而是综合骨科这个整体的组成部分。相较传统的会诊中,病人也能得到不同专业医生的诊治,但是会诊以诊疗为中心,科室之间地位是平等的独立个体,协调性较差。在当前竞争较为激烈的医疗环境中,会诊还牵涉到病人归哪个科室主治的问题,容易引发纠纷。而综合骨科则是在同一个科室为病人诊治,不存在病人来回找不着大夫的情况,完全做到以人为本,以患者为中心。同时,大夫之间可以互相沟通,为病人的治疗上是协作一致的,减少了纠纷,更利于患者的康复。

首先,综合骨科内部各个科室之间的协调性、团结性非常强,科室之间交流、协作的氛围很好,如此一来,患者在同一科室内就能得到不同专业专家的治疗。不仅大大简化了就诊的程序和流程,而且避免病人不知道挂什么号的难题,真正把患者的方便放在了首位。马远征主任介绍,在临床医学中,骨科病人分为两种:绝大部分骨科疾病不需要手术,对于这部分病人,如果以骨内科和骨伤康复的方式诊疗,再加上人体很强的自我代偿能力,病人就能很快地恢复;而对于做手术的病人,综合骨科病人术后在不离开病房、不离开病床的情况下,就能得到骨内科、骨外科、中医骨科和康复科等大夫的专业治疗。患者入院后,骨内科、骨外科医师、护士、康复师便会组成医疗小组联合查房,共同为患者制定治疗、护理、康复计划。骨内科、中医骨伤科、康复医学科的医生也会介入到外科患者的手术期治疗中,为患者提供个性化、整体化和连续性的骨科诊疗服务。这种诊疗服务,弥补了单纯骨科手术对术后康复训练重视不够和不足,把术前指导和术后教育置于与手术本身同等重要的地位。无论是常见病、多发病,还是较为复杂的疑难杂症,都有相应的大夫为病人悉心诊治。对此,病人反应很好,很多同行也认为很有特色,在业内得到了较高的评价。

马主任为我们举了一个例子,借以说明综合骨科的服务优势。比如骨内科收进一个骨质疏松病人,病人的脊柱可能存在问题,而且还可能患有骨关节炎等常见病。根据综合骨科的规定,脊柱外科的医生要定时定点到科室查房,如果查看之后认定脊柱的问题较为严重,需要做手术,那病人就可以转到脊柱外科,其间的过程较为快捷。如果病人在手术前血糖未达到要求的水平,骨内科的医生还会为病人调理血糖,直至达到手术允许的范围。如果病人的骨关节也很糟糕,那么还会有专业的骨关节的专家来为其诊治。在这样的科室管理中,尽管大夫之间会存在有争议,但出发点都是为了病人,不存在无法化解的矛盾。

此外,综合骨科的另一亮点,是医、护、患三位一体的理念,即综合骨科提倡把医生、护士、患者当成一个整体,医生查房的时候护士跟着,让护士也了解病人的情况,这样在医生少时,医生在忙于一个病人而无法及时去看另一个病人时,护士也能及时对症处理一下这个病人,给医生延长了时间,为病人解决了一些痛苦,避免了医疗纠纷。医护患的一体化,对和谐的医护患关系非常重要。而骨内科护理更是将形式多样的健康教育及讲堂引入病房,良好的医患关系使得骨内科自成立以来未发生过一起医疗投诉,细致入微的护理得到患者的认可。

四、锐意进取、开创新局

马远征主任告诉记者,把创伤骨科和显微骨科有机结合起来,是综合骨科的下一个亮点。创伤骨科和显微骨科这两项技术是接壤的,过去有些车祸的病人肢体严重受伤,只能截掉。如果有显微外科,可以通过血管的移植修复来保住肢体,从而大大提高病人的生命质量。创伤时有发生,所以马主任及其团队成员下一步在设想把创伤显微骨科引入综合骨科,让病人得到更加全面的治疗。

马主任也向记者解释:"显微外科的大夫和创伤的大夫揉在一起,变成创伤显微骨科"是资源的整合而非全科医生,在保证专业性的前提下同时提高二者的价值。在看他看来,学科带头人、科室主任不只是单纯做好业务的问题,更要把握好大的方向,促进科室的整体发展。马主任表示:"综合骨科目前已被批准为全军骨科中心。这是荣誉,也是责任,必将为综合骨科的发展带来新的机遇和挑战"。